乳癌患者の妊娠・出産と生殖医療に関する診療ガイドライン

2021年版

日本がん・生殖医療学会 編

金原出版株式会社

乳癌患者の妊娠・出産と生殖医療に関する診療ガイドライン 2021 年版
委員一覧

ガイドライン統括委員会

			〈地域〉	〈専門〉
委員長	清水千佳子	国立国際医療研究センター病院 乳腺・腫瘍内科	東京都	腫瘍内科
副委員長	田村 宜子	虎の門病院 乳腺・内分泌外科	東京都	乳腺外科
	北野 敦子	聖路加国際病院 腫瘍内科	東京都	腫瘍内科

ガイドライン作成委員

			〈地域〉	〈専門〉
[乳腺]	有賀 智之	がん・感染症センター都立駒込病院 外科(乳腺)	東京都	乳腺外科
	河合 由紀	滋賀医科大学医学部附属病院 乳腺・一般外科／淀川キリスト教病院 乳腺外科	滋賀県／大阪府	乳腺外科
	原 文堅	がん研究会有明病院 乳腺内科	東京都	腫瘍内科
	坂東 裕子	筑波大学附属病院 乳腺・甲状腺・内分泌外科	茨城県	乳腺外科
[生殖]	秋谷 文	聖路加国際病院 女性総合診療部	東京都	産婦人科
	太田 邦明	東邦大学医療センター大森病院 産婦人科	東京都	産婦人科
	田中 博明	三重大学医学部附属病院 産科婦人科	三重県	産婦人科
	詠田 由美	アイブイエフ詠田クリニック	福岡県	産婦人科
[看護]	渡邊 知映	昭和大学保健医療学部 看護学科	東京都	がん看護
[倫理]	田代 志門	東北大学大学院 文学研究科	宮城県	生命倫理
[統計]	小林 大輝	聖路加国際大学大学院 公衆衛生学研究科	東京都	公衆衛生
[経験者]	牧野あずみ	日本がん・生殖医療学会 患者ネットワーク		
	御舩 美絵	若年性乳がんサポートコミュニティ Pink Ring		

システマティックレビュー委員 （◎領域リーダー）

			〈地域〉	〈専門〉
[乳腺]	◎ 小泉 圭	浜松医科大学医学部附属病院 乳腺外科	静岡県	乳腺外科
	片岡 明美	がん研究会有明病院 乳腺外科	東京都	乳腺外科
	桑山 隆志	昭和大学病院 乳腺外科	東京都	乳腺外科
	小島 康幸	聖マリアンナ医科大学病院 乳腺・内分泌外科	神奈川県	乳腺外科
	橋本 一樹	国立国際医療研究センター病院 乳腺内分泌外科	東京都	乳腺外科
	原田 成美	東北大学病院 総合外科 乳腺・内分泌グループ 乳腺外科	宮城県	乳腺外科
[生殖]	◎ 髙江 正道	聖マリアンナ医科大学病院 産婦人科	神奈川県	産婦人科
	石川 智則	東京医科歯科大学病院 周産・女性診療科	東京都	産婦人科
	大石 杉子	琉球大学病院 産婦人科	沖縄県	産婦人科
	小野 政徳	東京医科大学病院 産科・婦人科	東京都	産婦人科
	齊藤 和毅	東京医科歯科大学病院 周産・女性診療科	東京都	産婦人科
	志賀 尚美	東北大学病院 産婦人科	宮城県	産婦人科
	立花 眞仁	東北大学病院 産婦人科	宮城県	産婦人科
	宮城 真帆	琉球大学病院 産婦人科	沖縄県	産婦人科
	銘苅 桂子	琉球大学病院 産婦人科	沖縄県	産婦人科

作成協力者

				〈地域〉	〈専門〉
[法と倫理]	水沼　直樹	東京神楽坂法律事務所		東京都	法学
[医療経済]	木村　文則	滋賀医科大学附属病院 女性診療科			
		／奈良県立医科大学附属病院 産婦人科	滋賀県 / 奈良県		産婦人科
[意思決定支援・心理支援]	小室　雅人	国立国際医療研究センター病院 薬剤部		東京都	薬学
	杉本　公平	獨協医科大学埼玉医療センター リプロダクションセンター	埼玉県		生殖医療
	奈良　和子	亀田メディカルセンター 臨床心理室 / 生殖医療科	千葉県		臨床心理
	米村　雅人	国立がん研究センター東病院 薬剤部	千葉県		薬学
[放射線治療]	師田まどか	昭和大学江東豊洲病院 放射線治療科		東京都	放射線治療
[文献検索]	河合富士美	聖路加国際大学 学術情報センター		東京都	図書館情報学

外部評価

			〈専門〉
[委員]	上澤　悦子	京都橘大学看護学部／日本生殖看護学会	生殖看護
	神里　彩子	東京大学医科学研究所 先端医療研究センター 生命倫理研究分野	生命倫理
	三好　　綾	特定非営利活動法人がんサポートかごしま	経験者
	武藤　香織	東京大学医科学研究所 ヒトゲノム解析センター 公共政策研究分野	生命倫理
[関連学会]	日本産科婦人科学会		
	日本生殖看護学会		
	日本乳癌学会		

事務局

	久保　　敦	日本がん・生殖医療学会運営事務局 ヒューマンリプロ・K

患者の立場から『診療ガイドライン』への期待

がんになっても母になりたい―

「乳がんになっても子どもを産めますか？」
　これは，結婚の直前に乳がんの告知を受けた私が，最初に医師にした質問です。
　私たち患者は，ある日突然がんと診断され，思い描いていた人生が一変します。命の不安と向き合いながら，それでも「がんになっても母になりたい」と子どものいる人生を思い描く仲間に，患者会活動を通してたくさん出会ってきました。

　2014年に初版の『手引き』を初めて手にしたとき，がんであっても子どもを持つ未来を科学的にも許容された思いで涙があふれました。それから7年，エビデンスはさらに蓄積され，今回『診療ガイドライン』という形で発行されます。"乳癌患者の妊娠・出産に関する診療ガイドラインがある"というこの存在自体が，将来の妊娠・出産を望む多くの若年性乳がん患者とその家族にとって，"子どもを持てる未来"への希望となり，つらい治療に向き合う中で心の拠り所になるでしょう。

　一方で，乳がん患者の妊娠・出産や生殖医療に関しては未だ不確実な要素が多いのも現状です。将来の妊娠・出産を希望しながらも，十分な情報にたどり着けない方や，意思決定に困難を感じ，支援が欲しいと感じている方がいます。その時の選択について，"本当にこれで良かったのか"と振り返って，心の痛みを感じることもあるでしょう。また，治療を受ける中でのライフスタイルの変化や時間の経過によって，子どもに関する希望や価値観が変わる場合もあります。国の小児・AYA世代がん患者等に対する妊孕性温存の経済的支援が開始され，費用の面で妊孕性温存が身近になる分，こうした悩みを持つ方が増える可能性があります。

　本ガイドラインをもとに，医療者と患者の話し合いが十分に行われ，必要な患者への正しい情報提供と意思決定を含めた心理的支援が，住む地域や通う病院にかかわらず，また妊孕性温存に関する意思決定のタイミングだけではなく，がん治療中や治療後の妊娠・出産に関する意思決定のタイミング，さらにそれ以降も，隙間なく継続的になされることを願っています。

　妊孕性温存をする選択も，しない選択も，子どもを持つ人生も，持たない人生も，みな等しく尊い価値があります。大切なのは，自分自身が納得し，進むことです。私たち患者一人ひとりに人生のストーリーがあり，妊娠・出産に関する想いや価値観は多様です。患者の多様な選択・価値観が尊重され，このガイドラインがその人らしい人生を歩むための支援の一助になることを心から願っています。

　2021年8月

若年性乳がんサポートコミュニティ Pink Ring 代表　御 舩 美 絵

2021年版の序

　2012年に厚労省の研究班で「乳がん患者の妊娠・出産と生殖医療に関する診療の手引き」の初版刊行の議論を始めてから，はや10年が経過しようとしています。この間に，国内のがん・生殖を取り巻く環境は大きく変わり，乳癌患者の妊孕性の問題は，乳癌医療に携わる医療者に広く認識されるようになってきました。

　こうした環境の変化を踏まえ，今回の改訂版は，Mindsの推奨するGrading of Recommendations Assessment, Development and Evaluation（GRADE）のシステムを採用し，本格的な「診療ガイドライン」として作成しました。GRADEの特徴は，エビデンスから推奨を導き出す過程で，単にエビデンスの質を評価するだけではなく，エビデンスを現場に還元する際に重要となる益と害のバランス，患者の価値観や選考の多様性，コストや資源を考慮したうえで推奨を導き出すところにあります。今回のガイドライン作成には，乳癌治療医，生殖医療医だけではなく，看護師，薬剤師，患者経験者，倫理専門家等，多様なメンバーが参加しました。ガイドライン作成の過程で，がん・生殖医療におけるそれぞれの立場や価値観の違いが明確となりましたが，この改訂における最大の成果は，患者経験者を含む背景の異なる専門家が，互いの違いを認め合ったうえで率直な意見を交わすことができたことにあると感じています。

　しかし，いかに厳格に作成した診療ガイドラインがあっても，患者が，がんとがん治療の不確実性のうえに将来の挙児に関する意思決定をすることの難しさは変わりありません。また，がん・生殖医療が，がんの予後や挙児というアウトカムにおいて高いレベルのエビデンスを創出することが難しい領域であることにも変わりありません。本ガイドラインでは，医療者が，患者が自身にとって最善と考えられる選択をする支援ができるよう，多職種の協働による意思決定支援や心理支援のプロセス，倫理的な配慮や法的側面についても触れました。ガイドラインが現場で活用される際には，ガイドラインの推奨を参照するだけでなく，本文内容を踏まえて当事者どうしの真摯で前向きな議論がなされること，また難しい意思決定の後に揺れ動く患者の心情に医療チームが寄り添い続けることを期待しています。

　最後に，タイトなスケジュールのなかこのガイドラインの作成に貢献下さった委員・協力者および外部評価委員の皆様，特に乳腺，生殖それぞれの領域のシステマティックレビューのリーダーシップをとってくださった小泉圭先生，高江正道先生，Mindsでの経験を本ガイドライン作りに活かしてくださった北野敦子先生，全体を見渡しながら進捗を管理し，粘り強くファシリテーションしてくださった田村宜子先生，そして遅々として進まぬ作業を我慢強く応援してくださった金原出版の宇野和代様に厚く御礼申し上げます。

2021年9月

「乳癌患者の妊娠・出産と生殖医療に関する診療ガイドライン」改訂委員会 委員長　清 水 千 佳 子

一般社団法人 日本がん・生殖医療学会 理事長　鈴 木　　直

2017 年版の序

　「乳がん患者の妊娠・出産および生殖医療に関する診療の手引き」（以下，「本診療の手引き」）2017 年改訂版を，予定通り刊行できる運びとなりました。今回の改訂は，日本がん・生殖医療学会の事業として，本診療の手引き 2014 年版の売り上げによる収入を財源に，実施いたしました。大変お忙しいなか，執筆やレビューにご協力いただきました作成協力者の方々はもちろんのこと，改訂版発行の実現に貢献して下さった 2014 年版の読者の皆様に，編集委員会を代表いたしまして厚く御礼申し上げます。

　さて，本診療の手引き 2014 年版の発行以来，がん患者の妊孕性の問題を取り巻く国内の環境は大きく変化しています。2015 年，がん対策協議会および厚生労働省は，今後の国のがん対策の方向性についての提言のなかで，ライフステージに応じたがん対策を「重点的に取り組むべき項目」として掲げ，そのなかで思春期・若年がん患者の妊孕性温存に関する正確な情報提供の必要性に踏み込んで触れました。この提言を受けて 2018 年度より第 3 期がん対策基本計画がスタートしますが，おそらくそのなかで，妊孕性温存治療を含めたがん患者のサバイバーシップ支援の取り組みが一層進むものと期待します。

　しかし，がん患者の妊孕性に関する支援は，システムの整備，医療従事者からの一方向の支援だけでは成立し得ません。患者ごとのニーズに応じた，患者-医療従事者の双方向のコミュニケーションが必須です。本診療の手引きは，目の前の患者に何をすればよいかという疑問に対して必ずしもひとつの正解を与えるものではありませんが，患者とともに，患者にとって最適なケアを模索するうえでの，コミュニケーションの出発点として活用していただきたいと考えています。

　幸い，本診療の手引き 2014 年版は乳癌治療医と生殖医療医だけでなく，患者，その他の関係者に広く認知され，活用されているようです。新しいクリニカルクエスチョン，新しいエビデンスを加えただけでなく，総論面においてもいっそうブラッシュアップした 2017 年版を，より多くの関係者の方々に手にとっていただき，乳がん患者の妊娠・出産や生殖医療に関するケアの質の向上と研究の推進に役立てていただければ幸いです。

2017 年 6 月

特定非営利活動法人 日本がん・生殖医療学会
「乳がん患者の妊娠・出産および生殖医療に関する診療の手引き」

改訂委員会委員長　　清 水 千 佳 子
理事長　　　　　　　鈴 木　　直

初版の序

　このたび平成 24-25 年度厚生労働科学研究費補助金　第 3 次対がん総合戦略研究事業「乳癌患者における妊孕性保持支援のための治療選択および患者支援プログラム・関係ガイドライン策定の開発」班の成果物を，「乳がん患者の妊娠出産および生殖医療に関する診療の手引き」として金原出版より出版する運びとなりました。

　国内では乳癌患者は増加の一途をたどっていますが，一方で早期発見，治療法の進歩によりサバイバーもまた増えており，がん罹患後のサバイバーシップまで視野にいれたケア・プランを提案すべき時代になってきました。なかでも生殖年齢にある若年の乳癌患者にとって，治療後の不妊はサバイバーシップ上のクオリティ・オブ・ライフに大きな影響を与える問題として，欧米でもがん治療前から情報を提供し，適切に支援していくよう，各種ガイドラインが作成されています。

　本「診療の手引き」は，診療ガイドラインの作成手法を用いて作成したものです。本書のタイトルをあえて「診療の手引き」といたしましたのは，「ガイドライン」とすることで「遵守すべきルール」という誤ったイメージで受け止められることを懸念したからです。診療ガイドラインとは本来「医療者と患者が特定の臨床状況で適切な決断を下せるよう支援する目的で，体系的な方法に則って作成された文書」(Minds 診療ガイドライン選定部会) ですが，殊にがん患者の妊娠出産を考える際には，患者自身ががんの予後や治療，妊娠出産や生殖医療について医療者から得た情報を，正しく理解し，内面化し，価値 (value) の判断をして，選択をするプロセスが，サバイバーシップを支えるうえで非常に重要だと考えています。

　本書が，挙児希望のある乳癌患者さんに関わる多くの方々に活用され，医療者間のコミュニケーション，納得のいく選択に結びつく患者との対話に役立つことを期待しています。

2014 年 8 月

平成24-25年度厚生労働科学研究費補助金　第3次対がん総合戦略研究事業「乳癌患者における妊孕性保持支援のための治療選択および患者支援プログラム・関係ガイドライン策定の開発」班

研究代表者　清 水 千 佳 子

特定非営利活動法人　日本がん・生殖医療研究会

理事長　鈴 木 　直

目 次

●●●●●●●●●

CQ・推奨一覧

	CQ	推奨のタイプ	エビデンスの確実性
CQ1	挙児希望の乳癌患者に対し，胚凍結または未受精卵凍結を行うことを推奨するか？	当該介入の条件付きの推奨	弱
CQ2	挙児希望の乳癌患者に対し，卵巣凍結は推奨されるか？	当該介入または比較対照のいずれかについての条件付きの推奨	非常に弱い
CQ3	挙児希望の乳癌患者の採卵に際し，調節卵巣刺激を行うことは推奨されるか？	当該介入の条件付きの推奨	弱
CQ4	挙児希望の乳癌患者に対し，ランダムスタート法での調節卵巣刺激は推奨されるか？	当該介入または比較対照のいずれかについての条件付きの推奨	中
CQ5	妊娠・出産率を高める目的で，化学療法施行時に GnRH アゴニストを使用することは推奨されるか？	当該介入の条件付きの推奨	弱
CQ6	担がん状態の乳癌患者に対し，調節卵巣刺激を行って採卵することは推奨されるか？	当該介入または比較対照のいずれかについての条件付きの推奨	弱
CQ7	妊娠・出産のために術後内分泌療法を行わなかった乳癌患者が，一定期間後に内分泌療法を実施することは推奨されるか？	当該介入の条件付きの推奨	弱～中
CQ8	標準治療を終了した乳癌患者が自然妊娠を希望した場合推奨されるか？	当該介入の条件付きの推奨	弱
CQ9	乳癌治療を終了した乳癌患者が新たに生殖補助医療を受けることは推奨されるか？	当該介入の条件付きの推奨	弱
CQ10	妊娠中の乳癌患者に手術は推奨されるか？	当該介入の条件付きの推奨	弱
CQ11	妊娠中の乳癌患者に乳房温存療法は推奨されるか？	当該介入または比較対照のいずれかについての条件付きの推奨	弱
CQ12	妊娠中の乳癌患者にセンチネルリンパ節生検は推奨されるか？	当該介入の条件付きの推奨	非常に弱い
CQ13	妊娠中の乳癌患者に化学療法は推奨されるか？	当該介入の条件付きの推奨	弱

本ガイドラインについて（スコープ）

① ガイドラインの目的

　本ガイドラインは，乳癌治療後に妊娠・出産を希望する患者と医療者の協働意思決定を支援することを目的として作成した。

　まず乳癌患者ががん治療後に妊娠を試みる際，妊娠が乳癌治療のアウトカムである再発や死亡に影響を与えないか，また乳癌患者に対し生殖補助医療を用いることで生殖補助医療のアウトカムである妊娠率や出産率が高まるのか，がん治療やがんの予後に影響を与えるかどうかについて，がん治療および生殖補助医療それぞれの立場から検討した。また実際に挙児希望を有する患者が，乳癌治療後の妊娠を試みるかどうかの判断材料として，妊娠によるがんへの影響（再発や予後），乳癌治療後に生殖補助医療を用いることによる安全性や挙児可能性への影響，経済的な負担，生まれた子どもへの影響等，複数のアウトカムを検討した。

　実際の意思決定のプロセスにおいて，患者と医療者は，本ガイドラインに記載された複数のアウトカムに関する益と害を一つひとつ検討し患者の価値観に照らし合わせて，総合的に満足のいく意思決定につながることを期待している。

② ガイドラインが取り扱う健康上の問題

1）乳癌治療後の妊娠に関する問題

　日本人女性の乳癌罹患数は年間約 93,000 人を超えると推定され，その発症数は 30 歳代後半から急増し，65〜69 歳でピークを迎える（独立行政法人国立がん研究センターがん対策情報センターがん情報サービス，2018）。20 歳代から 40 歳前後まではまさに挙児可能年齢（リプロダクティブエイジ）に相当し，乳癌経験者が治療後に挙児を希望する場合も多い。一方で，乳癌患者においては抗がん剤治療や長期間の術後内分泌療法による卵巣機能低下により自然妊娠が望めない場合もあることから，生殖補助医療を用いた胚凍結，未受精卵凍結，卵巣組織凍結等の妊孕性温存療法を用いたり，がん治療後に生殖補助医療を用いて妊娠を試みるという方法もとられている。

　乳癌患者の治療後の妊娠の希望を叶えるためには，乳癌治療医と生殖医療医の連携が不可欠ではあるが，がん領域と生殖領域は全く領域が異なることから，知識の共有や相互理解が難しい現状があった。

　そこで国内では，こうした乳癌患者の妊娠・出産に関するニーズが広く認識されるようになり，平成 24-25 年度厚生労働科学研究費補助金 第 3 次対がん総合戦略研究事業「乳癌患者における妊孕性保持支援のための治療選択および患者支援プログラム・関係ガイドライン策定の開発」班により本ガイドラインの前身となる「乳がん患者の妊娠出産と生殖医療に関する診療の手引き 2014 年版」が乳癌治療医と生殖医療医の相互理解のツールとして刊行された。また 2017 年に最新の知見を追記するかたちで改定作業が行われ，日本がん・生殖医療学会（以下，本学会）より「乳がん患者の妊娠・出産と生殖医療に関する診療の手引き 2017 年版」が刊行された。

2）乳癌治療後に妊娠を希望する患者に対する診療アルゴリズムと重要臨床課題

本ガイドライン作成にあたり，統括委員およびガイドライン作成委員で本領域に関する診療アルゴリズムを作成した。診療アルゴリズムをもとに，重要臨床課題を選択し，PICO（患者 patient，介入 intervention，比較 comparison，結果 outcome）形式のClinical Question（CQ）を作成した。

3）重要臨床課題の検討とアウトカムの設定

乳腺領域，生殖領域の医師，看護師，経験者が関わり，様々な臨床現場での重要臨床課題を検討し，各領域の重要なアウトカムが網羅されるよう選定に配慮した。文献検索からシステマティックレビューを経て，推奨を決定していく課題をCQ，すでにエビデンスが明らかなものをBQ，推奨を決定していくためのエビデンスの蓄積が足りない課題をFQとした。すべてのCQにおいて患者の価値観や費用に関するアウトカムを含めた。

3 ガイドライン改訂にあたっての再考点

「乳がん患者の妊娠・出産と生殖医療に関する診療の手引き2017年版」は，がん・生殖医療の普及の背景を受け，2014年に続き，医師だけではなく，がん・生殖領域に関わる多くの医療者に活用されるものとなった。一方で，作成方法は日本医療機能評価機構（Minds）「診療ガイドライン作成マニュアル2007」に準拠していたため，作成の厳密さに欠ける点があった。また複数のアウトカムから益と害について評価するという方法を用いていなかった。

実際に挙児希望を有する患者が，乳癌治療後の妊娠を試みるかどうかの判断をする際には，妊娠によるがんへの影響（再発や予後），生殖補助医療を用いることによる安全性や挙児可能性への影響，経済的な負担，生まれた子どもへの影響等，複数のアウトカムに関する情報を得て判断する。改訂版では各CQ内で複数のアウトカムを検証し，妊娠を希望する患者やそのパートナーが意思決定をするうえでの判断に活用できるようなガイドラインを目指す方針とした。

本ガイドラインはがん領域と生殖領域という異なる医療者が使用することを考慮すると，がん治療においてのアウトカム（例：乳癌再発や乳癌死亡）と生殖治療においてのアウトカム（例：妊娠率，出産率）を明記し，異なる領域の医療者が分かりやすい表現で推奨文と解説を作成するよう工夫した。また推奨文の作成にあたり，Minds「診療ガイドライン作成マニュアル2017」ではCQに対する推奨文の文末を「推奨する/推奨しない」という記載にすることが望ましいとされているが，「妊娠を試みる」という行為は，乳癌の体験をしたかどうかにかかわらず，個人の価値観が大きく影響する行為であるため，「推奨する/推奨しない」といった文末の表記は適切ではないと判断した。したがって妊娠に関する推奨（CQ8）に関しては，医療者との対話の中で，患者自身も検討すべき複数のアウトカムの益と害を踏まえて，妊娠を試みるかどうかの意思決定につながる表現に努める方針とし，敢えて「推奨する/推奨しない」といった表記は控えた。

そのうえで，作成方法は原則Minds「診療ガイドライン作成マニュアル2017」に準拠するものの，一部のCQや推奨文の作成においては，本ガイドラインの利用者に対しより分かりやすく，また患者の価値観を尊重する記載となるよう努めた。

4 ガイドラインの適応が想定される対象集団

　本ガイドラインは，乳癌治療後に妊娠を希望する乳癌患者および妊娠中に乳癌の診断を受けた患者を対象としている。乳癌治療前の妊孕性温存および乳癌治療後の妊娠に関する項（1～3章）は，原発乳癌患者（遠隔転移を有さない患者）を対象とした。

5 ガイドライン作成グループ

　専門性，性別，地域性を考慮し，委員を選任した。委員の一覧は，巻頭に掲載した。

6 対象集団の価値観や希望への配慮

　本ガイドラインでは「妊娠」という極めて価値観の個別性が高い事象を扱うことから，患者の価値観や希望への配慮を重視した。具体的にはガイドライン作成グループのメンバーに若年性乳癌経験者で，自身だけではなくピアサポーターとしても乳癌治療後の妊娠について向き合ってきた経験のある御舩美絵氏（若年性乳がんサポートコミュニティPink Ring代表）および牧野あずみ氏（日本がん・生殖医療学会患者ネットワーク）に，改訂作業の開始時期から参画いただいた。また，患者の価値観や希望に関する文献やアンケート調査についても，すべてのCQで文献検索を行い，可能な限り収集を試みた。また，経験者代表者にはすべての推奨決定会議にもご参加いただいた。さらに推奨決定会議ではGRADEシステムのEvidence to Decision Frameworks（EtD frameworks）を用いて討議し，患者の価値観や意向の反映を試みた。

7 想定されるガイドライン利用者

　乳癌治療に従事する乳腺外科医，腫瘍内科医，放射線科医および生殖医療に従事する産婦人科医，そしてがん・生殖医療に関わる看護師・助産師，薬剤師，臨床心理士，胚培養士等の職種に活用していただきたい。また，病院勤務の医療者に限らず，がん生殖医療に取り組むクリニックに勤務する医療者，がん生殖医療に対する取り組みを実施しているあるいはこれから取り組みを検討している行政機関の方々にも活用していただきたい。また本書は患者目線での記載に注力しており，ぜひ乳癌治療後の妊娠に関して検討している患者や支援者にも活用していただきたい。

8 エビデンス検索方法

　検索データベースおよび遡及検索年代はPubMed（1966～2019年），医中誌（1977～2019年）およびThe Cochrane Library（Cochrane Database Systematic Review）を用いた。文献検索は聖路加国際大学学術情報センターの河合富士美氏（日本医学図書館協会員）が行った。

9 エビデンスの選択基準

　システマティックレビュー（SR）チーム内で以下の方法でエビデンスの選択を行った。

1つのCQに対し2名のSR委員が独立して一次スクリーニングを行った。2名のうち1名は乳腺領域，1名は生殖領域のメンバーを選択した。一次スクリーニングではタイトル，アブストラクトからCQに合っていないもの，Letterや総説などを除外した。2名の結果を照合し，二次スクリーニング用データセットを作成し，文献を収集した。

二次スクリーニングも2名のSR委員が独立してフルテキストを読み，文献選択を行った。文献選択基準はいずれのCQにおいても，ランダム化比較試験，非ランダム化比較試験，コホート研究，症例対照研究，横断研究とした。二次スクリーニング後に残った文献以外に，重要な文献はハンドサーチで追加した。

10 エビデンスの評価とエビデンス総体，SR レポートの作成

各CQにおいて，エビデンス評価シートを用いてアウトカム毎のエビデンス評価を行った。アウトカム毎のエビデンス評価シートでは，バイアスリスク（選択バイアス，実行バイアス，検出バイアス，症例減少バイアス等），上昇要因，非直接性，非一貫性，不精確性，出版バイアスを評価した。アウトカム毎のエビデンス評価が終了後，エビデンス総体用のエビデンス評価シートを用いて，CQ全体のエビデンス総体評価を行った。エビデンス総体用の評価シートでは，各CQアウトカムにバイアスリスク（選択バイアス，実行バイアス，検出バイアス，症例減少バイアス等），非一貫性，不精確性，出版バイアスの評価を行い，エビデンスの強さを決定した。

エビデンス総体を作成した後，定性的SRを行い，CQ毎にSRレポートを作成した。エビデンス総体評価シート，SRレポートは本学会ホームページで公開する。

エビデンスの選択からSRレポート作成にかけての一連の作業はSR委員が独立して行い，ガイドライン作成チームは関与しなかった。

11 推奨決定会議と推奨作成

推奨決定会議にはSR委員とは独立して，ガイドライン作成委員のみが参加し，推奨作成を行った。メンバーには医師だけでなく，看護師，公衆衛生，医療倫理，患者の立場の代表者にも加わっていただいた。推奨決定会議はすべてオンライン会議で行った。

推奨作成にはGRADEシステムのEtD frameworksを用いた。EtD frameworksでは以下の9つの判断基準を用い，様々な視点からCQを包括的に評価した。

＜判断基準＞
基準1．問題の優先度
基準2．望ましい効果
基準3．望ましくない効果
基準4．エビデンスの確実性
基準5．価値観
基準6．効果のバランス

基準7．費用対効果

基準8．容認性

基準9．実行可能性

　ガイドライン作成委員は推奨決定会議前に各自で各CQをEtD frameworksを用いて評価し，統括委員が事前投票結果をまとめ，推奨決定会議の資料とした。推奨決定会議ではEtD frameworksの判断毎に議論を行い，再投票を行った。9つの基準に対する評価が終了後，以下の選択肢から「推奨のタイプ」に関する投票を行った。

> 推奨のタイプ
> 　□当該介入に反対する強い推奨
> 　□当該介入に反対する条件付きの推奨
> 　□当該介入または比較対照のいずれかについての条件付きの推奨
> 　□当該介入の条件付きの推奨
> 　□当該介入の強い推奨
> 対照，介入の双方が推奨される場合にのみ「当該介入または比較対照のいずれかについての条件付きの推奨」は選択可能である。

　70％以上の合意率が得られるまで議論を続け，最終的な「推奨のタイプ」を決定した。推奨決定会議の内容はガイドライン本文内に明示し，推奨決定までのプロセスの透明化に努めた。推奨決定会議はすべてオンライン会議で行い，録画した会議内容は推奨文および解説文執筆の際の参考資料とした。議論と投票と続けても合意率が70％に満たないＣＱについては，様々な立場からの視点で推奨が変わり得ることが伝わるよう，その議論の詳細を本文に示した。

　なお，本ガイドライン2017年版で用いた「弱い推奨」という推奨は，本領域の実臨床では分かりづらいという意見があり，本改訂委員会ならびに編集委員会で議論した。本改訂ではGRADEシステムを利用し推奨を作成すること，推奨のタイプを「当該介入の条件付きの推奨」や「当該介入または比較対照のいずれかの条件付きの推奨」等とし，具体的な条件を推奨の解説に分かりやすく記載することとした。

12 推奨提示にあたっての考慮

　本ガイドラインが取り扱っている乳癌患者の妊娠に関しては，個々の患者により多様な価値観があるため，それらへ配慮する形での提示方法をとった。また本領域に関するエビデンスは不確実な点も多く，実診療の場ではその不確実性を包含したうえで協働意思決定をする必要がある。そのため，推奨提示にあたっては重要なアウトカムに関する不確実性についてあえて言及するようにした。また，多くのCQが「条件付き推奨」となったことから，その「条件」を具体的に明示し，推奨文と併記することにした。

　さらに解説文では推奨決定会議の中で話し合われた議論内容，投票結果を記載した。最終的に決定した「推奨のタイプ」とは異なる意見に投票した委員の意見も記載し，多様な意見のうえで推奨が決定されたことを明示した。

　また，乳癌患者の中には，将来的な妊娠を諦めざるを得ない患者も少なからずいる。様々な葛

藤の中で意思決定をしていく患者も多い。本ガイドラインでは巻頭および巻末に「意思決定支援・心理支援」に関する具体的な項を設けることで，そのような患者の思いに対応することを試みた。

13 外部評価

冒頭に記載した外部評価委員と関連学会から外部評価を受けた。また本学会ホームページでパブリックコメントを募集した。パブリックコメントの募集に際してはMindsのパブリックコメント募集支援を活用した。

外部評価およびパブリックコメントを，統括委員，ガイドライン作成委員で供覧し対応した（本学会ホームページに掲載）。

14 改訂手続き

診療ガイドラインに関するご意見は，常時，本学会にて受け付ける。定期改訂は概ね3年毎を予定しているが，その間に臨床的に重要と判断されたエビデンスが報告された場合は，その事項に関しシステマティックレビューを行い，推奨決定会議を開催し，推奨を決定する。またその場合は推奨や解説を本学会ホームページで公開する。改訂手続きは本学会が主体となって行う。

15 ガイドラインの適応にあたっての促進要因と阻害要因

本ガイドライン作成時（2020年1月〜2021年3月）において，本ガイドラインで提示しているがん患者に対する生殖補助医療は一部の地方自治体では助成制度を設けているものの，保険適用外診療であり，すべて自費診療となっていた。施設によって若干異なるものの，1回の採卵や胚移植には数十万円単位の費用がかかり，生殖機能の温存を考える若年世代のがん患者にとって，経済的負担が大きく，普及の阻害要因となっていた。したがって，推奨決定会議の際にはその点に考慮した投票がなされ，推奨に反映されている。

しかしながら2021年4月より国の「小児・AYA世代のがん患者等の妊孕性温存療法研究促進事業」が開始されることが決定し，がん患者の妊孕性温存療法に対し助成金が交付される運びとなった。助成金の交付により，本ガイドラインの対象となる若年乳癌患者はより妊孕性温存を選びやすくなることが予想され，ガイドラインの適応を促進するものと考える。

ただし，がん患者に対する妊孕性温存を行っている生殖専門医療機関は限られており，すべての不妊クリニックで実施可能な手技ではない。この点はガイドライン適応の阻害要因となっていると思われる。がん患者に対する妊孕性温存を行っている生殖専門医療機関に関しては本学会ホームページより閲覧可能である。

本ガイドラインは刊行後，本学会ホームページより自由に閲覧可能であり，がん・生殖医療に関わる多くの方にご活用いただきたい。

16 モニタリング・監査の基準

本ガイドラインに関しての要望は随時，本学会事務局で受け付けを行い，次回改訂の際の参考にする。

17 ガイドライン作成にあたっての資金提供

本ガイドラインの作成に必要な費用は，本学会から提供されている。資金提供者である本学会は本ガイドラインの内容に影響を与えていない。

18 利益相反（COI）

全ガイドライン委員の経済的COI，アカデミックCOIを調査した（巻末参照）。すべてのCQに対し深刻な経済的またはアカデミックCOIを有する者はいなかった。

がん・生殖医療の実践と課題
ー患者と医療者のジレンマと，対話による意思決定ー

1 がん・生殖医療の実践に向けて

　がん治療は臨床情報や遺伝学的情報，がんの生物学的特性から検討されるが，その中でも乳癌治療は専門的・集学的に発展し，生存率の改善に結びついた領域である。薬物療法の恩恵も大きいが，直接的な卵巣機能低下をきたす化学療法や，5〜10年と長期にわたる術後内分泌療法は予後を改善する一方で，妊娠・出産する機会を失う可能性を高めることが分かっている。これに対してがん治療の支持療法の一環として，がん薬物療法の前に胚（受精卵），未受精卵，卵巣組織等を採取し凍結保存を行い，がん治療終了後に凍結保存された配偶子・接合子から妊娠・出産のための生殖医療を受ける，妊孕性温存療法が発展してきた。もともと原発乳癌に対する薬物療法は再発リスクを下げる目的で行われていることから，患者は自身の生命の安全を優先してがん治療を遅延なく行うことと，将来の妊娠・出産の可能性を残すことを，自身の価値観の中で相対的に考え，選択しなければならないという "ジレンマ" をもつことになる。

　国内の研究では，患者の妊孕性温存を検討する際に医療者が患者と話し合う時間が十分とれないことや，専門領域を越えた情報提供が困難であることが報告されている[1][2]。若年のがん経験者に対するアンケート調査でも，妊孕性について十分な情報提供を受けておらず，また地域や施設に差があることが報告されている[3][4]。欧米でも患者背景により妊孕性低下の説明に差があることや，45歳未満の乳癌患者の半数に挙児希望があることが推計されており，また挙児希望の有無が術後内分泌療法の拒否や中断との相関関係があることも報告されている[5]〜[13]。十分な対話のもとに治療を選択することは，がん治療の完遂率を高め予後を改善する可能性があること，また妊孕性温存を選択しない患者のQOLを改善する可能性も報告されている[14][15]。がん・生殖医療の目標の一つが，患者に身体的，精神的，社会的な豊かさをもたらすことであることを忘れず実践することが肝要である。

　何が正しく，何が最善なのか。患者が心の葛藤を抱えた中で答えを導くことは簡単ではなく，また各々がもつ悩みやおそれ，人生への期待は多種多様であることから，画一的な方法で解決することは困難である。ここで医療者に求められるのは，患者を理解するための患者中心のコミュニケーション，対話である。

〈補注〉

　本ガイドラインは，生殖年齢にある乳癌患者が，がん治療と将来の妊娠・出産について考える際，十分な情報提供と患者中心の対話により行われる協働意思決定，妊孕性温存，胚移植と妊娠・出産，また妊娠期乳癌治療について対象としている。患者の生命の安全と妊娠・出産の希望を鑑みて胚移植を行う際，薬物療法は終了もしくは中断している必要があることから，タイミングとしていつが適切なのかというジレンマも生じる。すでに転移がある乳癌患者にとって，薬物療法の中断は患者の生命を脅かすことから，胚移植は基本的には適応外と考えられる。しかし十分な対話に基づく協働意思決定は，転移の有無にかかわらずどのような患者にも必要であるとい

う認識は重要である。また医療は日進月歩で発展し続けており，転移があっても乳癌患者の予後の改善は今後も期待できると考えられる。再発リスクが高い患者に対する妊孕性温存療法の適応は個別の判断になるが，将来の予後改善や治療に対するアドヒアランスを考え，可能な範囲で許容されると考えられる。また未確立の生殖補助医療についても，日本産科婦人科学会等の見解や指針に準じて今後検討していく課題である。医学の発展とともに倫理的課題が増え，我々の臨床の現場で必要な臨床倫理も同時に進歩・発展していくことが求められる。

❷ がん患者の生殖医療における倫理的配慮の重要性

　医療者，特に医師はその職業倫理として，患者の生命・健康を最優先して医療を行う使命があり，患者の被る不利益は最小になるよう配慮しなければならない。そして患者の人格を尊重し希望を守らなければならないという責務を負って医療に従事している[16)~18)]。がん・生殖医療では患者が心の葛藤を抱えると同時に，医療者も患者の生命を守る使命と，患者の希望を尊重したいという感情の葛藤を抱えている。がん・生殖医療には不確実性も多く，医療者はジレンマの中で判断に迷うことも多いが，その問いに答えを与えてくれるのは相互理解と対話である。

　元来，生殖医療は医療技術によって生命操作を行うという観点から，生命倫理と関係の深い領域である。そして倫理観は文化宗教，時代背景，個々人，民族や国によって異なることから，社会とのコンセンサスが重要であり，患者の希望だけを尊重する自律尊重の考えのみで検討されるべきではない[18)]。生殖医療の現場においては，患者本人の意向だけではなく家族の意向も知り，生まれてくる児の将来をともに検討していくことが求められる。このような背景を知り，未確立の生殖医療に対しての見解等，産婦人科領域では倫理規範としてどのように考えられているのか，がん治療医側も十分理解しておく必要がある。またがん治療医側から，乳癌治療により予後がどの程度見込めるのか，がん治療開始まで時間的猶予がどの程度あるのかを生殖医療側に共有する等，お互いの領域の相互理解を欠くことがないよう留意すべきである[19)]。

　また患者と医療者の相互理解も不可欠である。妊孕性温存や妊娠・出産が自身の生命に与える影響や，がん治療による児・母体への影響も含め，がん・生殖医療には不確実性があること，そしてジレンマが生じることは患者と医療者の間で共有されるべきであると考えられる。患者と医療者の双方が，取捨選択しなければならないというジレンマとそれによる心の葛藤が生じることを知ること，そして患者中心の対話を行い，医学的な情報をその不確実性も含めて理解とともに選択していくことは，がん・生殖医療で守られるべき医の倫理であるという認識が重要である。

❸ 学際的チーム医療の必要性

　患者が具体的に治療を選択・決定していく際，実際には患者本人も自身の潜在的なニーズに気が付いていない場合や，同席するパートナーや家族と意向が異なり自身の感情を表出できない場合，また妊孕性に固執し乳癌治療を行うことが困難な場合も想定される。患者が納得のいく意思決定をするためには，がん治療や生殖医療といった医学的情報だけではなく，自分自身の望む生き方を理解することが重要となる。幼少期から性や生殖について正しい情報を知り，将来の妊娠・出産・子育てを含めた生活や健康を妊娠前から考えておく，というプレコンセプションの概念は現段階でまだ十分浸透しておらず，患者は乳癌の罹患によって初めて自身の望む生き方を考え，

時にはそれを再構築しなければならない場合もある[20]。患者のニーズを的確に拾い上げ，適切な情報提供を行い，十分な対話に基づき治療を選択していくためには，多職種による学際的な患者への関わりが重要となる。患者がどのような選択をする場合にも長期的なサポートが必要であり，このプロセスにおいて様々な職種や乳癌経験者（患者会・ピアサポート）が果たせる役割は大きいと考えられる。

　本ガイドラインでは草案作成段階から，乳腺外科医・腫瘍内科医・放射線治療医・看護師として乳癌診療に携わる医療者，大学病院や総合病院，クリニックで生殖医療や周産期医療に携わる医療者，そして医療社会学・生命倫理学者，公衆衛生学者，乳癌経験者も参加し作成した。システマティックレビューチームにより文献を吟味・考察する際も乳癌・生殖両方の専門領域から意見を出し，検討を行った。ガイドライン作成チームによる推奨作成でも，各々の領域・立場から意見を出し，議論し推奨決定を行った。多様な視点からの考え・意見を十分反映させることが重要であるという視点のもと，投票メンバーは多領域から参加し，推奨決定はGRADEアプローチを採用した。その過程で70%以上の合意が得られないこともあったが，様々な意見を本文に反映するよう努めた。解説の部分でも，乳癌治療医，がん看護師，薬剤師，生殖医療医，生殖心理カウンセラー，乳癌経験者で各々が果たし得る役割を議論し，意思決定支援について執筆した。また乳癌治療医，生殖医療医，生命倫理学者で，患者・医療者の双方が抱えるジレンマについて検討し倫理的な検討を行い，また法的な視点・経済負担について弁護士・生殖医療医が執筆した。

　学際的なチーム医療が求められるがん・生殖医療の現場で，様々な職域の多様な意見を反映し作成された本ガイドラインを役立てていただき，今後この領域をさらに発展させていっていただきたいと考えている。

1）意思決定支援・心理支援のながれ

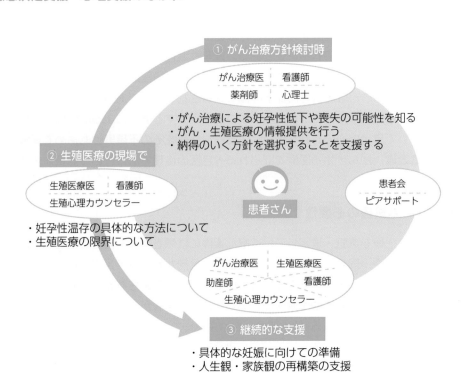

4

2) がん治療側から患者へ情報提供が望まれる項目

- 乳癌の病期，サブタイプ，予後の見込み
- 標準的ながん治療の内容と，その開始時期・期間・副作用・費用
- 予定された薬物療法による妊孕性の低下，妊孕性喪失の可能性，新しい薬物療法ではその影響がまだ不明であること
- 年齢や現在までの生殖に関わる情報から考えられる，がん治療後の妊娠・出産の見込み
- 妊孕性温存の具体的な内容と，時期・副作用・費用，また乳癌の状況から考えられる妊孕性温存にかけられる時間の許容度
- 薬物治療中の避妊の必要性，妊娠が許可できる時期の見込み，また妊娠・出産のために術後内分泌療法を中断した場合の影響について
- 妊孕性温存や将来の妊娠・出産が乳癌の治療や予後に与える影響等，がん・生殖医療には不確実性があること
- 具体的に妊孕性温存療法をどこで受けられるか
- 妊孕性温存しない場合の他の選択肢について

3) 生殖医療側から患者へ提供が望まれる項目

- 年齢や現在までの生殖に関わる情報から考えられる，妊孕性温存できる見込みとその方法，かかる期間と費用，また妊孕性を温存せずがん治療後に生殖医療を受ける場合の見込み
- 各々の妊孕性温存方法とメリット，デメリット，期間，費用，治療成績
- 妊孕性温存した場合の，具体的な妊娠の方法や周産期医療について
- 生殖医療の限界と，がん・生殖医療には不確実性があること
- 子をもたない選択について
- 家族をもつ手段としての里親制度・特別養子縁組について

胚凍結・胚移植については，下記の情報提供が重要である。

- 代理懐胎が認められていないこと
- 胚移植の際には本人だけではなく，パートナーの同意も必要であること。
  （死後生殖や，パートナーとの関係が解消された場合に胚移植できないこと）

4) それぞれの職種やピアサポートに期待される役割

　がん・生殖医療の領域に限らず，自施設でチーム医療を実践していくためには，お互いの立場として担える役割を果たし，支え合い，時に議論してつながっていく，学際的なチーム医療が重要である。患者には，妊孕性温存をするかしないかだけではなく，自身の納得のいく選択を行い，時には人生観を再構築し，新たに歩み出すことへのサポートが必要である。そのためには，患者は適切な相手に適切なタイミングで相談できることが重要であり，必要に応じて各々の職種や患者会・ピアサポートの存在を紹介することも必要である。それぞれが患者やチームに果たし得る役割については，巻末の各職域に関する解説を参照いただきたい。

看護師

　がん治療において，看護師は診断から治療方針決定，また治療中の支持療法等，がん治療と生活の両立をサポートする役割を担っている。その過程の中で，患者に一番近い存在とし

て，治療医が知らない気持ちや社会背景，家族のことを知ることも多い。患者のニーズを適切な時期に拾い上げ，薬剤師や心理士等，適切な職種の介入を促すことができる存在になり得る。また医療費の負担や妊孕性温存についての助成等，社会福祉についても情報提供することができる。

がん治療中だけではなく，治療終了後に実際の妊娠・出産に向かう際にも，医療者間の情報共有や調整の役割等も担うことができる。また長期的な心理支援を継続的に行うことが可能である。

助産師

がん患者にかかわらず，助産師は女性が妊娠・出産・子育てを経験する中で様々な支援を行うことができる。特に乳癌患者にとっては，自然妊娠もしくは胚移植の段階から，妊娠・出産に対する不安について，また授乳や子育ての不安について傾聴し，適切な支援・介入を行うことができる。

薬剤師

薬物の副作用についての適切な情報提供を行うことで，アドヒアランス低下を防ぎ，服薬指導や継続的な副作用モニタリングを行うことができる。チーム医療の実践の中で，各々の薬剤による副作用，特にここでは妊孕性に対する影響や内服中の催奇形性等，がん治療医や看護師等，チームに情報共有し啓発することができる。

生殖心理カウンセラー

がん告知と妊孕性について二重のストレスを抱えた患者の心理的アセスメントを行い，必要なサポートを行いながら，医療情報の正しい理解を支援することで患者の希望や問題点を明らかにすることできる。また患者とパートナー，家族間におけるコミュニケーションを促し，患者や家族にとって最善の選択を自己決定できるように支援することができる。がん治療を優先するため妊孕性温存を諦める患者に対しては，妊孕性喪失の心理的ケアや，ライフステージに応じた心理支援を行い，女性として，夫婦としての生き方等の再構築をサポートすることができる。

患者会・ピアサポート

同様の体験をした経験者が実体験に基づく情報提供し，ともに考え整理することは，患者の孤独感や疎外感，不安の緩和につながる可能性がある。また患者会に参加することで，患者は当事者の多様な経験や価値観を知り，またどのように向き合ってきたのかを知り，自己を客観視することが可能になる。このようなプロセスは，患者の自己肯定感の回復につながる可能性がある。

参考文献

1) Shimizu C, Bando H, Kato T, et al. Physicians' knowledge, attitude, and behavior regarding fertility issues for young breast cancer patients: a national survey for breast care specialists. Breast Cancer. 2013; 20(3): 230-40. [PMID: 22271066]
2) Shimizu C, Kato T, Tamura N, et al. Perception and needs of reproductive specialists with regard to fertility preservation of young breast cancer patients. Int J Clin Oncol. 2015;20(1): 82-9. [PMID: 24562526]
3) 御舩美絵. がん研究振興財団平成28年度がんサバイバーシップ研究助成金（一般研究課題）研究報告書「がん治療後に子どもを持つ可能性を残す―思春期・若年成人がん患者に対するがん・生殖医療

に要する時間および経済的負担に関する実態調査」．平成29年7月31日.
https://www.fpcr.or.jp/pdf/p11/H28mihune.pdf（2021/8/24アクセス）

4) Takai Y. Recent advances in oncofertility care worldwide and in Japan. Reprod Med Biol. 2018 ;17(4): 356-68. [PMID: 30377391]

5) Scanlon M, Blaes A, Geller M, et al. Patient satisfaction with physician discussions of treatment impact on fertility, menopause and sexual health among pre-menopausal women with cancer. J Cancer. 2012; 3: 217-25. [PMID: 22606211]

6) Letourneau JM, Smith JF, Ebbel EE, et al. Racial, socioeconomic, and demographic disparities in access to fertility preservation in young women diagnosed with cancer. Cancer. 2012; 118(18): 4579-88. [PMID: 22451228]

7) Karaöz B, Aksu H, Küçük M. A qualitative study of the information needs of premenopausal women with breast cancer in terms of contraception, sexuality, early menopause, and fertility. Int J Gynaecol Obstet. 2010; 109(2): 118-20. [PMID: 20152978]

8) Rippy EE, Karat IF, Kissin MW. Pregnancy after breast cancer: the importance of active counselling and planning. Breast. 2009; 18(6): 345-50. [PMID: 19892553]

9) Duffy CM, Allen SM, Clark MA. Discussions regarding reproductive health for young women with breast cancer undergoing chemotherapy. J Clin Oncol. 2005; 23(4): 766-73. [PMID: 15681520]

10) Niemasik EE, Letourneau J, Dohan D, et al. Patient perceptions of reproductive health counseling at the time of cancer diagnosis: a qualitative study of female California cancer survivors. J Cancer Surviv. 2012; 6(3): 324-32. [PMID: 22752834]

11) Trivers KF, Fink AK, Partridge AH, et al. Estimates of young breast cancer survivors at risk for infertility in the U.S. Oncologist. 2014; 19(8): 814-22. [PMID: 24951610]

12) Pagani O, Ruggeri M, Manunta S, et al. Pregnancy after breast cancer: are young patients willing to participate in clinical studies? Breast. 2015; 24(3): 201-7. [PMID: 25662412]

13) Llarena NC, Estevez SL, Tucker SL, et al. Impact of fertility concerns on tamoxifen initiation and persistence. J Natl Cancer Inst. 2015; 107(10): djv202. [PMID: 26307641]

14) Letourneau JM, Ebbel EE, Katz PP, et al. Pretreatment fertility counseling and fertility preservation improve quality of life in reproductive age women with cancer. Cancer. 2012;118(6): 1710-7. [PMID: 21887678]

15) Takeuchi E, Kato M, Wada S, et al. Physicians' practice of discussing fertility preservation with cancer patients and the associated attitudes and barriers. Support Care Cancer. 2017; 25(4): 1079-85. [PMID: 27889828]

16) 日本医師会．医師の職業倫理指針 第3版．日本医師会，2016.
https://www.med.or.jp/doctor/rinri/i_rinri/000250.html（2021/8/24アクセス）

17) 日本医師会．医の倫理の基礎知識 2018年版．日本医師会，2018.
https://www.med.or.jp/doctor/rinri/i_rinri/001014.html（2021/8/24アクセス）

18) 樋口範雄監訳．WMA 医の倫理マニュアル日本語版 2015年版．日本医師会．2016.
https://www.med.or.jp/doctor/member/000320.html（2021/8/24アクセス）

19) 日本産婦人科学会．医学的適応による未受精卵子，胚（受精卵）および卵巣組織の凍結・保存に関する見解［平成31年4月改定］．2021.
http://www.jsog.or.jp/modules/statement/index.php?content_id=3（2021/8/24アクセス）

20) 荒田尚子．厚生労働科学研究費補助金 疾病・障害対策研究分野 女性の健康の包括的支援政策研究「保健・医療・教育機関・産業等における女性の健康支援のための研究（H30-女性-一般-002）」．総括・分担研究報告書．令和2年5月.
https://mhlw-grants.niph.go.jp/project/27774/1（2021/8/24アクセス）

診療アルゴリズム

アルゴリズム 1	挙児希望のある原発乳癌患者に対する 生殖機能温存のアプローチ

原発乳癌と診断され将来の挙児希望がある

重要臨床課題：挙児希望の乳癌患者に対する標準治療計画と 不妊に関する話し合いが与える影響

総論：挙児希望の乳癌患者に対する情報提供・意思決定の重要性

予定されるがん治療が 生殖機能に影響しない場合

重要臨床課題：挙児希望がある場合の生殖医療について

BQ1：挙児希望の乳癌患者に対し，生殖医療医の介入は必要か？
CQ1：挙児希望の乳癌患者に対し，胚凍結または未受精卵凍結を行う ことを推奨するか？
CQ2：挙児希望の乳癌患者に対し，卵巣凍結は推奨されるか？
CQ3：挙児希望の乳癌患者の採卵に際し，調節卵巣刺激を行うことは 推奨されるか？
CQ4：挙児希望の乳癌患者に対し，ランダムスタート法での調節卵巣 刺激は推奨されるか？
CQ5：妊娠・出産率を高める目的で，化学療法施行時に GnRH アゴ ニストを使用することは推奨されるか？
FQ1：挙児希望の乳癌患者が胚移植を行う場合に，女性ホルモンの補 充は安全か？
FQ2：*BRCA1/2* 病的バリアントの乳癌患者が生殖機能温存および妊 娠・出産を希望する場合に配慮すべきことは？

生殖機能温存の適応なし

**周術期に化学療法が推奨される原発乳癌患者に対する
生殖機能温存のアプローチ**

| 周術期治療として化学療法が
推奨される病状 | 周術期治療として化学療法が
推奨されない病状 |
|---|---|

総論：化学療法のレジメン毎で生殖機能へ与える影響は異なるか？
FQ3：生殖機能温存を希望する乳癌患者に対し，術前化学療法は術
　　　後化学療法より推奨されるか？

治療方針の選択

| 術前化学療法±抗 HER2 療法
↓
手 術 | 手 術
↓
術後化学療法±抗 HER2 療法 | 手 術 |
|---|---|---|

BQ2：術後化学療法を予定してい
　　　る乳癌患者が採卵を行う場
　　　合，治療開始までどれくら
　　　い間をあけられるか？

CQ3：挙児希望の乳癌患者の採卵に際し，調節卵巣刺激を行うことは推奨されるか？

CQ5：妊娠・出産率を高める目的で，化学療法施行時に GnRH アゴニ
　　　ストを使用することは推奨されるか？
CQ6：担がん状態の乳癌患者に対し，調節卵巣刺激を行って採卵するこ
　　　とは推奨されるか？

BQ3：化学療法開始後の採卵は推奨されるか？

±放射線療法
（術式・病期毎に異なる）

FQ4：術後放射線治療中の採卵は安全か？

病期・バイオロジーに応じた後治療
（術後内分泌療法，抗 HER2 療法，経過観察）

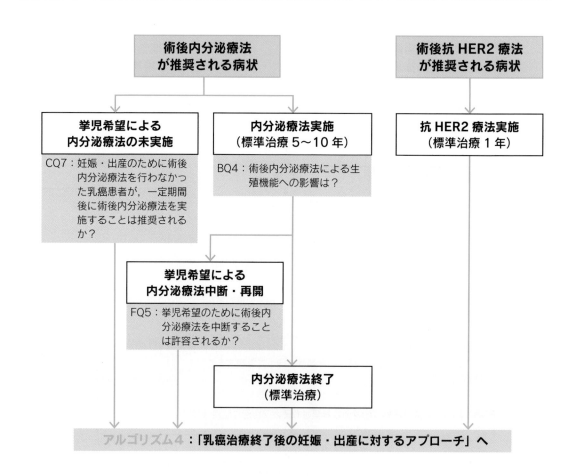

アルゴリズム 3 術後内分泌療法・術後抗 HER2 療法が推奨される挙児希望の原発乳癌患者へのアプローチ

術後内分泌療法が推奨される病状

術後抗 HER2 療法が推奨される病状

挙児希望による内分泌療法の未実施

CQ7：妊娠・出産のために術後内分泌療法を行わなかった乳癌患者が，一定期間後に術後内分泌療法を実施することは推奨されるか？

内分泌療法実施（標準治療 5〜10 年）

BQ4：術後内分泌療法による生殖機能への影響は？

抗 HER2 療法実施（標準治療 1 年）

挙児希望による内分泌療法中断・再開

FQ5：挙児希望のために術後内分泌療法を中断することは許容されるか？

内分泌療法終了（標準治療）

アルゴリズム4：「乳癌治療終了後の妊娠・出産に対するアプローチ」へ

乳癌治療終了後の妊娠・出産に対するアプローチ

乳癌治療終了

↓

妊娠希望

総論：乳癌治療後の妊娠・出産の管理について

総論：がん治療を終了した乳癌患者が妊娠を希望した場合，転移の有
無や，晩期合併症を含めた全身状態の評価してから妊娠を試み
ることを勧める。

自然妊娠

CQ8：標準治療を終了した乳癌患
者が自然妊娠を希望した場
合，推奨されるか？

生殖補助医療を用いた妊娠

CQ9：乳癌治療を終了した乳癌患者
が新たに生殖補助医療を受け
ることは推奨されるか？

妊娠・出産

BQ5：乳癌治療が終了した乳癌患者が妊娠した場合，乳癌フォローアップ検査を行うことは
勧められるか？

BQ6：乳癌経験者が妊娠した場合の周産期管理に，特別な配慮は必要か？

BQ7：乳癌治療後の母乳による授乳は安全か？

BQ8：妊娠中の画像検査，病理組織検査は推奨されるか？

※妊娠中に乳癌が再発した場合の対応について

アルゴリズム5：「妊娠期乳癌に対するアプローチ」へ

妊娠期乳癌に対するアプローチ

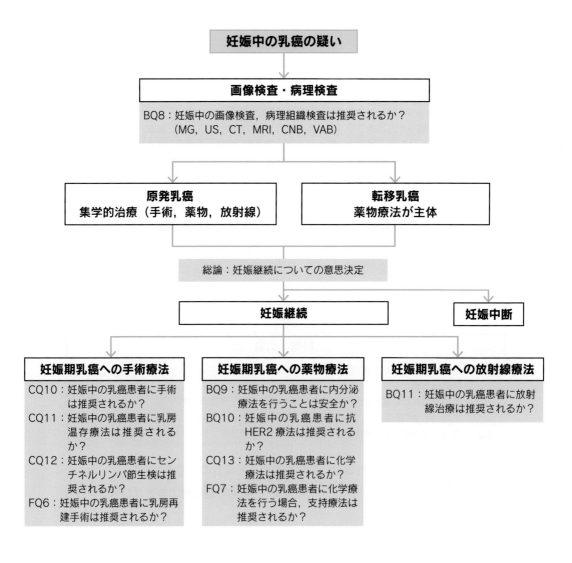

妊娠中の乳癌の疑い

画像検査・病理検査

BQ8：妊娠中の画像検査，病理組織検査は推奨されるか？
（MG，US，CT，MRI，CNB，VAB）

原発乳癌
集学的治療（手術，薬物，放射線）

転移乳癌
薬物療法が主体

総論：妊娠継続についての意思決定

妊娠継続

妊娠中断

妊娠期乳癌への手術療法

CQ10：妊娠中の乳癌患者に手術は推奨されるか？
CQ11：妊娠中の乳癌患者に乳房温存療法は推奨されるか？
CQ12：妊娠中の乳癌患者にセンチネルリンパ節生検は推奨されるか？
FQ6：妊娠中の乳癌患者に乳房再建手術は推奨されるか？

妊娠期乳癌への薬物療法

BQ9：妊娠中の乳癌患者に内分泌療法を行うことは安全か？
BQ10：妊娠中の乳癌患者に抗HER2療法は推奨されるか？
CQ13：妊娠中の乳癌患者に化学療法は推奨されるか？
FQ7：妊娠中の乳癌患者に化学療法を行う場合，支持療法は推奨されるか？

妊娠期乳癌への放射線療法

BQ11：妊娠中の乳癌患者に放射線治療は推奨されるか？

1章

挙児希望を有する乳癌患者に対する
生殖医療について

総論　挙児希望を有する乳癌患者に対する生殖医療について

　乳癌患者において生殖医療を行う際，単純に妊娠・出産を目的とした不妊治療とは異なる考え方が必要となる。特に，生殖医療ならびに妊娠が乳癌に与える影響を考慮しなければならず，近年重要視されているプレコンセプションの観点からのアプローチも重要となる。

　がん治療医には，再発率を含めた患者自身の生命予後や，生殖医療ならびに妊娠・出産が疾患に与える影響の有無，現実的に乳癌の治療後に妊娠・出産を経て児を養育することについて可能かどうかを十分に検討したうえで，生殖医療医にコンサルトすることが期待される。一方，生殖医療医には卵巣機能を含む妊孕能を評価しつつ，医学的かつ倫理的な見地から問題がない場合にのみ，がん治療に支障をきたさない範囲内で生殖医療を実施することが許容される。

　本章では，乳癌患者に対する生殖医療について，生殖医療のアウトカムである生産率等のみならず，安全性等の両側面から推奨を示す。しかしながら，本領域では前方視的ランダム化試験等による十分な臨床的エビデンスが極めて少ない状況であり，患者説明の際には，予後に与える影響についての不確実性を伝達するとともに，今後，乳癌患者での安全性のデータが蓄積された際には，推奨が変更となる可能性があることに留意して情報提供すべきである。

卵子の老化と卵巣予備能

　女性乳癌患者において妊孕性温存を考慮するとき，卵子の生理を理解しておくことが重要である。女性では出生後に卵子を新たに作ることはできず，出生前に 500 万〜700 万個，出生時に約 100 万〜200 万個，初経時には約 30 万個にまで減少し，1 カ月で約 1,000 個の割合で恒常的に排卵・月経・治療の有無にかかわらず消滅し，閉経時には約 1,000 個になると報告されている。ただし，出生後の卵子数や閉経時の卵子数に関しては個人差や報告差がある[1)2)]。一般的に閉経約 10 年前から自然妊娠は不可能となり，42〜43 歳が自然妊娠の限界であるとされる。妊娠の限界は年齢的要因が強調されるが，卵子は年齢とともに数が減少するのみならず，質的老化の影響もあるため，数と質の両面から妊孕性を考慮せねばならない。なお，卵子数の目安である卵巣予備能の指標として頻用されつつある，抗ミュラー管ホルモン（anti-Müllerlian hormone；AMH）の測定に関しては，日本産科婦人科学会の生殖・内分泌委員会（平成 27-28 年）より，

① AMHは卵子の質とは関連しない。
② AMHの測定値は個人差が大きく，若年女性でも低い場合や高齢女性でも高い場合があり，測定値からいわゆる「卵巣年齢」の推定はできない。
③ 測定値と妊娠する可能性とは直接的な関連はなく，測定値から「妊娠できる可能性」を判定するのは不適切と考えられる。
④ 測定値が低い場合でも「閉経が早い」という断定はできない。

と注意喚起がされている。そのため，AMHによる卵巣予備能評価に関しては専門的な解釈が必要であり，注意を要する。

表 1　女性における妊孕性温存療法

胚（受精卵）凍結	・最も確立した妊孕性温存療法 ・35 歳以降は加齢とともに徐々に成績が低下 ・2 週間程度の期間的猶予が必要 ・夫の精子が必要（事実婚も可）
卵子（未受精卵）凍結	・胚凍結保存よりも妊孕性温存の効率が低く多数の卵子が必要 ・35 歳以上では成績が不良 ・2 週間程度の期間的猶予が必要 ・将来の婚姻関係に柔軟に対応可能（凍結の時点で精子を必要としない）
卵巣組織凍結	・臨床研究段階の治療（2020 年までに約 200 の生産例があると推測されている） ・35 歳以上では成績が不良であると考えられている ・微小残存がん病巣のリスクあり（がん転移の可能性あり） ・外科的治療（手術）が必要だが短期間で凍結保存が完了 ・使用する際には（現時点では）再手術を要する ・経腟操作を必要としない

生殖医療

　乳癌患者に対して生殖医療を行う場合，化学療法や長期の術後内分泌治療によって低下することが懸念される妊孕性への対応策としての妊孕性温存療法の他，乳癌治療後に（加齢や化学療法によって妊孕性が低下している場合等）不妊治療として実施する生殖医療が存在する。前述の通り，いずれの場合においても，女性側の因子として重要であるのは卵子の数と質であり，特に胚凍結や卵子凍結の場合には，なるべく短い期間に多くの成熟卵を採取保存する必要性がある。一方，妊娠の成立や安全な出産には子宮や健康状態も重要であること，男性因子（精子）も重要であること，特に不妊原因の認められない特発性不妊症が占める割合も多いことから，妊娠・出産に至る過程には大きな個人差があることを理解せねばならない。

　不妊治療として生殖医療を行う場合，高度生殖補助医療（assisted reproductive technology；ART）の中で基本となるのは，体外受精（*in vitro* fertilization；IVF）もしくは顕微授精（intra cytoplasmic sperm injection；ICSI）による胚（受精卵）の作製と，それに付随する胚移植となる（embryo transfer；ET）。一方，妊孕性温存療法として生殖医療を行う場合，患者が婚姻している場合には同様に胚凍結が基本となるが，パートナーが不在の場合は卵子凍結が考慮され，乳癌治療までに期間的猶予のない場合等には卵巣組織凍結の実施が検討される。**表 1** に，女性における妊孕性温存療法の種類と特徴を示す。それぞれの妊孕性温存療法には一長一短があり，画一的に治療法の優劣を断ずることはできないが，妊娠成績と治療実績という観点からみた場合，確立された医療技術である胚凍結と卵子凍結が優先して検討され，一度に採取される卵子数を増加させるための調節卵巣刺激（controlled ovarian stimulation；COS）の際に後述する様々な工夫が併用される。卵巣組織凍結は，未だ臨床研究段階の治療法であり，本邦では日本産科婦人科学会の施設登録制度のもと，臨床研究として 50 施設（2021 年 9 月現在）において実施可能となっている[3]。

　胚凍結や卵子凍結を目的とした COS の方法は多岐にわたり，薬物を使用しない方法（自然周期）ないしは少量のみ使用する方法（minimum stimulation）がある他，薬剤を本格的に用いる刺激方法として GnRH アゴニスト法（ロング法，ショート法）や GnRH アンタゴニストを用いるアンタゴニスト法等がある。これら COS の方法は，患者の年齢や卵巣予備能，受診のタイミング，薬剤アドヒアランス等により決定されるが，共通する合併症として卵巣過剰刺激症候群

（ovarian hyper-stimulation syndrome；OHSS）が挙げられる。本合併症はCOSを含めた生殖医療に特有の合併症であり，卵巣腫大や下腹部痛をきたす他，血管透過性の亢進に伴う循環血漿量の減少に起因する急性腎不全や血栓症を誘発する疾患である。近年，アンタゴニスト法によるOHSS発症率の低下が報告されていることから，特に妊孕性温存を目的としたCOSの場合，欧米諸国を中心にアンタゴニスト法によるCOSが主流となりつつある。

　乳癌患者に対してCOSを行った際の懸念事項として，発育した卵胞から分泌されるエストロゲンの増加による，ホルモン受容体陽性乳癌の増悪が挙げられる。それに対する対応策として，アロマターゼ阻害薬（レトロゾール）の併用がある。本剤をCOSの際に併用することにより，エストロゲンの増加を最小限に抑えることができるため，COSを行うことによる乳癌増悪のリスクを回避する試みがなされている。本剤の使用に関しては，かつては児に対する安全性が懸念されてきた背景があったが，近年では本邦のART登録データの解析結果により，新生児予後や奇形の発生率等に影響を及ぼさないことが報告されている。

　さらに，ランダムスタート法やDouble Stimulation（Duo Stim法）等が工夫として挙げられる。元来COSは月経開始時期から行うことがセオリーであるが，妊孕性温存療法を希望するすべての乳癌患者が最適なタイミングで生殖医療施設を受診できるわけではなく，乳癌の治療まで十分な期間的猶予がない患者も存在する。そのような場合，月経周期にとらわれることなくCOSを開始するランダムスタート法が有効であることが報告されている。さらに，一回の月経周期の間に複数回の採卵を試みるDuo Stim法によって短期間でできる限り多くの卵子を確保する工夫がなされている。

　以上のように，乳癌に罹患した患者ならびに治療後の患者が有する妊孕性の諸問題に対応し，安全性と有効性を向上させるための工夫がなされている。

参考文献

1) Broekmans FJ, Soules MR, Fauser BC. Ovarian aging: mechanisms and clinical consequences. Endocr Rev. 2009; 30(5): 465-93. [PMID: 19589949]
2) Wallace WH, Kelsey TW. Human ovarian reserve from conception to the menopause. PLoS One. 2010; 5(1): e8772. [PMID: 20111701]
3) 日本産科婦人科学会. 医学的適応による未受精卵子，胚（受精卵）および卵巣組織の凍結・保存に関する登録施設.
https://www.jsog.or.jp/facility_program/search_facility.php （2021/9/7アクセス）

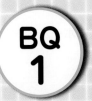

挙児希望の乳癌患者に対し，生殖医療医の介入は必要か？

ステートメント

挙児希望の乳癌患者に対しては，がん治療医だけではなく，生殖医療医の介入が必要である。生殖医療医が同一施設内に不在の場合でも，施設間連携の体制を整え，適切に紹介することを勧める。

1 BQ の背景

　挙児希望の乳癌患者に対し，がん治療医はがん治療による不妊のリスクについて適切に説明するべきとされている。生殖補助医療を用いた妊孕性温存に関する専門家である生殖医療医の介入のメリットについて概説する。

2 解説

1）がん治療医と生殖医療医の介入の必要性

　がん治療医は提供される乳癌薬物療法が将来の妊娠・出産に影響を与える可能性がある場合，その治療の与える影響について国内外のガイドラインに基づき情報を提供することが推奨され，さらに妊孕性温存療法に関心がある場合には，速やかに生殖医療医に紹介することが求められる[1]～[3]。Shimizuらは乳癌専門医への全国調査の結果から再発リスクや生殖専門医との連携不足，診療の時間的制約が妊孕性温存に関する乳癌患者との話し合いにおける主要な障壁となっていることを指摘している[4]。

　患者は，乳癌の診断を受け止めながら短期間のうちに治療方針の決定を求められている状況にある。その時点で考えられる初期治療の全体像を患者と共有しながら，乳癌治療が治療後の妊娠・出産に与える影響について説明を行うことが望ましい。実際に妊孕性温存を試みる場合には，薬物治療開始前に行う必要があるため，できるだけ早く紹介することによって，妊孕性温存療法の期間を確保することと治療開始を遷延させないことが報告されている[5]。

　がん治療医にとって優先されることは，診断時より治療計画における薬物療法の意義を患者と共有したうえで，それに伴う生殖機能への影響に関する説明を行い，患者の関心に合わせて生殖医療に速やかに紹介することである。生殖医療医は患者の治療計画を理解したうえで，現在の生殖機能の状態や治療による影響の予測，パートナーの有無等からその患者にあった妊孕性温存の方法について説明を行うことが推奨される。

　これらの話し合いを一度ですべて情報提供することは患者の意思決定を困難にすることも指摘されており[6]，医師以外のヘルスプロバイダーを巻き込みながら回数を重ねて話し合いを進めることが望ましい[1]。

　自施設内に生殖医療医が介在できない場合には，がん治療医と生殖医療医が円滑に連携するた

めに，地域における医療連携の構築が重要である[7)8)]。日本がん・生殖医療学会のホームページからも情報を得ることができる。

2）患者の満足度・QOL

適切な時期に個々の患者に沿った情報提供は，妊孕性に関する意思決定を促進する[6)9)]。さらに，患者が適切な知識をもつことが有意に意思決定の葛藤の軽減と関連したことが認められている[10)]。その一方で，患者のニーズに合った情報提供や十分な選択肢が提供されない場合には，反対に葛藤を助長することが指摘されている[11)]。

生殖年齢にある女性がん患者を対象とした後方視的研究からは，妊孕性に関する説明はがん治療医に加えて生殖医療のチームから行われたほうが，がん治療医のみからと比較して治療後のregret score（いわゆる後悔）が低下していた[9)]。さらに，本研究ではがん治療医からの情報提供に加えて，生殖医療での専門的なカウンセリングを受けたほうが，その後の生活の満足度が有意に高いことを指摘しているが，長期的なQOLへの影響については明らかな差は認められていない。

以上より，妊孕性温存療法の実施の有無にかかわらず，がん治療医のみよりも生殖医療医が介入し情報提供を行うことが，患者の満足度や意思決定を促進するために推奨される。

3　参考資料

1）キーワード

英語：breast cancer，ART(assisted reproductive technology)，fertility preservation，counselling，reproductive specialist/endocrinologist
患者の希望：QOL，satisfaction，patient preference，decision conflict，decision aid，regret
経済：cost，economic burden，financial toxicity

2）参考文献

1) Oktay K, Harvey BE, Partridge AH,et al. Fertility preservation in patients with cancer: ASCO Clinical Practice Guideline Update. J Clin Oncol. 2018; 36(19): 1994-2001. [PMID: 29620997]

2) Lambertini M, Peccatori FA, Demeestere I, et al; ESMO Guidelines Committee. Fertility preservation and post-treatment pregnancies in post-pubertal cancer patients: ESMO Clinical Practice Guidelines. Ann Oncol. 2020; 31(12): 1664-78. [PMID: 32976936]

3) 日本癌治療学会編. 小児，思春期・若年がん患者の妊孕性温存に関する診療ガイドライン2017年版. 金原出版，2017.

4) Shimizu C, Bando H, Kato T, et al. Physicians' knowledge, attitude, and behavior regarding fertility issues for young breast cancer patients: a national survey for breast care specialists. Breast Cancer. 2013; 20(3): 230-40. [PMID: 22271066]

5) Lee S, Ozkavukcu S, Heytens E, et al. Value of early referral to fertility preservation in young women with breast cancer. J Clin Oncol. 2010; 28(31): 4683-6.[PMID: 20876425]

6) Garvelink MM, ter Kuile MM, Bakker RM, et al. Women's experiences with information provision and deciding about fertility preservation in the Netherlands: 'satisfaction in general, but unmet

needs'. Health Expect. 2015; 18(5): 956-68. [PMID: 23647741]

7) 久保田陽子，甲斐裕一郎，福永真理，他．若年者乳癌女性への妊孕性温存情報提供の均てん化と紹介システムの構築－おおいた乳がん・生殖医療ネットワーク設立後の成果．乳癌の臨床．2019; 34(1): 81-7.

8) 露無祐子．乳癌患者への妊孕性保持支援の現状と課題．日本生殖看護学会誌．2016; 13(1): 65-7.

9) Letourneau JM, Ebbel EE, Katz PP, et al. Pretreatment fertility counseling and fertility preservation improve quality of life in reproductive age women with cancer. Cancer. 2012; 118(6): 1710-7. [PMID: 21887678]

10) Peate M, Meiser B, Friedlander M, et al. It's now or never: fertility-related knowledge, decision-making preferences, and treatment intentions in young women with breast cancer--an Australian fertility decision aid collaborative group study. J Clin Oncol. 2011; 29(13)1670-7. [PMID: 21444865]

11) Bastings L, Baysal Ö, Beerendonk CC, et al. Deciding about fertility preservation after specialist counselling. Hum Reprod. 2014; 29: 1721-9. [PMID: 24916435]

1

挙児希望を有する乳癌患者に対する生殖医療について

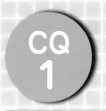

CQ 1 挙児希望の乳癌患者に対し，胚凍結または未受精卵凍結を行うことを推奨するか？

推奨

挙児希望の乳癌患者に対しては，胚（受精卵）凍結・未受精卵凍結保存を行うことを条件付きで推奨する。

【推奨のタイプ：当該介入の条件付きの推奨，エビデンスの確実性：弱，合意率：100%（12/12）】

推奨の解説：挙児希望の乳癌患者に対しては，胚凍結および未受精卵凍結の妊娠率・生児獲得率・乳癌に対する長期的な影響に関するエビデンスの不確実性を十分に説明したうえで，個々の患者の希望や乳癌の状況を考慮して実施することを推奨する。

1 CQ の背景

　挙児希望の乳癌患者が乳癌治療を行う際，妊孕性温存方法として胚凍結，未受精卵凍結，卵巣凍結の選択肢がある。具体的に妊孕性温存を行う方法を選択する際，転移の有無，患者の年齢やパートナーの有無，乳癌治療がどれだけ急がれるのかという視点だけではなく，その妊孕性温存方法による妊娠の転帰が重要であると考えられる。ここでは乳癌患者の妊孕性温存方法として標準的な胚凍結または未受精卵凍結について議論し，妊孕性温存を行わない場合との主要なアウトカムを比較検討し，その有用性とリスクについて議論・推奨を提示すること，また妊娠転帰に関しては同年代の非乳癌患者との比較をすることも，臨床決断の大きな助けになることが期待される。

2 アウトカムの設定

　挙児希望があり，妊孕性温存方法として胚（受精卵）または未受精卵の凍結保存を行う乳癌患者を対象とし，妊孕性温存方法を行わず，がん治療を行う乳癌患者と比較して「妊娠率」「生児獲得率」「手技完了までの期間」「手技による合併症」「乳癌治療開始までの期間」「再発率（無病生存期間）」「全生存期間」「費用」を評価した。

3 採用論文

　2編のコホート研究，5編の症例対照研究と5編の症例集積研究の12編を採択した。すべてのアウトカムに対して，定性的なシステマティックレビューを行った。

4 アウトカム毎のシステマティックレビューの結果

1）妊娠率

　1編のコホート研究[1]，2編の症例対照研究[2][3]と5編[4]~[8]の症例集積研究のシステマティックレビューでは凍結胚移植による妊娠率は37.5~80.0%であった。海外では代理懐胎による妊娠・出産が含まれていることから，データの解釈には注意が必要である。研究の異質性，研究数が少ないこと，すべてが観察研究であることから**エビデンスの確実性は弱**とした。

2）生児獲得率

　1編のコホート研究[1]，2編の症例対照研究[2][3]と5編[4]~[8]の症例集積研究のシステマティックレビューでは凍結胚移植による生児獲得率は17.6~50%であった。2編の症例対照研究の結果[2][3]では，乳癌患者における凍結胚移植あたりの生児獲得率はそれぞれ32.3%，45.0%であった。いずれも同年代の不妊女性症例と同等の結果であり，統計的有意差はなかった。研究の異質性，研究数が少ないこと，すべてが観察研究であることから**エビデンスの確実性は弱**とした。

3）手技完了までの期間

　症例集積研究1編[8]と症例対照研究1編[9]のシステマティックレビューを行った。本邦からの症例集積研究[8]からは，初診から採卵までの期間は平均44.3 ± 49.8 日と報告され，施設内紹介か施設外紹介かで大きな差異があることが指摘された。研究の異質性，研究数が少ないこと，すべてが観察研究であることから**エビデンスの確実性は弱**とした。

4）手技による合併症

　コホート研究1編[10]と症例対照研究1編[11]のシステマティックレビューを行った。Muteshi[10]らのコホート研究の結果からは乳癌患者における手技による合併症の発症率は2.7%（72人中1例の中等度のOHSSと1例の下肢痛）報告され，他がん種も含む症例対照研究からは0.15%（684例中1例のOHSSのみ）であった。研究の異質性，研究数が少ないこと，すべてが観察研究であることから**エビデンスの確実性は弱**とした。

5）乳癌治療開始までの期間

　症例集積研究1編[8]と症例対照研究1編[9]のシステマティックレビューを行った。本邦の症例集積研究からは，初診から採卵までの期間は平均44.3 ± 49.8 日と報告された。また，症例対照研究1編[9]からは，採卵から原疾患治療開始までは，平均15.8 ± 15.2 日であった。研究の異質性，研究数が少ないこと，すべてが観察研究であることから**エビデンスの確実性は弱**とした。

6）再発率（無病生存期間；DFS）

　コホート研究1編[1]，症例対照研究2編[9][12]，症例集積研究1編[6]のシステマティックレビューの結果からは，妊孕性温存による無病生存期間（DFS）の増悪は認められなかった。

Letourneau[12]らは，胚および未受精卵子の凍結保存を行った乳癌患者207例と凍結保存をしていない122例のDFSは，観察期間は43カ月と限られているものの，それぞれ93％，94％，HR 0.7（95％CI：0.3-1.7）と報告している。

　本邦からの症例集積研究[6]では，胚および未受精卵の凍結保存を行った17人中に局所再発2人（3.8％），遠隔再発1人（1.9％）が認められた。再発を認めた2人は2年で術後内分泌治療を妊娠希望のために中断していた。研究数は少ないが，バイアスリスクが低いこと，研究の直接性，コホート研究があることから**エビデンスの確実性は強**とした。

7）全生存期間（OS）

　コホート研究1編[1]のシステマティックレビューの結果では，妊孕性温存の有無で乳癌死亡・全死亡率には差はなかった。観察期間が介入群で化学療法終了後23.4カ月（範囲 7.5-63.6カ月）と短いこと，研究数が少ないことから**エビデンスの確実性は弱**とした。

8）費　用

　費用対効果について検討された研究はなかった。

5　システマティックレビューのまとめ

　2編のコホート研究，5編の症例対照研究と5編の症例集積研究の12編から，
　・妊娠率
　・生児獲得率
　・手技完了までの期間
　・手技による合併症
　・乳癌治療開始までの期間
　・再発率（無病生存期間；DFS）
　・全生存期間（OS）
　・費用
の8つのアウトカムについて検討した。
益：妊娠率，生児獲得率は，乳癌の対照群（妊孕性温存をしなかった群）と直接比較したものはなかったが，乳癌でない同世代女性と比較して凍結胚移植あたりの出産率は差がないとする報告があった。ただし，海外では代理母による妊娠・出産が可能であることから解釈には注意が必要である。
害：手技完了までの期間・手技による合併症・治療開始までの期間・DFS・OSにおいては妊孕性温存を施行することによる害の報告は認めなかった。費用については文献がなく評価できなかった。

6　推奨決定会議の結果

　ガイドライン作成委員は，乳癌治療医4人，産婦人科医4人，看護師・倫理・医療統計・患者各々1人ずつの合計12人であった。申告の結果，経済的・アカデミック両者のCOIによる申告

の影響はないと判断した。事前に資料を供覧し，委員全員の各々の意見を提示したうえで，議論および投票を行った。

1）アウトカムの解釈について

　妊娠率，生児獲得率は，乳癌の対照群（妊孕性温存をしなかった群）と直接比較した研究はなかったが，乳癌患者における胚凍結後の妊娠率・生児獲得率は，いずれも同年代の不妊女性症例と同等であるとの結果から，望ましい効果は10人中7人が「中」，3人が「小さい」と最終的に投票した。ただし，海外では代理懐胎による妊娠・出産が可能であることからデータの解釈には注意が必要であることが指摘された。

　手技による合併症は，FertiPROTEKT登録データを含む2編の研究結果からも，主な合併症の発症率は0.15%[11]，2.7%[10]であり，他の癌種も含まれる結果ではあるが，調節卵巣刺激および採卵の手技に伴う合併症の影響は全員が小さいと判断した。

　手技完了までの期間については，本邦における症例集積報告からは，初診から採卵まで平均が44.3±49.8日との報告[8]があったが，生殖医療への紹介までの期間や治療のタイミング，採卵回数等のバイアスが大きく，評価することは難しいという見解に至った。その一方で，採卵から治療開始までの平均期間が約2週間という報告[9]があり，初回乳癌薬物療法の緊急性の観点から許容されるのではないかという意見があった。

　DFSについては，1編の症例集積研究[6]と2編の症例対照研究[9)12)]，1編のコホート研究[1]から評価したが，いずれも妊孕性温存により害となる報告は認めなかった。しかし，いずれの研究結果も観察期間中央値が2〜4年と限られていることや乳癌のサブタイプ別による検討がなされていないため，今後さらなるデータの蓄積が必要であると考えられた。

2）アウトカム全般に対するエビデンスの確実性はどうか

　アウトカム全体のエビデンスについては初回の投票時は4人が「中」，8人が「弱」と判断した。DFSについては1編のコホート研究が評価対象となるが，議論の中で本CQの最も重要なアウトカムは生児獲得率であることを確認したうえで最終投票を行い，12人中7人がアウトカム全体に対する**エビデンスの確実性は弱**と判断した。

3）患者の価値観や意向はどうか

　患者の価値観に関する報告はなかったが，挙児を希望する乳癌患者にとって，乳癌薬物療法に伴う卵巣機能への影響を鑑みれば，治療開始前に妊孕性温存療法を行うことに対する関心は高いと考えられる。その一方で，採卵や調節卵巣刺激に伴う身体的負担や経済的負担，生殖医療に対する価値観等には個人差があり，妊孕性温存療法を行うこととの優先度については個々の患者の価値観にはばらつきが生じる可能性があるとの見解に至った。

4）望ましい効果と望ましくない効果とのバランス

　エビデンスの確実性は低いものの，今回のシステマティックレビューの結果からは凍結胚移植あたりの出産率は乳癌でない同世代不妊女性の成績と比較して差がないとする報告からも，妊娠率・出産率の望ましい効果はあると評価できる。

　望ましくない効果については，合併症率は一般不妊症例と同程度であること，妊孕性温存を施

行しなかった群とのDFSについては観察期間が十分とはいえないが，増悪が認められないことから影響は小さいと判断した。以上の議論の結果より，患者の望ましい効果と望ましくない効果とのバランスについては，妊孕性温存療法を行うことによる望ましい効果が「おそらく優位」であると評価した。

　しかしながら，未受精融解卵子については，一般不妊症例においても1個あたりの継続妊娠率は，4.5〜12％[13]にとどまっていることや，乳癌患者からの出産例の報告が限定されていることから，凍結と同等の望ましい結果が得られるとはいえないのではないかという議論がなされた。

5) コスト資源のバランスはどうか

　費用対効果については，採用された研究がなく，費用負担額や自治体による助成についても地域格差があるため評価することができないのではないかという議論になった。また，実行可能性については，施設や地域による受けられる生殖医療の格差が生じていることが指摘された。

6) 推奨のグレーディング

　以上より，本CQの推奨草案は以下とした。

推奨草案：挙児希望の乳癌患者に対しては，胚（受精卵）凍結・未受精卵凍結保存を行うことを条件付きで推奨する。

　最終投票には12人中9人が参加し，9人が推奨草案を支持した。会議に参加できなかった投票者も会議後議論を踏まえ検討し，投票を行い12人中12人（100％）の合意形成となり，採用に至った。

　推奨するか否かの条件としては，患者の年齢・卵巣予備能・病期，治療開始までの時間，患者の希望，身体的・経済的負担等を考慮し，症例毎に癌治療医と生殖医療を専門とする医師が患者と十分話し合ったうえで適応を検討する必要がある。

7　関連する診療ガイドラインの記載

　ASCOガイドラインでは，がん治療前の胚凍結については有効性・安全性が確立した技術であり，有効な手段として推奨されている。未受精卵凍結については男性パートナーが存在しない場合，ドナー精子の利用を希望しない場合，他に胚凍結を希望しない宗教的・倫理的理由がある場合，等に有効な選択肢であると明記されている[14]。

　ESMOガイドラインでは，胚凍結と未受精卵凍結については，原疾患の治療開始を2週間遅らせることが許容される場合に，安全で有効な技術であると推奨している[15]。

　ESHREガイドラインでは，他のガイドラインと同様の確立された技術であることに加えて，未受精卵凍結はパートナーがいる女性についても積極的に選択されることを明記している[16]。

　FertiPROTEKTのガイドラインでは，乳癌患者の妊孕性温存の適応について，予後が良好であること，原発性卵巣不全（POI）のリスクが中程度以上であること，もしくは，治療後の妊娠を考慮する年齢が35歳を超える場合としている[17]。

　日本乳癌学会編『乳癌診療ガイドライン2018年版』には，妊孕性温存の項目において，パー

トナーがいる場合，胚（受精卵）の凍結保存は，不妊症患者に対するARTとして，その有効性・安全性がほぼ確立した技術とされているため，胚（受精卵）の凍結保存は，米国生殖医学会，ASCO，国際妊孕性温存学会，日本がん・生殖医療学会および日本癌治療学会等のガイドラインで推奨されている，と記されている[18]。

⑧ 今後のモニタリング

乳癌再発に関しては観察期間が短いため，長期的なフォローアップが必要であることやエストロゲン値上昇の乳癌再発への影響についても今後も観察が必要である。さらに，妊娠を希望するために乳癌治療を中断した率や予後への影響，一方で妊孕性温存を行ったが妊娠を断念した率等，実際に挙児希望の乳癌患者に対して，胚凍結または未受精卵凍結といった技術が生児獲得にどの程度寄与しているのかについても評価することが必要だと考える。

⑨ 外部評価結果の反映

日本乳癌学会編『乳癌診療ガイドライン2018年版』の記載について追記した。

⑩ 参考資料

1）キーワード

英語：breast cancer，ART(assisted reproductive technology)，IVF-ET(in vitro fertilization and embryo transfer)，fertility preservation，embryo cryopreservation，oocyte cryopreservation

患者の希望：QOL，satisfaction，patient preference，decision conflict，decision aid，regret

経済：cost，economic burden，financial toxicity

2）参考文献

1) Azim AA, Costantini-Ferrando M, Oktay K. Safety of fertility preservation by ovarian stimulation with letrozole and gonadotropins in patients with breast cancer: a prospective controlled study. J Clin Oncol. 2008; 26(16): 2630-5. [PMID: 18509175]

2) Pereira N, Hancock K, Cordeiro CN, et al. Comparison of ovarian stimulation response in patients with breast cancer undergoing ovarian stimulation with letrozole and gonadotropins to patients undergoing ovarian stimulation with gonadotropins alone for elective cryopreservation of oocytes. Gynecol Endocrinol. 2016; 32(10): 823-6. [PMID: 27114051]

3) Oktay K, Turan V, Bedoschi G, et al. Fertility preservation success subsequent to concurrent aromatase inhibitor treatment and ovarian stimulation in women with breast cancer. J Clin Oncol. 2015; 33(22): 2424-9. [PMID: 26101247]

4) Specchia C, Baggiani A, Immediata V, et al. Oocyte cryopreservation in oncological patients: eighteen years experience of a tertiary care referral center. Front Endocrinol (Lausanne). 2019; 10: 600. [PMID: 31551931]

5) Alvarez RM, Ramanathan P. Fertility preservation in female oncology patients: the influence of the type of cancer on ovarian stimulation response. Hum Reprod. 2018; 33(11): 2051-9.

[PMID: 27370358]

6) Takahashi Y, Shien T, Sakamoto A, et al. Current multidisciplinary approach to fertility preservation for breast cancer patients. Acta Med Okayama. 2018; 72(2): 137-42. [PMID: 29674762]

7) ダハール眞田佐知子, 中山貴弘, 畑山 博, 他. 同一法人内施設における乳がん患者の原疾患治療, 生殖医療ならびに周産期管理の連携システムについて. 日本がん・生殖医療学会誌. 2019; 2(1): 12-6.

8) ダハール眞田佐知子, 中山貴弘, 小濱奈美, 他. 京都市中京区地域における妊孕性温存治療の現状. 日本受精着床学会雑誌. 2019; 36(1): 148-52.

9) Turan V, Bedoschi G, Moy F, et al. Safety and feasibility of performing two consecutive ovarian stimulation cycles with the use of letrozole-gonadotropin protocol for fertility preservation in breast cancer patients. Fertil Steril. 2013; 100(6): 1681-5. e1. [PMID: 24055050]

10) Muteshi C, Child T, Ohuma E, et al. Ovarian response and follow-up outcomes in women diagnosed with cancer having fertility preservation: comparison of random start and early follicular phase stimulation-cohort study. Eur J Obstet Gynecol Reprod Biol. 2018; 230: 10-4. [PMID: 30227359]

11) von Wolff M, Dittrich R, Liebenthron J, et al. Fertility-preservation counselling and treatment for medical reasons: data from a multinational network of over 5000 women. Reprod Biomed Online. 2015; 31(5): 605-12. [PMID: 26380870]

12) Letourneau JM, Wald K, Sinha N, et al. Fertility preservation before breast cancer treatment appears unlikely to affect disease-free survival at a median follow-up of 43 months after fertility-preservation consultation. Cancer. 2020; 126(3): 487-95. [PMID: 31639215]

13) Practice Committees of the American Society for Reproductive Medicine and the Society for Assisted Reproductive Technology. Mature oocyte cryopreservation: a guideline. Fertil Steril. 2013; 99(1): 37-43. [PMID: 23083924]

14) Oktay K, Harvey BE, Partridge AH,et al. Fertility preservation in patients with cancer: ASCO Clinical Practice Guideline Update. J Clin Oncol. 2018; 36(19): 1994-2001. [PMID: 29620997]

15) Lambertini M, Peccatori FA, Demeestere I, et al; ESMO Guidelines Committee. Fertility preservation and post-treatment pregnancies in post-pubertal cancer patients: ESMO Clinical Practice Guidelines. Ann Oncol. 2020; 31(12): 1664-78. [PMID: 32976936]

16) ESHRE Guideline Group on Female Fertility Preservation; RA Anderson, F Amant, D Braat , et al. ESHRE guideline: female fertility preservation. Hum Reprod Open. 2020; 2020(4): hoaa052, 1-17. [PMID: 33225079]

17) Schüring AN, Fehm T, Behringer K, et al. Practical recommendations for fertility preservation in women by the FertiPROTEKT network. Part I: Indications for fertility preservation. Arch Gynecol Obstet. 2018; 297(1): 241-55. [PMID: 29177593]

18) 日本乳癌学会編. 薬物療法 総説 初期治療. 乳癌診療ガイドライン①治療編2018年版. 金原出版, 2018.

3) 文献検索式・エビデンス評価シート・EtD フレームワーク

日本がん・生殖医療学会ホームページ（URL: http://www.j-sfp.org/）参照

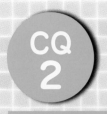

挙児希望の乳癌患者に対し，卵巣凍結は推奨されるか？

CQ2

<table>
<tr><td align="center">推　奨</td></tr>
</table>

挙児希望をもつ乳癌患者に対し，胚（受精卵）凍結・未受精卵凍結が実施困難である等，限定的な条件のもとで卵巣凍結の実施を推奨する。しかし妊娠率や生児獲得率等の不確実性から，一般的には胚（受精卵）凍結・未受精卵凍結を推奨する。
【推奨のタイプ：当該介入または比較対照のいずれかについての条件付きの推奨，エビデンスの確実性：非常に弱い，合意率：91.7％（11/12）】

推奨の解説：乳癌患者に対する卵巣組織凍結による将来の妊娠，生児獲得に関するデータは十分とはいえず，実施可能な施設も国内で限られているのが現状である。しかしながら，パートナーがいない患者や，治療導入を急ぐため，胚・未受精卵凍結の実施が困難な状況の患者においては，リスク，有用性，経済的負担を患者に説明し，卵巣組織凍結の不確実性を十分に説明したうえで実施することを提案する。

1 CQ の背景

挙児希望の乳癌患者が乳癌治療を行う際，妊孕性温存方法として胚凍結，未受精卵凍結，卵巣凍結の選択肢がある。具体的にどの方法を選択すべきかについて，年齢やパートナーの有無，また乳癌治療をどの程度急ぐ必要があるか，各々の方法を選択した場合の生殖医療のアウトカムは重要である。乳癌患者において，化学療法前に卵巣凍結を速やかに行うことは，がん治療の遅れを最小限にしながら多くの卵子の保存が可能である。一方で，腫瘍細胞の再移入，がん治療の遅れの問題が生じる。本CQでは，挙児希望のある乳癌患者に対する卵巣凍結のリスクと有用性について解説する。

2 アウトカムの設定

本CQでは乳癌治療前に卵巣凍結を受けた群と受けなかった群の2群間で，「妊娠率」「生児獲得率」「手技完了までの期間」「手技による合併症」「費用」を評価した。

3 採用論文

ランダム化比較試験（randomized controlled trial；RCT），非ランダム化試験（非RCT，分割時系列解析，前後比較研究），観察研究（コホート研究，症例対照研究，横断研究）は存在しなかった。事例研究を5編採用し，アウトカム別に「妊娠率」5編，「生児獲得率」3編，「手技による合併症」2編が該当した。

4 　アウトカム毎のシステマティックレビューの結果

1）妊娠率

　事例研究が5編であった[1]~[5]。それぞれの事例研究における妊娠率は0～100％と幅広いものであった。研究数が少なく，すべてが事例研究であることから**エビデンスの確実性は非常に弱**とした。

2）生児獲得率

　事例研究が3編であった[2][3][5]。症例が非常に少なかったが，生児獲得率は21.6～25.0％で，3編の論文でほぼ同等あった。研究数が少なく，すべてが事例研究であることから**エビデンスの確実性は非常に弱**とした。

3）手技完了までの期間

　「手技完了までの期間」について評価されているRCT，非ランダム化試験（非RCT，分割時系列解析，前後比較研究），観察研究（コホート研究，症例対照研究，横断研究），事例研究は存在しなかった。そのため**エビデンスの確実性は該当研究なし**とした。

4）手技による合併症

　症例報告が2編であった[3][4]。合併症がなかったという報告の論文が1編，もう1編では8例中1例（12.5％）で合併症が発生し，その合併症は死亡という重篤なものだった。研究数が少なく，すべてが症例報告であることから**エビデンスの確実性は非常に弱**とした。

5）費　用

　費用対効果について検討された研究はなかった。

5 　システマティックレビューのまとめ

　5編の事例研究から，
　・妊娠率
　・生児獲得率
　・手技完了までの期間
　・手技による合併症
　・費用
の5つのアウトカムについて検討した。

　これらすべてのアウトカムについて，乳癌の対照群（妊孕性温存をしなかった群）と直接比較したものはなかったが，5編の事例研究があった。　妊娠率5編，生児獲得率3編，手技による合併症2編が該当した。手技完了までの期間，費用について評価している論文はなかった。

益：妊娠率は0～100％，生児獲得率は21.6～25.0％であった。

害：手術による合併症は12.5％だが手術関連死という重篤な合併症（ただし非乳癌）であった。
　　手技完了までの期間，費用については文献がなく評価できなかった。

6 推奨決定会議の結果

ガイドライン作成委員は，乳癌治療医4人，産婦人科医4人，看護師・倫理・医療統計・患者各々1人ずつの合計12人であった。申告の結果，経済的・アカデミック両者のCOIによる申告の影響はないと判断した。事前に資料を供覧し，委員全員の各々の意見を提示したうえで，議論および投票を行った。

1）アウトカムの解釈について

卵巣毒性を有する治療を受け，その後に妊娠を希望する女性に対して，提示される妊孕性温存方法として，胚凍結，未受精卵凍結，卵巣凍結の選択肢がある。患者の条件によって優先される妊孕性温存方法は異なることから，本CQで扱う妊孕性温存方法として卵巣凍結を行うことの妥当性を検討することは，「おそらく優先される事項である」という意見が10人中7人と多かった。一方で，胚凍結や未受精卵凍結より優先される状況は限定的であり，「優先事項ではおそらくない」という意見が3人から挙がった。

望ましい効果については，妊孕性温存方法としての卵巣凍結自体のエビデンスは蓄積してきているが，乳癌患者に対しての歴史はまだ浅く，妊娠率や生児獲得率という点で有効性を占める根拠は十分ではないことから，10人中「分からない」7人，「小さい」2人であった。しかし，非癌患者でのエビデンスは蓄積されてきていることから，将来期待される方法であるという意見もあり，「中」が2人であった。議論の中で，胚凍結・未受精卵凍結は乳癌の治療を遅らせる必要があること，また実施回数が制限され保存できる胚・未受精卵の数が制限されることに対して，卵巣凍結はすぐに実施できることや，配偶者を必要とせず，未受精卵の保存数が優位性として挙げられた。

望ましくない効果については，手術侵襲が挙げられた。また，望ましい効果が分からない中で望ましくない効果を判断できないという意見も上がり，10人中，「小さい」5人，「中」2人，「分からない」3人であった。1例の死亡例が認められたことが大きく影響しているが，非乳癌患者であることや，本来比較的容易な手技であり，患者の身体侵襲に関するデメリットは小さいと考えられること，また腫瘍細胞が混入するリスクがあることにも留意すべきという意見として挙がった。

2）アウトカム全般に対するエビデンスの確実性はどうか

アウトカム全体のエビデンスについては初回の投票時は10人中5人が「非常に弱い」，5人が「弱い」と判断した。根拠となる論文は，すべて事例研究であること，また症例数が少なく非乳癌患者が含まれた研究もあった。以上より最終投票を行い，アウトカム全体に対する**エビデンスの確実性は非常に弱い**と判断した。

一方で，乳癌以外については，2004年以降，卵巣凍結後の妊娠・出産例が報告されており，エビデンスについては確立されつつある。

3）患者の価値観や意向はどうか

患者の価値観に関する研究は抽出されなかった。しかし，一般的に妊孕性温存の方法として未受精卵の保存数が多い等の有用性と残存腫瘍細胞や合併症のリスクに関する価値観は様々であ

り，**重要な不確実性またはばらつきあり**と判断した。これらの，有用性とリスクを十分に説明し，乳癌患者個人に合わせた選択を行うことが重要である。

4）望ましい効果と望ましくない効果のバランス

歴史的背景が浅く，バランスを考えるための情報が不足しており，**分からない**と判断した。卵巣凍結の望ましい効果とは配偶者が不要であること・調節卵巣刺激が不要であること・未受精卵の保存数が多いことである。また望ましくない効果とは，歴史が浅く有効性の検証が不十分・腫瘍細胞が混入するリスクがあることである。

5）コスト資源のバランスはどうか

費用対効果に関する研究は抽出されなかった。そのため，「平成28年厚生労働省子ども・子育て支援推進調査研究事業報告書」をもとに経済的負担について検討したが，コスト資源のバランスの結論を得る十分な情報は得られなかった。同調査では，卵巣凍結に関わる費用は，おおよそ65万円であることが報告されている。

6）推奨のグレーディング

以上より，本CQの推奨草案は以下とした。

推奨草案：挙児希望をもつ乳癌患者に対し，胚（受精卵）凍結・未受精卵凍結が実施困難である等，限定的な条件のもとで卵巣凍結の実施を推奨する。しかし妊娠率や生児獲得率等の不確実性から，一般的には胚（受精卵）凍結・未受精卵凍結を推奨する。

最終投票には投票者12人中11人が参加し，11人が推奨草案を支持した。会議に参加できなかった投票者も会議後議論を踏まえ検討し，投票を行った。結果，「当該介入または比較対照のいずれかの条件付きの推奨」11人，「当該介入の条件付きの推奨」1人であった。91.7%の合意形成となり，採用に至った。

妊孕性温存の方法として，胚凍結，未受精卵凍結・卵巣凍結の3つがある。これまでに述べたように，胚凍結の利点は妊娠率が比較的高い・腫瘍細胞が混入しない，欠点は調節卵巣刺激が必要（治療が遅れるため採卵回数に制限がある・高エストロゲン環境下となる）・配偶者が必要・胚（受精卵）の保存数が制限されることである。未受精卵凍結の利点は配偶者を必要としない・腫瘍細胞が混入しない，欠点は調節卵巣刺激が必要・妊娠率が低い・卵の保存数に制限があることである。卵巣凍結の利点は，配偶者が不要である・調節卵巣刺激が不要・未受精卵の保存数が多い，欠点は歴史的背景が浅く有効性の検証が不十分・腫瘍細胞の混入するリスクがあることである。また，費用がおおよそ65万円である。現状では，これらのことを十分に説明したうえで，選択することが望ましい。

ただし，本邦における卵巣凍結は，研究段階であり実施可能施設が限られていることに留意する。また，保険収載はされておらず，自費診療である。

7 関連する診療ガイドラインの記載

ASCO ガイドラインでは，卵巣移植後の妊娠について 1 編のメタアナリシスと 1 編の前方視的コホート研究を示しており，それぞれ出生率 37.7%，妊娠率 33% であった。今後，卵巣凍結の技術の向上により適応が拡大されるであろうとしている[6]。

ESHRE ガイドラインでは，性腺毒性の治療を受ける予定の癌患者に対しては，胚凍結，未受精卵凍結が適さない場合，卵巣凍結を強く推奨している[7]。しかし，卵巣予備が低い患者では勧められないとしている[7]。また，36 歳以上ではよく検討すべきであるとしている。

ESMO ガイドラインでは，卵巣凍結は合併症が少なく，胚凍結，未受精卵凍結の代替アプローチであるとしている[8]。一部の国では，まだ実験的と見なされているが，米国生殖医学会では確立されたものと見なされるべきであることを示唆していると記載している。

FertiPROTEKT のガイドラインでは，乳癌は比較的予後の良い悪性疾患として，卵巣凍結を含めた妊孕性温存を推奨している[9]。特に，化学療法前の間隔が 2 週間未満の場合，卵巣組織の凍結保存が推奨されるとしている。

8 今後のモニタリング

卵巣凍結は，歴史の浅い妊孕性温存の方法である。そのため，腫瘍細胞の再移入・手術合併症等の安全性，有効性（妊娠率，生児獲得率）の検証について，継続していく必要がある。

9 外部評価結果の反映

本 CQ では，反映すべき指摘はなかった。

10 参考資料

1) キーワード

英語：breast cancer，ovarian tissue cryopreservation
患者の希望：QOL，satisfaction，patient preference，decision conflict，decision aid，regret
経済：cost，economic burden，financial toxicity

2) 参考文献

1) Sanada Y, Harada M, Kunitomi C, et al. A Japanese nationwide survey on the cryopreservation of embryos, oocytes and ovarian tissue for cancer patients. J Obstet Gynaecol Res. 2019; 45(10): 2021-8. [PMID: 31364239]

2) Dittrich R, Hackl J, Lotz L,et al. Pregnancies and live births after 20 transplantations of cryopreserved ovarian tissue in a single center. Fertil Steril. 2015; 103(2): 462-8. [PMID: 25487750]

3) Imbert R, Moffa F, Tsepelidis S, et al. Safety and usefulness of cryopreservation of ovarian tissue to preserve fertility: a 12-year retrospective analysis. Hum Reprod. 2014; 29(9):

1931-40. [PMID: 24958067]

4) Oktay K, Oktem O. Ovarian cryopreservation and transplantation for fertility preservation for medical indications: report of an ongoing experience. Fertil Steril. 2010; 93(3): 762-8. [PMID: 19013568]

5) Van der Ven H, Liebenthron J, Beckmann M, et al; FertiPROTEKT network. Ninety-five orthotopic transplantations in 74 women of ovarian tissue after cytotoxic treatment in a fertility preservation network: tissue activity,pregnancy and delivery rates. Hum Reprod. 2016; 31(9): 2031-41. [PMID: 27378768]

6) Oktay K, Harvey BE, Partridge AH,et al. Fertility preservation in patients with cancer: ASCO Clinical Practice Guideline Update. J Clin Oncol. 2018; 36(19): 1994-2001. [PMID: 29620997]

7) ESHRE Guideline Group on Female Fertility Preservation; RA Anderson, F Amant, D Braat, et al. ESHRE guideline: female fertility preservation. Hum Reprod Open. 2020; 2020(4): hoaa052. [PMID: 33225079]

8) Lambertini M, Peccatori FA, Demeestere I, et al; ESMO Guidelines Committee. Fertility preservation and post-treatment pregnancies in post-pubertal cancer patients: ESMO Clinical Practice Guidelines. Ann Oncol. 2020; 31(12): 1664-78. [PMID: 32976936]

9) Schüring AN, Fehm T, Behringer K, et al. Practical recommendations for fertility preservation in women by the FertiPROTEKT network. Part I: Indications for fertility preservation. Arch Gynecol Obstet. 2018; 297(1): 241-55. [PMID: 29177593]

10) Macklon KT. Prevalence of deaths in a cohort of girls and women with cryopreserved ovarian tissue. Acta Obstet Gynecol Scand. 2019; 98(5): 625-9. [PMID: 30770545]

11) Fleury A, Pirrello O, Maugard C, et al. Breast cancer and ovarian tissue cryopreservation: Review of the literature. J Gynecol Obstet Hum Reprod. 2018; 47(8): 351-7. [PMID: 29793036]

12) Rodríguez-Iglesias B, Novella-Maestre E, Herraiz S, et al. New methods to improve the safety assessment of cryopreserved ovarian tissue for fertility preservation in breast cancer patients. Fertil Steril. 2015; 104(6): 1493-502.e1-2. [PMID: 26364839]

13) Luyckx V, Durant JF, Camboni A, et al. Is transplantation of cryopreserved ovarian tissue from patients with advanced-stage breast cancer safe? A pilot study. J Assist Reprod Genet. 2013; 30(10): 1289-99. [PMID: 23989997]

14) Bastings L, Beerendonk CCM, Westphal JR, et al. Autotransplantation of cryopreserved ovarian tissue in cancer survivors and the risk of reintroducing malignancy: a systematic review. Hum Reprod Update. 2013; 19(5): 483-506. [PMID: 23817363]

15) Chung K, Donnez J, Ginsburg E, et al. Emergency IVF versus ovarian tissue cryopreservation: decision making in fertility preservation for female cancer patients. Fertil Steril. 2013; 99(6): 1534-42. [PMID: 23517859]

16) Dolmans MM, Jadoul P, Gilliaux S, et al. A review of 15 years of ovarian tissue bank activities. J Assist Reprod Genet. 2013; 30(3): 305-14. [PMID: 23417329]

17) Fabbri R, Vicenti R, Magnani V, et al. Cryopreservation of ovarian tissue in breast cancer patients: 10 years of experience. Future Oncol. 2012; 8(12): 1613-9. [PMID: 23231523]

18) Blumenfeld Z. Chemotherapy and fertility. Best Pract Res Clin Obstet Gynaecol. 2012; 26(3): 379-90. [PMID: 22281514]

19) Rosendahl M, Wielenga VT, Nedergaard L, et al. Cryopreservation of ovarian tissue for fertility preservation: no evidence of malignant cell contamination in ovarian tissue from patients with breast cancer. Fertil Steril. 2011; 95(6): 2158-61. [PMID: 21227414]

20) Rosendahl M, Greve T, Andersen CY. The safety of transplanting cryopreserved ovarian tissue in cancer patients: a review of the literature. J Assist Reprod Genet. 2013; 30(1): 11-24. [PMID: 23263841]

21) J Donnez, MM Dolmans, A Pellicer, et al. Restoration of ovarian activity and pregnancy after transplantation of cryopreserved ovarian tissue: a review of 60 cases of reimplantation. Fertil Steril. 2013; 99(6): 1503-13. [PMID: 23635349]

22) Donnez J, Dolmans MM. Ovarian cortex transplantation: 60 reported live births brings the success and worldwide expansion of the technique towards routine clinical practice. J Assist Reprod Genet. 2015; 32(8): 1167-70. [PMID: 26210678]

3）文献検索式・エビデンス評価シート・EtD フレームワーク

日本がん・生殖医療学会ホームページ（URL: http://www.j-sfp.org/）参照

1

挙児希望を有する乳癌患者に対する生殖医療について

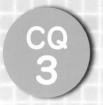

挙児希望の乳癌患者の採卵に際し，調節卵巣刺激を行うことは推奨されるか？

推 奨

挙児希望の乳癌患者の採卵に際し，調節卵巣刺激を行うことを条件付きで推奨する。
【推奨のタイプ：当該介入の条件付きの推奨，エビデンスの確実性：弱，合意率：91.7%（11/12）】

推奨の解説：乳癌患者に対する調節卵巣刺激を用いることで，将来の妊娠，生児獲得，またエストロゲン上昇が乳癌に与える影響について不確実性が残るが，より多くの採卵が可能となる。調節卵巣刺激を行うことの不確実性を患者と十分話し合ったうえで実施することを提案する。

1 CQ の背景

　生殖医療では，より多くの卵子を採取する目的で調節卵巣刺激が用いられる。調節卵巣刺激ではゴナドトロピン製剤を多く使用するが，その影響で血中のエストロゲン値の上昇を伴うことから，ホルモン受容体陽性乳癌の進行に影響を与える可能性があることが懸念されてきた。そのため，乳癌患者には全身性にも局所性にもエストロゲン合成が抑制されるアロマターゼ阻害薬単独あるいは併用で調節卵巣刺激をする方法，あるいはエストロゲン上昇が生理的範囲にとどまる自然周期による方法を用いることが一般的となっている。本CQでは調節卵巣刺激として用いて採卵した場合と自然周期で採卵した場合を比較し生殖医療の成績を評価する。

2 アウトカムの設定

　本CQでは乳癌患者に対し調節卵巣刺激として用いた採卵と，自然周期採卵を比較し，「採卵数」「妊娠率」「生児獲得率」「エストロゲン値の上昇」をアウトカムとして評価した。
　本CQの評価にあたり，調節卵巣刺激を用いた場合と，自然周期採卵の場合を，同一研究内で直接比較をしたものはないことから，アウトカムの評価にあたっては，調節卵巣刺激を用いた研究報告と，一般的な自然周期採卵でのデータを間接的に比較し検証した。

3 採用論文

　8編のコホート研究と6編の症例対照研究，1編の横断研究の合計15編を採択した。益のアウトカムとして採卵数，妊娠率，生児獲得数を，害のアウトカムとしてエストロゲン値の上昇を設定し，すべてのアウトカムに関して定性的なシステマティックレビューを行った。

4 アウトカム毎のシステマティックレビューの結果

1）採卵数

　アロマターゼ阻害薬での調節卵巣刺激による採卵数について報告された8編のコホート研究と4編の症例対照研究，1編の横断研究の合計13編を対象とし検討した。

　本アウトカムの評価は，自然周期での採卵数が1つであることを前提に比較を行っている。

　調節卵巣刺激としてアロマターゼ阻害薬を用いた場合の採卵数は，報告間で異なるものの平均7～16個程度は採取可能とされていた[1)～9)]。これはアロマターゼ阻害薬以外の調節卵巣刺激を用いた場合の採卵数と有意差はない。

　自然周期採卵との直接比較試験はないものの，自然採卵での採卵数が通常1つであることを考慮すると，調節卵巣刺激を用いることでより多くの卵子を採取可能と判断する。**エビデンスの確実性は強い**と判断した。

2）妊娠率

　乳癌患者に対し調節卵巣刺激を用いて採卵し，妊娠率の記載があった2編の後方視的コホート研究と，1編の症例集積研究を対象とし検討した。

　Pereiraらの報告では，乳癌患者を対象にアロマターゼ阻害薬とゴナドトロピンを併用した調節卵巣刺激群により採卵した群（220人）と，標準的なゴナドトロピンによる誘発で採卵した群（451人）を比較し，最終的な妊娠率はレトロゾール併用群で39.7%，標準群で32.3%と有意な差を認めなかった[5)]。また，Leeらも同様に，レトロゾール併用のFSH単剤刺激で高FSH群（1日あたりの投与量150～375単位）と，低FSH群（1日あたりの投与量150単位）を比較している。最終的に胚移植を行った患者で妊娠に至った者は低FSH法群で12人（胚移植を行った15人中12人で妊娠。妊娠率80%），高FSH法群で6人（胚移植を行った11人中6人で妊娠。妊娠率55%）と報告している[7)]。Oktayらの症例集積研究では，レトロゾールによる調節卵巣刺激を用いて胚凍結を行った131人中33人が胚移植を行い，最終的に妊娠に至った者は26人（妊娠率79%）と報告している[10)]。

　自然周期採卵での妊娠率は一般的に移植あたり約20%のため，乳癌患者に調節卵巣刺激を用いて採卵をすることで，妊娠率は自然妊娠と遜色ないことが示唆された。ただし，直接比較したデータではないこと，調節卵巣刺激を用いた採卵法による乳癌患者の妊娠に関するデータは限られていることから，**エビデンスの確実性は極めて低い**と判断した。

3）生児獲得率

　乳癌患者に対し調節卵巣刺激を用いて採卵し，妊娠率の記載があった2編の後方視的コホート研究と，1編の症例集積研究を対象とし検討した。

　Pereiraらの報告では，乳癌患者を対象にレトロゾールとゴナドトロピンを併用した調節卵巣刺激群により採卵した群（220人）と，標準的なゴナドトロピンによる誘発で採卵した群（451人）を比較し，最終的な生児獲得率はレトロゾール併用群で32.3%，標準群で29%と有意な差を認めなかった[5)]。また，Leeらも同様に，レトロゾール併用のFSH単剤刺激で高FSH群（1日あたりの投与量150～375単位）と，低FSH群（1日あたりの投与量150単位）を比較している。最終的に胚移植を行った患者での生児獲得率は低FSH法群で60%（胚移植を行った15

人中9人），高FSH法群で18%（胚移植を行った11人中2人）と報告している[7]。Oktayらの症例集積研究では，レトロゾールによる調節卵巣刺激を用いて胚凍結を行った131人中33人が胚移植を行い，生児獲得は18人（55％）と報告している[10]。

　自然周期採卵での生児獲得率は一般的に10〜15％のため，乳癌患者に調節卵巣刺激を用いて採卵をすることで，生児獲得率は自然妊娠と同等になることが示唆された。ただし，直接比較したデータではないこと，調節卵巣刺激を用いた採卵法による乳癌患者の生児獲得率に関するデータは限られていることから，**エビデンスの確実性は低い**と判断した。

4）エストロゲン値の上昇

　乳癌患者の調節卵巣刺激として一般的に用いられているレトロゾールによる誘発法とその他の調節卵巣刺激を用いた誘発法を比較し，エストロゲン値の記載があった5編の後方視的コホート研究，4編の症例対照研究，1編の横断研究を検討した。

　いずれの研究においても調節卵巣刺激としてレトロゾールを用いた場合と，それ以外の標準的な薬剤を比較した研究では，レトロゾール群で有意にエストロゲン値の上昇が低いことが報告されている[1,3,8,9,11〜15]。報告間に差はあるものの，レトロゾール使用時のエストロゲン値のピークは380[10]〜6,713 pg/mL[3]の範囲に収まっていた。

　自然周期採卵でのエストロゲンの上昇は一般的に250pg/mLと報告されている。レトロゾールにより抑制はされるものの，ゴナドトロピン製剤用いて採卵をすることでエストロゲン値は自然周期採卵と比べ上昇することが示唆された。直接比較試験はないものの，エストロゲン値の上昇という結果に関しては研究間での異質性が少なく，**エビデンスの確実性は高い**と判断した。

⑤　システマティックレビューのまとめ

　8編のコホート研究と6編の症例対照研究，1編の横断研究の合計15編より，
- 採卵数
- 妊娠率
- 生児獲得率
- エストロゲン値の上昇

の4つのアウトカムについて検討した。

益：調節卵巣刺激を行うことで，採卵数は自然周期採卵と比べ明らかに増えることが分かった。妊娠率，生児獲得率に関してはデータが限られているものの，自然周期採卵と比べ遜色ない結果であることが示唆された。

害：エストロゲン値の上昇に関しては，調節卵巣刺激の方法としてレトロゾールを選択することで，その他の調節卵巣刺激と比べピーク値を抑えられることが分かった。しかしながら，自然周期採卵と比べると，エストロゲン値上昇を伴うことから，乳癌（特にホルモン受容体陽性乳癌）に対する影響は無視できない可能性が示唆された。

⑥ 推奨決定会議の結果

ガイドライン作成委員は，乳癌治療医4人，産婦人科医4人，看護師・倫理・医療統計・患者各々1人ずつの合計12人であった。申告の結果，経済的・アカデミック両者のCOIによる申告の影響はないと判断した。事前に資料を供覧し，委員全員の各々の意見を提示したうえで，議論および投票を行った。

1）アウトカムの解釈について

本CQで取り扱う，乳癌患者の採卵時に調節卵巣刺激を用いることの妥当性に関する問題は，優先される事項であるとの意見で一致した。

望ましい効果については，「採卵数」「妊娠率」「生児獲得率」を挙げたが，より患者にとって重要なアウトカムは「妊娠率」「生児獲得率」であると考えた。しかしながら，実際に妊娠するためにはより多くの凍結胚や凍結未受精卵が必要となり，直接的ではないものの「採卵数」も重要なアウトカムであると考えた。システマティックレビューの結果では，調節卵巣刺激を用いることでより多くの採卵ができることは確実と判断した。一方，妊娠率，生児獲得率に関してはデータが限られており，必ずしも自然周期採卵と比べ優れているという結果ではなかった。ガイドライン作成委員の投票では望ましい効果が8人中「大きい」1人，「さまざま」4人，「分からない」3人であった。

望ましくない効果として，乳癌の増殖の悪影響を与える可能性のある「エストロゲン値の上昇」を挙げた。システマティックレビューの結果，レトロゾールを用いることでエストゲン上昇を抑制できる可能性があるものの，自然周期採卵と比べるとエストロゲン値の上昇を伴う手技であり，この点が乳癌の再発や予後にどのように影響するかについては不確実性が残った。ガイドライン作成委員の投票では望ましくない効果が9人中「小さい」5人，「さまざま」1人，「分からない」3人であった。本CQで重要なアウトカムには含まれていなかった「乳癌再発リスク」についても，さらなる検証が必要であるとのコメントがあった。

2）アウトカム全般に対するエビデンスの確実性はどうか

アウトカム全体のエビデンスについては，調節卵巣刺激を用いることで自然周期採卵と比べると，採卵数が増えること，エストロゲン値が上昇することに関しては，エビデンスの確実性が高いが，妊娠率，生児獲得率に関してはまだ不確実性が残るという話し合いが行われた。採卵数，エストロゲン値に上昇のエビデンスの確実性により重きを置いた場合と，妊娠率，生児獲得率の不確実性に重きを置いた場合で，判断が分かれた。最終的な投票ではエビデンスの確実性は8人中「非常に弱い」1人，「弱」6人，「中」1人という回答であり，アウトカム全体に対する**エビデンスの確実性は弱**と判断した。

3）患者の価値観や意向はどうか

患者の価値観に関する研究は抽出されなかった。4編のアウトカムのうち，何をより重要にするかは個々の患者により異なる可能性があるとの意見と，採卵数，妊娠率，生児獲得率等は多くの患者が重要視するアウトカムとしてばらつきは少ないのではないかという意見に分かれた。最終投票では，9人中「重要な不確実性またはばらつきの可能性あり」7人，「重要な不確実性ま

たはばらつきは，おそらくなし」2人であった。

4）望ましい効果と望ましくない効果のバランス

今回設定されたアウトカムでは，調節卵巣刺激を用いることの望ましい効果は「大きい」「さまざま」「分からない」と意見が分かれた。また望ましくない効果に関しても，「小さい」「さまざま」「分からない」と判断された。以上より望ましい効果と望ましくない効果のバランスは9人中「おそらく介入が優位」5人，「介入が優位」1人，「分からない」3人であった。

5）コスト資源のバランスはどうか

費用対効果に関する研究は抽出されなかった。生殖医療自体が自費診療であり，調節卵巣刺激を用いた採卵には，施設間差はあるものの平均30万円程度の費用を要する。がん治療と並行しながら，生殖医療への費用を捻出するのは多くの患者にとっては負担であることが推察された。一方で，がん治療終了後に子どもをもつという望みをつなげる方法でもあり，費用対効果に関しては患者の社会的状況や価値観により異なる可能性がある。以上より費用対効果は9人中「さまざま」3人，「分からない」6人であった。

この選択肢が重要な利害関係者にとって妥当なものかという容認性に関しては，患者や利害関係者の価値観により異なるという意見が出た。最終的な投票では9人中「おそらく，はい（妥当である）」7人，「はい（妥当である）」2人であった。

実行可能性については，生殖医療自体が保険適用外ですべて自費診療となる点に障壁があるものの，手技自体は専門の医療機関で実施が可能であるとの意見だった。最終的な投票では9人中「おそらく，はい（実行可能である）」2人，「はい（実行可能である）」7人であった。

6）推奨のグレーディング

以上より，本CQの推奨草案は以下とした。

推奨草案：挙児希望の乳癌患者に対し調節卵巣刺激を用いることで，より多くの採卵が可能となるが，その後の妊娠率や生児獲得率に関するエビデンスは十分とはいえない。エストロゲン上昇が乳癌に与える影響についても不確実性が残る点，自費診療である点等を考慮し，患者と十分な話し合いのうえで実施することを条件付きで推奨する。

最終投票には投票者12人中7人が参加し，6人が推奨草案を支持した。会議に参加できなかった投票者も会議後議論を踏まえ検討し投票を行い，「調節卵巣刺激の条件付きの推奨」8人，「調節卵巣刺激採卵または自然周期採卵のいずれかについての条件付きの推奨」2人，未回答が2人であった。

その理由として，システマティックレビューの望ましい効果である「妊娠率」「生児獲得率」のエビデンスが不確実な点が挙げられていた。その他の投票者からは，「妊娠率」「生児獲得率」のデータは少ないものの，より多く採卵することが将来の妊娠につながる可能性が高まること，その点からは自然周期採卵よりも調節卵巣刺激のほうが優れているという意見が出た。ただし，エストロゲン上昇が与える影響については不確実なため，十分なインフォームドコンセントのうえで行っていく必要があるとの見解であった。

合意率が66.7%であったため，再度全体で意見を出し合い，投票を行った。結果，11人が

「調節卵巣刺激の条件付きの推奨」を，1人が「調節卵巣刺激採卵または自然周期採卵のいずれかについての条件付きの推奨」を支持する結果であった。「調節卵巣刺激の条件付きの推奨」に対しては，エストロゲン上昇による乳癌の予後への影響や，生児獲得率が上昇するのかについての不確実性は残るものの，採卵数が増加することは確実性が高く，挙児希望のある乳癌患者にとっては有用性が上回るのではないかという意見が出た。一方で「調節卵巣刺激もしくは自然周期採卵のいずれかについての条件付きの推奨」に対しては，採卵数以外に不確定な要素が多く，特に乳癌に対する影響が否定されていないことが重く，"推奨する"とまではいえないのではないかという意見が出た。

7 関連する診療ガイドラインの記載

ASCO[16]およびESMO[17]のガイドラインにおいても，エストロゲン上昇に伴う乳癌再発のリスクが懸念されているものの，アロマターゼ阻害薬による調節卵巣刺激はそれを改善するものではなかと言及されている。また限られたデータではあるものの，アロマターゼ阻害薬による調節卵巣刺激で乳癌再発リスクが上がるというデータは示されていないことが記載されている。

ESHREガイドライン[18][19]においても，妊孕性温存の場合にはGnRHアンタゴニスト法による調節卵巣刺激を推奨している。特に，エストロゲン受容体陽性の癌を有する場合にはアロマターゼ阻害薬を使用することが推奨されている。

FeriPROTEKTのガイドライン[20][21]では，エストロゲン受容体陽性の乳癌患者に対し調節卵巣刺激を行う際は，よく話し合ったうえで行うべきと言及している。

8 今後のモニタリング

現在，臨床現場では調節卵巣刺激を用いた採卵を行う乳癌患者が増加傾向にある。

今後，調節卵巣刺激で採卵した場合の妊娠率や生児獲得率については，さらなるデータの蓄積と検証が必要である。またエストロゲン値上昇が乳癌に与える影響についてもさらなる検討を要し，モニタリングしていく必要がある。

9 外部評価結果の反映

システマティックレビューのエビデンスの確実性に関する指摘と，その他のガイドラインでの記載に関する指摘があり，当該箇所を修正・追記した。

10 参考資料

1）キーワード

英語：breast cancer, fertility preservation, ovarian stimulation, letrozole, aromatase inhibitor, IVF-ET(in vitro fertilization and embryo transfer)

患者の希望：QOL, satisfaction, patient preference, decision conflict, decision aid, regret

経済：cost, economic burden, financial toxicity

2) 参考文献

1) Sonigo C, Sermondade N, Calvo J, et al. Impact of letrozole supplementation during ovarian stimulation for fertility preservation in breast cancer patients. Eur J Obstet Gynecol Reprod Biol X. 2019; 4: 100049. [PMID: 31673686]

2) Muñoz E, Domingo J, De Castro G, et al. Ovarian stimulation for oocyte vitrification does not modify disease-free survival and overall survival rates in patients with early breast cancer. Reprod Biomed Online. 2019; 39(5): 860-7. [PMID: 31564650]

3) Cavagna F, Pontes A, Cavagna M, et al. Specific protocols of controlled ovarian stimulation for oocyte cryopreservation in breast cancer patients. Curr Oncol. 2018; 25(6): e527-32. [PMID: 30607119]

4) Rodgers RJ, Reid GD, Koch J, et al. The safety and efficacy of controlled ovarian hyperstimulation for fertility preservation in women with early breast cancer: a systematic review. Hum Reprod. 2017; 32(5): 1033-45. [PMID: 28333356]

5) Pereira N, Hancock K, Cordeiro CN, et al. Comparison of ovarian stimulation response in patients with breast cancer undergoing ovarian stimulation with letrozole and gonadotropins to patients undergoing ovarian stimulation with gonadotropins alone for elective cryopreservation of oocytes. Gynecol Endocrinol. 2016; 32(10): 823-6. [PMID: 27114051]

6) Oktay K, Turan V, Bedoschi G, et al. Fertility preservation success subsequent to concurrent aromatase inhibitor treatment and ovarian stimulation in women with breast cancer. J Clin Oncol. 2015; 33(22): 2424-9. [PMID: 26101247]

7) Lee S, Oktay K. Does higher starting dose of FSH stimulation with letrozole improve fertility preservation outcomes in women with breast cancer? Fertil Steril. 2012; 98(4): 961-4. e1. [PMID: 22771027]

8) Azim AA, Costantini-Ferrando M, Oktay K. Safety of fertility preservation by ovarian stimulation with letrozole and gonadotropins in patients with breast cancer: a prospective controlled study. J Clin Oncol. 2008; 26(16): 2630-5. [PMID: 18509175]

9) Oktay K, Hourvitz A, Sahin G, et al. Letrozole reduces estrogen and gonadotropin exposure in women with breast cancer undergoing ovarian stimulation before chemotherapy. J Clin Endocrinol Metab. 2006; 91(10): 3885-90. [PMID: 16882752]

10) Oktay K, Buyuk E, Libertella N, et al. Fertility preservation in breast cancer patients: a prospective controlled comparison of ovarian stimulation with tamoxifen and letrozole for embryo cryopreservation. J Clin Oncol. 2005; 23(19): 4347-53. [PMID: 15824416]

11) Goldrat O, Van Den Steen G, Gonzalez-Merino E, et al. Letrozole-associated controlled ovarian hyperstimulation in breast cancer patients versus conventional controlled ovarian hyperstimulation in infertile patients: assessment of oocyte quality related biomarkers. Reprod Biol Endocrinol. 2019; 17(1): 3. [PMID: 30606204]

12) Ben-Haroush A, Wertheimer A, Klochendler E, et al. Effect of letrozole added to gonadotropins in controlled ovarian stimulation protocols on the yield and maturity of retrieved oocytes. Gynecol Endocrinol. 2019; 35(4): 324-7. [PMID: 30596311]

13) Revelli A, Porcu E, Setti PEL, et al. Is letrozole needed for controlled ovarian stimulation in patients with estrogen receptor-positive breast cancer? Gynecol Endocrinol. 2013; 29(11): 993-6. [PMID: 24000936]

14) Vizcaíno MAC, Corchado AR, Cuadri MESI, et al. The effects of letrozole on ovarian stimulation

for fertility preservation in cancer-affected women. Reprod Biomed Online. 2012; 24(6): 606-10. [PMID: 22503276]

15) 秋谷 文，粟田絵里加，小松雅博，他．乳がん治療中にアロマターゼ阻害剤を併用した卵巣調節刺激にて胚保存を行った症例の妊娠・児について．日本受精着床学会雑誌．2017; 34(1): 101-4.

16) Oktay K, Harvey BE, Partridge AH, et al. Fertility Preservation in Patients With Cancer: ASCO Clinical Practice Guideline Update. J Clin Oncol. 2018; 36(19): 1994-2001. [PMID: 29620997]

17) Lambertini M, Peccatori FA, Demeestere I, et al; ESMO Guidelines Committee. Fertility preservation and post-treatment pregnancies in post-pubertal cancer patients: ESMO Clinical Practice Guidelines. Ann Oncol. 2020 ; 31(12): 1664-78. [PMID: 32976936]

18) Ovarian Stimulation TEGGO, Bosch E, Broer S, Griesinger G, et al. ESHRE guideline: ovarian stimulation for IVF/ICSI. Hum Reprod Open. 2020; 2020(2): hoaa009. [PMID: 32395637]

19) ESHRE Guideline Group on Female Fertility Preservation, Anderson RA, Amant F, Braat D, et al. ESHRE guideline: female fertility preservation. Hum Reprod Open. 2020; 2020(4): hoaa052. [PMID: 33225079]

20) Schüring AN, Fehm T, Behringer K, et al. Practical recommendations for fertility preservation in women by the FertiPROTEKT network. Part I: Indications for fertility preservation. Arch Gynecol Obstet. 2018; 297(1): 241-55. [PMID: 29177593]

21) von Wolff M, Germeyer A, Liebenthron J, et al. Practical recommendations for fertility preservation in women by the FertiPROTEKT network. Part II: fertility preservation techniques. Arch Gynecol Obstet. 2018; 297(1): 257-67. [PMID: 29181578]

3) 文献検索式・エビデンス評価シート・EtD フレームワーク

日本がん・生殖医療学会ホームページ（URL: http://www.j-sfp.org/）参照

1

挙児希望を有する乳癌患者に対する生殖医療について

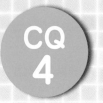

CQ4 挙児希望の乳癌患者に対し，ランダムスタート法での調節卵巣刺激は推奨されるか？

推 奨

挙児希望の乳癌患者に対して，治療開始の時期までの猶予がない場合等，限定的な条件のもとで，黄体期からのランダムスタート法での調節卵巣刺激を推奨する。しかし妊娠率や生児獲得率の不確実性から，一般的には卵胞期初期から開始する調節卵巣刺激を推奨する。

【推奨のタイプ：当該介入または比較対照のいずれかについての条件付きの推奨，エビデンスの確実性：中，合意率：83.3%（10/12）】

推奨の解説：黄体期からのランダムスタート法は卵胞初期から開始する調節卵巣刺激と同等の採卵数，受精率を得られる一方で，妊娠率や生児獲得率に関するエビデンスは限られており不確実性が残る。治療開始時期までに猶予がない場合や，月経不順の患者等では黄体期でのランダムスタート法が提案される。

1 CQ の背景

　生殖医療では，患者の身体的・経済的負担軽減のため，一回の採卵でできる限り多くの良好卵子を回収することを目的として，GnRH アゴニスト併用で外因性ゴナドトロピン排卵誘発薬を用いた卵巣刺激や，低刺激と呼ばれる内因性ゴナドトロピンを利用した調節卵巣刺激が行われる。いずれの方法も月経周期を起点として，卵胞期初期に開始する。

　一方，妊孕性温存療法では，原疾患の治療スケジュールが決定している状況で，そのスケジュールに支障をきたすことなく妊孕性温存の治療スケジュールを立てなければならない。ランダムスタート法（黄体期）は，月経周期にかかわらず患者が妊孕性温存を希望した時点から採卵に向けた調節卵巣刺激を開始する方法である。

　乳癌患者に妊孕性温存目的での採卵をする場合，妊孕性温存完了までに要する時間によりがん治療の遅れが出る可能性がある。本 CQ では主治療（化学療法や放射線療法）を開始するまでの期間を短縮することを目的として，通常の卵胞期初期から刺激を開始する調節卵巣刺激法に比べて，卵胞期初期以外で調節卵巣刺激を開始するランダムスタート法について議論し，主要なアウトカムを比較検討し，その有用性とリスクについて評価した結果から推奨を提示した。

2 アウトカムの設定

　本 CQ では，9 編の症例対照研究[1)3)~11)] と 1 編のコホート研究[2)] から，妊孕性温存する乳癌患者に採卵する目的での調節卵巣刺激開始時期を，卵胞期初期以外（主に黄体期）で開始するランダムスタート法での採卵（介入群）と，卵胞期初期からの調節卵巣刺激での採卵（対照群）の 2

群間で，「採卵数」「妊娠率」「生児獲得率」「受精」「手技完了までの期間」「手技による合併症」「費用」をアウトカムに設定し検討した。

益：多い採卵数，高い妊娠率，高い生児獲得率，高い受精率，手技完了までの期間の短縮，手技による合併症なし，費用負担が少ない

害：少ない採卵数，低い妊娠率，低い生児獲得率，低い受精率，手技完了までの期間の延長，手技による合併症あり，費用負担が大きい

③ 採用論文

　検索された101編から32編を二次スクリーニングに採用し，そのうち症例対照研究9編，コホート研究1編を最終評価に採用した。アウトカムに関して定性的なシステマティックレビューを行った。

④ アウトカム毎のシステマティックレビューの結果

1）採卵数

　症例対照研究が9編[1)3)~5)7)~11)]，コホート研究[2)]が1編のみとバイアスリスクは高いが，非一貫性は少なく，結果はある程度信頼できるものと思われる。採卵数は介入群（平均8.7~16.8個）と対照群（平均8.4~14.4個）との間で有意差はなしとの結果で，信頼性ある結論となった。**エビデンスの確実性は強**とした。

2）妊娠率

　妊娠について対照群と比較している報告はなく，妊娠症例数の報告[4)]のみと症例報告[1)]の様式をとっており，評価困難ではある。**エビデンスの確実性は弱**とした。ただし，ランダムスタート法で妊娠率29.7％（11/37例）[4)]という結果の提示には意義はあると考えられる。

3）生児獲得率

　生児獲得率は，乳癌の対照群（妊孕性温存をしなかった群）と直接比較したものはなかったが，乳癌でない同世代女性と比較して凍結胚移植あたりの出産率は差がないとする報告があったが，有用な症例数がないこともあり，結果は信頼性が低かった。**エビデンスの確実性は弱**とした。妊娠率と同様，ランダムスタート法で生児獲得率57％（12/21例）[5)]であるという症例報告としての結果の提示に意義はあると思われる。

4）受精率

　症例対照研究が3編報告されている[1)4)8)]。文献毎のバイアスリスクは高いが，受精率は介入群（平均47~64％）と対照群（平均63~77％）で非一貫性はなく，結果はある程度信頼できるものと思われる。**エビデンスの確実性は弱**とした。

5）手技完了までの期間

　症例対照研究が8編[1)3)~7)9)11)]，コホート研究[2)]が1編のみ報告していた。7編[1)~5)7)9)11)]は刺激

日数で評価し，手技完了までの期間は介入群（平均9.1〜12.2日）と対照群（平均9.1〜11.5日）と非一貫性があると判断されるため，結果の信頼度は落ちるが，妊孕能温存療法に限らずみると，通常のIVFにおけるランダムスタート法の報告では，刺激日数が長くなるという結果が多いため，手技完了までの期間が若干延びる可能性はある。なお，1編の症例対照研究[6]では術前化学療法の開始までの期間を介入群（38.1日）と対照群（39.4日）で比較し有意差はなかった。ランダムスタート法で刺激開始時期が早まることを加味すると，総合的に差はないと考える。**エビデンスの確実性は弱**とした。

6）手技による合併症

　症例対照研究が5編報告していた[1)4)〜6)9)]。合併症に注視した研究がほとんどなく，またその合併症報告数も少ないことから，明らかな害となる合併症はないと判断されるが，合併症に注視した研究がない点からは評価困難と判断せざるを得ない。**エビデンスの確実性は弱**とした。

7）費用

　費用対効果について検討された研究はなかった。**エビデンスの確実性は該当論文なし**とした。

⑤　システマティックレビューのまとめ

　症例対照研究9編，コホート研究1編で評価を行い，採卵数は対照群と有意差なしとの結果で，信頼性もある結論となった。その他，妊娠率や生児獲得率等については有用な症例数がないこともあり，結果は信頼性が低かった。手技完了までの期間も結果に非一貫性があると判断されるため，結果の信頼度は落ちるが，妊孕能温存療法に限らずみると，通常のIVFにおけるランダムスタート法の報告では，刺激日数が長くなるという結果が多く，手技完了までの期間が若干延びる可能性は否定できない。しかしながら，ランダムスタート法で刺激開始時期が早まることを加味すると，総合的に手技完了までの期間に差はないと考える。合併症とコストについては扱う研究が極端に少なく，評価困難であった。

益：採卵数は従来の調節卵巣刺激と差なし，合併症発症の頻度も差なし
害：ランダムスタート法では調節卵巣刺激日数が多くなる（がんの診断から妊孕能温存療法，主治療開始までの期間は変わらない可能性あり）。

⑥　推奨決定会議の結果

　ガイドライン作成委員は，乳癌治療医4人，産婦人科医4人，看護師・倫理・医療統計・患者各々1人ずつの合計12人であった。申告の結果，経済的・アカデミック両者のCOIによる申告の影響はないと判断した。事前に資料を供覧し，委員全員の各々の意見を提示したうえで，議論および投票を行った。

1）アウトカムの解釈について

　ランダムスタート法によりがん治療遅延を回避できるかという問いは，生殖医療の期限が限定されている治療前乳癌患者や医療者では関心が高いと考えられ，必要な方法であり，メリットを

明らかにすることは重要であるとの意見であった。投票の結果は，6人中「おそらく，はい」2人，「はい」4人で，問題は優先事項として推奨された。

　アウトカムに関しては，対象は妊孕性温存する乳癌患者で，採卵することが目的であるため採卵数，妊娠率，生児獲得率，受精率，手技完了までの期間，手技による合併症，費用をアウトカムに設定したことは妥当である。本CQには治療開始までの期間，再発率（無病生存期間；DFS），全生存期間（OS）に関するアウトカムはCQ1で論議されるため本CQからは除外されている。しかしながら，妊孕性温存完了までに要する時間によりがん治療の遅れが出る可能性があることから，ランダムスタート法で治療開始までの期間が改善できるか否かも重要な議論項目である。本法の歴史が浅く，治療開始までの期間，DFS，OSについての論議を行うための十分なレビューができなかったので，今後これらのアウトカムについてのデータ集積が求められる。

　採卵数は対照群と有意差なしとの結果で，信頼性もある結論となったが，その他，妊娠率や生児獲得率等については有用な症例数がないこともあり，結果は信頼性が低かった。手技完了までの期間も，結果に非一貫性があると判断されるため，結果の信頼度は落ちる。合併症とコストについては扱う研究が極端に少なく，評価困難であった。生児獲得率，手技完了までの期間，手技による合併症，費用に関しても今後のデータ集積が求められる。

　予期される望ましい効果の程度に関しては，採卵数は多いとする報告が数編あるものの，妊娠率，生児獲得率，受精率はいずれもエビデンス不足または有意差なしとの結果であり，また研究も症例対照が主たるものなので予期される望ましい効果の程度の判定が困難であった。手技完了までの期間が変わらないのであれば有用性が分からないため評価できないとの意見もみられた。以上より投票の結果は，予期される望ましい効果の程度は6人中「わずか」1人，「小さい」1人，「分からない」4人で，「分からない」が大半を占めた結果となった。

　予期される望ましくない効果は，合併症については他の誘発法と差はなく，望ましくない効果はみられないが，排卵誘発薬投与日数が長く，患者の心理的・経済的負担は大きい。また，排卵誘発薬投与日数が長いことで手技完了までの期間が長いのではとの意見や排卵誘発薬の費用も高くなることより，費用対効果評価なしと一致しない結果となることが議論となった。投票の結果は，予期される望ましくない効果の程度は6人中「小さい」5人，「さまざま」1人であった。

2) アウトカム全般に対するエビデンスの確実性はどうか

　採卵数・受精率以外はアウトカム全体のいずれもエビデンス不足または有意差なしとの結果であり，また研究も症例対照研究が主たるもので，確実性を評価することが困難であった。以上より投票の結果は，7人中「非常に弱い」1人，「弱」4人，「中」1人，「採用研究なし」1人であった。

3) 患者の価値観や意向はどうか

　患者の価値観に関する研究は抽出されなかった。

　複数のアウトカム中から，ランダムスタート法を選択する患者の重視するアウトカムとしては，手技完了までの期間を重視して選んでいるが，アウトカム全体のいずれもエビデンス不足または有意差なしとの結果であり，価値観を評価することが困難であった。患者の価値観や意向は，患者により治療・妊孕性の優先におそらくばらつきがあり，採卵できたことに満足するか，妊娠・生児獲得まで強く望むか等，どのアウトカムをゴールとするかで価値観や意向は変わる。最も重

視されるアウトカムである手技完了までの期間で評価ができない点もあり，投票結果では，7人中「重要な不確実性またはばらつきの可能性あり」4人，「重要な不確実性またはばらつきはおそらくなし」3人と評価が大きく割れた。

4）望ましい効果と望ましくない効果のバランス

望ましい効果として期待される採卵数と受精率では，信頼性のある結果で介入と比較に差はないが，「妊娠率」「生児獲得率」に関しては評価困難であった。また，介入で最も期待される望ましい効果として「手技完了までの期間」であるが，ランダムスタート法の報告では，刺激日数が長くなるという結果が多いため，手技完了までの期間が若干延びる可能性はある。刺激日数が長くなるという点では望ましくない効果と考えられ，委員の中には積極的にランダムスタート法で介入すべきかとの疑問が挙がった。しかしながら，ランダムスタート法で刺激開始時期が早まることを加味すると，総合的に差はないと考えるという結果より，望ましくない効果を補う結果と考えられる。

投票結果では，8人中「比較対照がおそらく優位」5人，「介入も比較対照もいずれも優位でない」2人（通常の調節卵巣刺激とリスクは変わらないのであるならば，いずれも有意ではない），「おそらく介入が優位」1人と委員の議論が分かれた。

5）コスト資源のバランスはどうか

費用対効果に関する論文は研究されなかった。議論の過程で採卵数は調節卵巣刺激と同等であるが，投与日数・排卵誘発薬使用量が多い結果となり，調節卵巣刺激過程での排卵誘発薬の費用は明らかに高いという結果が挙がった。その点を踏まえて，費用対効果に関する投票結果では，8人中「比較対照が優位」3人，「比較対照がおそらく優位」3人，「さまざま」1人，「分からない」1人の結果となった。

容認性に関しては，採卵数・受精率に差がなく，妊娠率・生児獲得率に関するアウトカムが不明な点を考えると，第1選択の調節卵巣刺激法として同法を選択する理由がなく，容認性に関する投票結果では，8人中「おそらく，はい」5人，「さまざま」2人，「分からない」1人で容認が有意であった。

実行可能性に関しては，生殖補助医療を行う機関では，容易に実行可能で，投票結果では，7人中「おそらく，はい」2人，「はい」5人であった。

6）推奨のグレーディング

以上より，本CQの推奨草案は以下とした。

推奨草案：挙児希望の乳癌患者に対して，治療開始の時期までの猶予がない場合等，限定的な条件のもとで，黄体期からのランダムスタート法での調節卵巣刺激を推奨する。しかし妊娠率や生児獲得率の不確実性から，一般的には卵胞期初期から開始する調節卵巣刺激を推奨する。

最終投票には投票者12人中8人が投票に参加した。会議に参加できなかった投票者も会議後議論を踏まえ検討し，投票を行った。結果，「当該介入または比較対照いずれかの条件付き推奨」10人，「当該介入の条件付き推奨」2人であった。合意率83.3％で合意形成となり，採用に至っ

た。

　ランダムスタート法は，妊娠率，生児獲得率，手技完了までの期間，手技による合併症，費用・手技に関しての報告が少なく，いずれの介入がよいという判断は難しいという意見もあり，今後さらにデータ収集が必要であると考えられた。しかし，ランダムスタート法により，妊孕性温存のために乳癌治療の開始を遅らせないことが可能であることより，乳癌治療の開始を急いでいる場合等，限定的な条件のもとでランダムスタート法での採卵も推奨されると考えられた。

7　関連する診療ガイドラインの記載

　ASCO，ESMO，FertiPROTEKT，ESHREのガイドラインでは，ランダムスタートに関する記載はない。

8　今後のモニタリング

　調節卵巣刺激とランダムスタート法での採卵数，卵子の質の評価・比較について，また，生児獲得率，治療開始までの期間，再発率（無病生存期間），全生存期間について今後さらにデータ収集が必要ある。

9　外部評価結果の反映

　本CQでは，反映すべき指摘はなかった。

10　参考資料

1）キーワード

　英語：breast cancer，fertility preservation，ovarian stimulation in the luteal phase，random-start
　患者の希望：QOL，satisfaction，patient preference，decision conflict，decision aid，regret
　経済：cost，economic burden，financial toxicity

2）参考文献

　1）　Nakasuji T, Kawai K, Ishikawa T, et al. Random-start ovarian stimulation with aromatase inhibitor for fertility preservation in women with Japanese breast cancer. Reprod Med Biol. 2019; 18(2): 167-72. [PMID: 30996680]

　2）　Cavagna F, Pontes A, Cavagna M, et al. Specific protocols of controlled ovarian stimulation for oocyte cryopreservation in breast cancer patients. Curr Oncol. 2018; 25(6): e527-32. [PMID: 30607119]

　3）　Jochum F, Sananes N, Teletin M, et al. Luteal phase stimulation, the future of fertility preservation? Retrospective cohort study of luteal phase versus follicular phase stimulation. J Gynecol Obstet Hum Reprod. 2019; 48(2): 91-4. [PMID: 30439518]

　4）　Muteshi C, Child T, Ohuma E, et al. Ovarian response and follow-up outcomes in women diagnosed with cancer having fertility preservation: comparison of random start and early follicular phase stimulation-cohort study. Eur J Obstet Gynecol Reprod Biol. 2018; 230: 10-4.[PMID: 30227359]

5) Moravek MB, Confino R, Smith KN, et al. Long-term outcomes in cancer patients who did or did not pursue fertility preservation. Fertil Steril. 2018; 109(2): 349-55. [PMID: 29338854]

6) Letourneau JM, Sinha N, Wald K, et al. Random start ovarian stimulation for fertility preservation appears unlikely to delay initiation of neoadjuvant chemotherapy for breast cancer. Hum Reprod. 2017; 32(10): 2123-9. [PMID: 28938748]

7) Mangili G, Papaleo E, Sigismondi C, et al. Timing should no longer be an obstacle to oocyte cryopreservation in patients with cancer. Tumori. 2017; 103(2): 182-6. [PMID: 28009430]

8) Creux H, Monnier P, Son WY, et al. Immature oocyte retrieval and in vitro oocyte maturation at different phases of the menstrual cycle in women with cancer who require urgent gonadotoxic treatment. Fertil Steril. 2017; 107(1): 198-204. [PMID: 27810160]

9) von Wolff M, Capp E, Jauckus J, et al; FertiPROTEKT study group. Timing of ovarian stimulation in patients prior to gonadotoxic therapy: an analysis of 684 stimulations. Eur J Obstet Gynecol Reprod Biol. 2016; 199: 146-9. [PMID: 26927896]

10) Grynberg M, Poulain M, le Parco S, et al. Similar in vitro maturation rates of oocytes retrieved during the follicular or luteal phase offer flexible options for urgent fertility preservation in breast cancer patients. Hum Reprod. 2016; 31(3): 623-9. [PMID: 26759139]

11) Cakmak H, Katz A, Cedars MI, et al. Effective method for emergency fertility preservation: random-start controlled ovarian stimulation. Fertil Steril. 2013; 100(6): 1673-80. [PMID: 23987516]

3) 文献検索式・エビデンス評価シート・EtD フレームワーク

日本がん・生殖医療学会ホームページ（URL: http://www.j-sfp.org/）参照

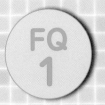

挙児希望の乳癌患者が胚移植を行う場合に，女性ホルモンの補充は安全か？

ステートメント

現在のところ，挙児希望の乳癌患者が胚移植を行う際の女性ホルモンの補充が安全かどうかのエビデンスはなく，今後のさらなる研究を要する。

1　FQ の背景

　がん治療前に凍結しておいた胚を移植するには，子宮内膜調整のために女性ホルモン補充を要することがあるが，乳癌患者に対する女性ホルモン補充の安全性についての報告はほとんどない。本項では，乳癌患者の更年期障害に対する女性ホルモン補充療法（HRT）に対する見解を加味し，ホルモン補充周期での胚移植の安全性について検討した。

2　解　説

1）融解胚移植に必要な子宮内膜の準備

　がん治療前に凍結しておいた卵子や胚を移植するには，子宮内膜を着床に適した状態に準備しておく必要がある。自然排卵周期で移植を行う場合と，エストロゲン製剤とプロゲステロン製剤を使用して内膜を調整する女性ホルモン補充周期に移植する場合がある。乳癌患者に移植を行う際は，可能な限り自然排卵周期による移植を勧めるが，自然排卵を認めない症例については，女性ホルモン補充が必要になってくる。現在のところ，乳癌患者に対して女性ホルモン補充周期に胚移植をした報告は症例報告や症例集積のみであり，女性ホルモン補充を行ったことが乳癌の予後に与える影響に関してはほとんど検討されていない。

2）乳癌患者に対するHRT

　乳癌症例に対する乳癌患者の更年期障害に対するHRTは，乳癌の再発リスクを上昇させるため，原則使用しないことが推奨されている[1]~[5]。また，本邦でHRTに使用されるエストロゲン製剤は，乳癌の既往のある症例に対しては禁忌となっている。一方で，乳癌症例に対してHRTを行った研究のメタアナリシス（n=3,477）によると，乳癌患者において，HRT使用と乳癌再発には関連がなかったとする報告もある[6]。

3）乳癌患者が胚移植を行う際の女性ホルモン補充

　胚移植を行う際は，女性ホルモン補充を開始して少なくとも妊娠判定までの4週間，また，妊娠成立した場合は9～12週間，女性ホルモンを使用することになる。その際，血中エストロゲンは上昇するが，女性ホルモン補充が自然排卵を模して行われることから，エストロゲンの上昇も自然周期とほぼ同程度である。HRTに比較すると胚移植に使用する女性ホルモン補充を単純

に比較することはかなり困難であるが，期間が圧倒的に短いという点で，HRTのリスクよりは低いことが予想される。しかしながら，乳癌患者が胚移植を行う際の女性ホルモンの補充が安全かどうかは，今後のさらなる研究を要する。

③ 関連する診療ガイドラインの記載

ASCO，ESMO，FertiPROTEKT，ESHREのガイドラインに本FQに関する記載はない。

④ 参考資料

1）キーワード

英語：breast cancer，ART(assisted reproductive technology)，IVF-ET(in vitro fertilization and embryo transfer)，recurrence，relapse，hormone replacement treatment
患者の希望：QOL，satisfaction，patient preference，decision conflict，decision aid，regret
経済：cost，economic burden，financial toxicity

2）参考文献

1) Stuenkel CA, Davis SR, Gompel A, et al. Treatment of symptoms of the menopause: an Endocrine Society Clinical Practice Guideline. J Clin Endocrinol Metab. 2015; 100(11): 3975-4011. [PMID: 26444994]
2) Vaz-Luis I, Partridge AH. Exogenous reproductive hormone use in breast cancer survivors and previvors. Nat Rev Clin Oncol. 2018; 15(4): 249-61. [PMID: 29358778]
3) Holmberg L, Iversen OE, Rudenstam CM, et al; HABITS Study Group. Increased risk of recurrence after hormone replacement therapy in breast cancer survivors. J Natl Cancer Inst. 2008; 100(7): 475-82. [PMID: 18364505]
4) Kenemans P, Bundred NJ, Foidart JM, et al; LIBERATE Study Group. Safety and efficacy of tibolone in breast-cancer patients with vasomotor symptoms: a double-blind, randomised, non-inferiority trial. Lancet Oncol. 2009; 10(2): 135-46. [PMID: 19167925]
5) von Schoultz E, Rutqvist LE; Stockholm Breast Cancer Study Group. Menopausal hormone therapy after breast cancer: the Stockholm randomized trial. J Natl Cancer Inst. 2005; 97(7): 533-5. [PMID: 15812079]
6) Wang Y, Lewin N, Qaoud Y, et al. The oncologic impact of hormone replacement therapy in premenopausal breast cancer survivors: A systematic review. Breast. 2018; 40: 123-30. [PMID: 29763858]

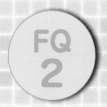

FQ2 BRCA1/2 病的バリアントの乳癌患者が生殖機能温存および妊娠・出産を希望する場合に配慮すべきことは？

ステートメント

がんの治療，妊孕性温存に追加して，遺伝カウンセリングに関する情報提供が必要なこと（児に病的バリアントが遺伝する可能性，近親者のスクリーニングについて等）に配慮する。また，本邦では現時点で着床前診断により*BRCA*病的バリアントを有する胚を同定できないこと，*BRCA*病的バリアント保持者に対する生殖医療が治療や予後に及ぼす影響は未解明であること，妊孕性温存のために凍結した卵巣を移植した場合の将来的な卵巣癌の発症リスクは未解明であり，その妥当性が明らかでないことに留意する。
さらにリスク低減卵管卵巣摘出術（RRSO）が推奨されること，およびRRSOの選択を見越した場合の適切な妊娠時期についての情報提供の必要性がある。

1 FQ の背景

　一般的に妊孕性が保たれるとされる 40 歳以下に乳癌を発症した患者での*BRCA1/2* 病的バリアント陽性率は 31％と比較的高率である。一方，*BRCA1/2* 病的バリアントを有する女性は 80 歳までに約 7 割が乳癌に罹患すると報告される。今回生殖可能年齢に乳癌を発症した患者において，*BRCA*遺伝学的検査で変異陽性と診断された場合に特別に配慮すべき点があるかを検討した。

2 解 説

　カウンセリングの現状等について述べられている研究論文の中では，以下の点につき言及されていた。

1）遺伝カウンセリングについて

　がんの治療，妊孕性温存に追加して，遺伝カウンセリングに関する情報提供が必要なこと（児に病的バリアントが遺伝する可能性，近親者のスクリーニングについて等）や，本邦では現段階では着床前診断により*BRCA*病的バリアントを有する胚を同定できないことが留意点として挙げられていた。

2）*BRCA*病的バリアント保持者に対する生殖医療について

　*BRCA*病的バリアント保持者に対する生殖医療が治療や予後に対してどの程度影響を及ぼすのかは未だ十分に解明されておらず，妊孕性温存の方法として卵巣凍結を選択した場合には移植した卵巣組織から将来卵巣癌を発症する可能性を否定できず，その妥当性が明らかでないことも示

されていた。

3）卵巣・卵管の予防切除について

　リスク低減卵管卵巣摘出術（risk reducing salpingo-oophorectomy；RRSO）が推奨されること，およびRRSOの選択を見越した場合の適切な妊娠時期についての情報提供の必要性がある。

③ 関連する診療ガイドラインの記載

　ESMOガイドラインでは，*BRCA*病的バリアントの患者が，①卵巣保護と妊孕性の低下をきたすエビデンスはないこと，②RRSO計画前に妊娠・出産を奨励されるべきであること，③RRSOを希望し，妊娠・出産前であれば卵子・胚細胞凍結等について話し合うべきである，と記載があった。

　また，④出生前診断や着床前診断についても提示すべきである，と述べられていたが，いずれについても推奨度やエビデンスレベルは低い。④に関しては本邦では認められていない。

④ 参考資料

1）キーワード

　英語：BRCA mutation，ART(assisted reproductive technology)，IVF-ET(in vitro fertilization and embryo transfer)，fertility preservation，ovarian reserve，breast cancer

　患者の希望：QOL，satisfaction，patient preference，decision conflict，decision aid，regret

　経済：cost，economic burden，financial toxicity

2）参考文献

1）望月 修，俵 史子．産婦人科における腫瘍に関する遺伝カウンセリングの現状．日本遺伝カウンセリング学会誌．2019; 39(4): 225-7.
2）川井清考，石川智則，田嶋 敦，他．BRCA遺伝子異常をもつ女性に対するがん・生殖医療の情報提供．日本がん・生殖医療学会誌．2018; 1(1): 17-22.
3）望月 修，伊吹令二，羽鳥佐知子，他．若年性乳がんのがん生殖医療における遺伝カウンセリングの重要性について．日本受精着床学会雑誌．2018; 35(1): 159-62.

2章

挙児希望を有する乳癌患者に対する
がん治療について

挙児希望を有する乳癌患者に対するがん治療について

　近年，初期治療後の長期生存者の増加に伴い，治療後のクオリティ・オブ・ライフ（QOL）が重要視されるようになってきた。薬物療法による脱毛や嘔気等の短期的な，あるいは心毒性や二次発がん等の長期的な有害事象はこれまでにも広く検討されてきたが，化学療法による卵巣機能障害や，術後内分泌療法等，長期の薬物療法中の加齢による妊孕性の低下が明らかにされている。若年者における乳癌薬物療法はこの年代の女性に特有の結婚，妊娠，出産等のライフイベントに影響を与えることを，がん医療者および生殖医療者は患者と共有することが重要である。

　近年ではがん医療と生殖医療との連携により，がん薬物療法による妊孕性低下を防ぐ手段が積極的に試みられるようになっており，挙児希望を有する乳癌患者にとっては，妊孕性を温存しながら適切な薬物療法や手術，放射線治療を実施していくことが理想である。実際には乳癌の進行状況や個別の背景事情により，妊孕性温存の手段が適応とはならない乳癌患者も存在すること，あるいは妊孕性温存の手段を用いても将来確実に妊娠・出産に至らない場合もある。しかしながら治療後のQOL 向上のためには，乳癌患者に対し，がん治療医は，薬物療法が乳癌の予後および妊孕性に与える影響に関する情報を治療開始前に提示すること，将来の挙児希望について相談すること，挙児希望がある場合には妊孕性温存に関する手段について情報提供を行い，必要に応じて生殖医療者と連携を行うことが求められる。薬物療法の治療方針決定のプロセスにおいて，がんの予後や患者の意向も踏まえたうえで十分に話し合い，医師と患者の双方が納得のいく意思決定（shared decision making）をすることが重要である。

薬物療法について

　薬物療法の適応は乳癌の生物学的特性，進行度と患者の状況を鑑み，「益」と「害」のバランスと不確実性について患者と共有し決定すべきである。挙児希望のある乳癌患者にとっては，薬物療法による卵巣機能障害，不妊の可能性等の「害」について十分に説明したうえで，挙児希望のみを理由に安易に薬物療法を回避するのではなく，生殖医療医へのコンサルテーションを勧めたり，薬物療法のレジメンを検討することが重要である。

　術後内分泌療法においては，タモキシフェンは催奇形性との関連性が強く示唆されており，妊娠する一定期間前から妊娠期間中の投与は避けるべきとされている[1)2)]。薬剤そのものの影響だけではなく年単位の治療期間延長による卵巣機能低下も考慮する必要がある[3)~6)]。

　化学療法においては，薬剤の選択に際して卵巣機能に与える影響が異なるため，あらかじめレジメンによる治療効果や不妊リスクの違いに関する情報提供をしたうえで，薬物療法レジメンを検討することが推奨される。無月経の頻度には年齢と薬剤が影響し，年齢が高いほど，また，特にアルキル化剤であるシクロホスファミドの累積投与量が多いほど無月経のリスクが高くなる[7)8)]。またアンスラサイクリン系とタキサンの併用レジメンも治療後の無月経のリスクがあるため，化学療法の開始前には生殖医療での卵巣機能評価と妊孕性の温存に関する診察を受けておくことが勧められる。

　トラスツズマブは羊水過少症または無羊水症との関連が強く示唆されるため，投与中の妊娠は勧められない。モノクローナル抗体であるトラスツズマブは妊娠初期には胎盤を通過しないこと

が分かっており妊娠や新生児に影響を与えないとされている[9]。一方で，妊娠中期から後期では，胎児腎に発現する上皮成長因子受容体（epidermal growth factor receptor；EGFR）がトラスツズマブによって阻害された結果，胎児腎の正常発育が妨げられ，妊娠中期以降に行われる羊水生成に障害をきたすことで，高率に羊水過少症や無羊水症が発生すると推察されている[10]。トラスツズマブのヒト生体内における半減期は16～38日程度であり，投与終了からしばらくは母体内にトラスツズマブが残存していると考えられるため，トラスツズマブ投与終了後7カ月間は妊娠を勧めるべきではない。

放射線治療について

　術後放射線治療に関しては，乳房部分手術後に行われる温存乳房照射と乳房全切除後の再発高リスク患者に行われる胸壁・領域照射は，局所再発を減少するだけではなく，乳癌死のリスクを減少することが示されており，その実施が推奨される。放射線による妊娠への影響については，国際放射線防護委員会（International Commission on Radiological Protection；ICRP）より刊行されたICRP 84「妊娠と医療放射線」[11]によると，生殖腺へ照射を受けた場合のその後の妊娠・出産により生まれた児にがんや奇形が増加するという報告は今までに示されておらず，また原爆被爆生存者の子や孫を対象にした研究や，放射線治療を受けた小児がんの生存者に対する研究においても，子孫に対する遺伝的影響は示されていないため，放射線治療後の妊娠に関して遺伝的影響を考慮する必要性は乏しいと考えられる。

　温存術後照射を施行された患者が出産した場合には，授乳に関する問題が生じる。乳腺組織が照射を受けると，乳管周囲の細胞の凝集や乳管の硬化，小葉・乳管周囲の線維化，小葉の萎縮等が起こり，乳汁分泌は低下することが知られている。また，乳頭の伸展不良，乳汁の成分の変化が起こるといわれており，児は非照射側の乳房での授乳をより好むとされている。照射された乳房でも約50％に乳汁分泌が保たれているとの報告もある[12]が，照射側の乳房での実際の授乳は困難であることが多い。一方で，非照射側の乳房には特に影響はなく通常通りの授乳が可能とされている（第3章BQ7参照）。

参考文献

1) Tewari K, Bonebrake RG, Asrat T, et al. Ambiguous genitalia in infant exposed to tamoxifen in utero. Lancet. 1997; 350(9072): 183. [PMID: 9250188]

2) Berger JC, Clericuzio CL. Pierre Robin sequence associated with first trimester fetal tamoxifen exposure. Am J Med Genet A. 2008; 146A(16): 2141-4.[PMID: 18629878]

3) Lambertini M, Del Mastro L, Pescio MC, et al. Cancer and fertility preservation: international recommendations from an expert meeting. BMC Med. 2016; 14: 1. [PMID: 26728489]

4) Loren AW, Mangu PB, Beck LN, et al; American Society of Clinical Oncology. Fertility preservation for patients with cancer: American Society of Clinical Oncology clinical practice guideline update. J Clin Oncol. 2013; 31(19): 2500-10. [PMID: 23715580]

5) Lee SJ, Schover LR, Partridge AH, et al; American Society of Clinical Oncology. American Society of Clinical Oncology recommendations on fertility preservation in cancer patients. J Clin Oncol. 2006; 24(18): 2917-31. [PMID: 16651642]

6) Peccatori FA, Azim HA Jr, Orecchia R, et al; ESMO Guidelines Working Group. Cancer, pregnancy and fertility: ESMO Clinical Practice Guidelines for diagnosis, treatment and follow-

up. Ann Oncol. 2013; 24 Suppl 6: vi160-70. [PMID: 23813932]

7) Swain SM, Land SR, Ritter MW, et al. Amenorrhea in premenopausal women on the doxorubicin-and-cyclophosphamide-followed-by-docetaxel arm of NSABP B-30 trial. Breast Cancer Res Treat. 2009; 113(2): 315-20. [PMID: 18302020]

8) Azim HA Jr, de Azambuja E, Colozza M, et al. Long-term toxic effects of adjuvant chemotherapy in breast cancer. Ann Oncol. 2011; 22(9): 1939-47. [PMID: 21289366]

9) Pentsuk N, van der Laan JW. An interspecies comparison of placental antibody transfer: new insights into developmental toxicity testing of monoclonal antibodies. Birth Defects Res B Dev Reprod Toxicol. 2009; 86(4): 328-44. [PMID: 19626656]

10) Goodyer PR, Cybulsky A, Goodyer C. Expression of the epidermal growth factor receptor in fetal kidney. Pediatr Nephrol. 1993; 7(5): 612-5. [PMID: 8251334]

11) 日本アイソトープ協会. ICRP Publication84 妊娠と医療放射線. 丸善, 2002.

12) Kataoka A, Tokunaga E, Masuda N, et al. Clinicopathological features of young patients (<35 years of age) with breast cancer in a Japanese Breast Cancer Society supported study. Breast Cancer. 2014; 21(6): 643-50. [PMID: 23588791]

BQ 2 術後化学療法を予定している乳癌患者が採卵を行う場合，治療開始までどれくらい間をあけられるか？

ステートメント

乳癌術後に採卵を行うことによる術後化学療法の開始遅延は，治療効果を損なわないために手術から90日以内に開始することが勧められる。

1 BQ の背景

　再発リスクの高い乳癌では術後化学療法により再発抑制，全生存期間（OS）の延長が示されている。しかし妊娠を希望している場合，化学療法による卵巣毒性，妊孕性低下が懸念されるため化学療法前の採卵が推奨される。しかし採卵には時間を要するため，その間，化学療法が行えず開始が遅延することが問題となる。本BQでは乳癌患者が採卵を行う場合，術後化学療法を開始するまでにどれくらいの期間，安全にあけることができるかについて解説する。

2 解 説

　乳癌術後化学療法の目的は根治術後に潜在的に存在する微小転移を制御することにより，再発を抑制し，完治を目指すことにある。Bonadonnaらは手術単独に比べてCMF（シクロホスファミド＋メトトレキサート＋フルオロウラシル）療法の有効性を初めて報告した[1]。またEarly Breast Cancer Trialists' Collaborative Group（EBCTCG）のメタアナリシスでは，CMF療法は手術単独に比べて再発率を24％低下させるとし，乳癌術後化学療法の有用性が示された[2]。その後アンスラサイクリン系薬剤，タキサン系薬剤によりさらに再発率の低下，OSの延長が示され，乳癌術後化学療法は標準治療となった[2]。

　妊孕性温存希望の乳癌患者では化学療法による卵巣毒性，妊孕性低下が懸念されるため（BQ3参照），可能であれば採卵を行った後で術後化学療法を行うことが望ましい。しかし，微小転移根絶のためには，理論上術後可及的早期に化学療法を開始すべきであり，臨床的に治療効果を落とすことなく，術後化学療法の開始をどの程度遅らせることができるかについては重要な問題である。

　これまでに術後化学療法に関する至適治療開始期間に関する研究としては後方視的研究がほとんどである。後方視的研究はランダム化されていないため，化学療法の開始時期に影響を及ぼす多くの交絡因子が含まれている可能性がある。多くの研究で，既知の予後因子による補正が行われているが，交絡の影響を完全に排除できるわけではない。またこれらの研究は本BQの対象である生殖補助医療を受ける年齢の乳癌患者に限った検討はなされていないこと等に注意が必要である。

　これまでに複数の後方視的研究からシステマティックレビューが行われており，Yuらの報告では，4週間の追加遅延により死亡，無病生存イベントリスクがそれぞれ，1.15（95％CI：

1.03-1.28）倍，1.16（95%CI：1.01-1.33）倍増加することが示されている[3]。また最近の大規模な後方視的研究では，California Cancer Registryを用いた研究がある[4]。2005〜2010年に登録されたStageⅠ〜Ⅲの乳癌患者で術後化学療法を受けた24,843例の解析である。年齢中央値は53歳で，手術から化学療法までの期間中央値は46日であった。化学療法までの期間を31日以内（n=2,432；21.0%），31〜60日（n=12,432；50.0%），61〜90日（n=4,765；19.2%），91日以上（n=2,422；9.8%）に分類して予後解析が行われた。その結果，OSは31日以内と比較して，31〜60日，61〜90日では予後に差を認めず，91日以上では有意に予後が不良であった〔HR 1.34（95%CI：1.15-1.57）〕。同様に乳癌特異的生存期間においても91日以上で有意に予後不良であった〔HR 1.27（95%CI：1.05-1.53）〕。またサブタイプ毎での解析ではトリプルネガティブ乳癌において特に，91日以上で予後不良であった〔OS HR 1.53（95%CI：1.17-2.00）〕。

　以上より，採卵のための術後化学療法の遅延はでき得る限り短くすべきであり，遅くとも術後90日までの開始が妥当と考えられる。特にトリプルネガティブ乳癌患者においては遅延期間を短くすることが望まれる。

3 **参考資料**

1）キーワード

　英語：breast cancer，fertility preservation，time to chemotherapy，adjuvant chemotherapy，egg retrieval
　患者の希望：QOL，satisfaction，patient preference，decision conflict，decision aid，regret
　経済：cost，economic burden，financial toxicity

2）参考文献

1) Bonadonna G, Brusamolino E, Valagussa P, et al. Combination chemotherapy as an adjuvant treatment in operable breast cancer. N Engl J Med. 1976; 294(8): 405-10. [PMID: 1246307]
2) Polychemotherapy for early breast cancer: an overview of the randomised trials. Early Breast Cancer Trialists' Collaborative Group.Lancet. 1998; 352(9132): 930-42. (No authors listed) [PMID: 9752815]
3) Yu KD, Huang S, Zhang JX, et al. Association between delayed initiation of adjuvant CMF or anthracycline-based chemotherapy and survival in breast cancer: a systematic review and meta-analysis. BMC Cancer. 2013; 13: 240. [PMID: 23679207]
4) Chavez-MacGregor M, Clarke CA, Lichtensztajn DY, et al. Delayed initiation of adjuvant chemotherapy among patients with breast cancer. JAMA Oncol. 2016; 2(3): 322-9. [PMID: 26659132]

化学療法開始後の採卵は推奨されるか？

BQ3

ステートメント

化学療法には卵巣毒性があり基本的には化学療法前の採卵が推奨される。しかしながら，妊孕性温存の選択により，原疾患の治療スケジュールに支障をきたす場合には，化学療法後の妊孕性低下を認識したうえで採卵に臨む場合もある。

1　BQ の背景

　乳癌の化学療法では卵巣毒性による妊孕性低下が報告されている。一方，本邦の生殖補助医療では，2018 年までに凍結・融解胚移植で約 40 万人の出生児を得ている[1]。患者の年齢，がんの進行度，治療の緊急性，化学療法のレジメン，投与開始前の患者の卵巣機能等で卵胞数減少による妊孕性低下の程度は異なってくるが，挙児希望の乳癌患者にはがん治療医はがん治療による不妊のリスクについて適切に説明し，妊孕性温存を希望する患者には速やかに生殖医療介入の提案が求められる。

2　解　説

1）卵子形成と加齢による卵胞数の減少・卵子の質低下

　一次卵母細胞（卵子）は胎生 7 カ月で 700 万個のピークに達し，その周囲を 1 層の顆粒膜細胞層が包み原始卵胞が形成される。卵子は直接血管には触れず顆粒膜細胞を介しての代謝を行っている（blood-follicle barrier）[2]。同時に一次卵母細胞は第 1 減数分裂を開始するが複糸期で停止し，排卵まで休眠状態となる。胎生期からは卵胞数は減少し思春期開始時に 30 万個まで減少し，以降に原始卵胞は発育卵胞（顆粒膜細胞分裂開始）となり，計算上は，毎月の排卵に向けて約 1,000 個の原始卵胞が発育を開始するが，ほとんどは閉鎖卵胞となって消失する。排卵直前のLHサージで成熟卵胞内の卵子は減数分裂を再開するが，加齢とともに減数分裂の際に染色体数的異常発生の機会は上昇する。臨床上は，卵胞数の低下と卵子の質低下を総称して妊孕性低下と表現される。

2）化学療法が与える生殖機能への影響

　化学療法での抗腫瘍効果は，原始卵胞・発育卵胞への直接的障害，原始卵胞の発育促進による卵子の枯渇，卵巣血管の血管毒性，あるいは顆粒膜細胞の酸化ストレスが考えられ，早発閉経という形で卵巣に不可逆的ダメージを与える[3]。卵胞の発育が開始（顆粒膜細胞の分裂開始）する思春期以降での化学療法では，思春期前の小児に比較し卵巣へのダメージは大きく，特に卵胞数の低下した 30 代後半からは卵胞数の減少が著明となる。

　乳癌で使用される化学療法ではCMF，AC，EC，CAF，FEC，CEF，TAC，TCが初期治療に

行われる[4]が，いずれの化学療法にもシクロホスファミドを含み，さらにAC，CAF，TACには
ドキソルビシンを含んでいる。シクロホスファミドはDNAの複製を阻害し抗腫瘍効果を発揮す
るが，休眠卵胞の活性化と発育卵胞のアポトーシスが同時に起こるとされ[5]，卵胞数低下を惹起
する。ドキソルビシンはがん細胞の核やミトコンドリアに蓄積し酸化ストレスを惹起するが，顆
粒膜細胞や卵子ではアポトーシスを誘導し卵子の細胞死を起こす[6]。CMF 6 サイクルAC 4 サイ
クルでの早発閉経リスクは33％，FECやFACの6サイクル あるいはAC 4 サイクル＋ドセタキ
セル4サイクルの後では 50〜65％といわれている[7]。

3）生殖補助医療による妊孕性温存によって得られる挙児の可能性

　化学療法による早発閉経リスクは 30〜70％であるが予測は困難で，早発閉経となった場合
には将来の妊娠・出産の機会は皆無となる。また，化学療法後のフォローアップ期間は癌種や進
行度・化学療法の種類で異なるため，この間の加齢による妊孕性低下も考慮しなければならない。
　卵子凍結保存の妊娠率に関しては数％と低い成績が報告されていたが，本邦での 2018 年の
報告では，凍結融解未受精卵を用いた移植あたりの妊娠率（対胚移植妊娠率）は 28％と報告さ
れている[1]。
　胚凍結保存の歴史は長く，2018 年の報告では対胚移植妊娠率は35％であった[1]。1 回の採卵
で採卵数も多く，凍結保存した卵子・胚が多ければ，胚移植の機会は上昇するため，1 回の採卵
での累積妊娠率（対採卵妊娠率）はさらに高くなる。しかしながら，凍結時年齢 37 歳から卵子
の質低下に起因した流産率の上昇がみられるため，生産率は凍結時年齢に伴ってさらに低下する
[1]。

4）生殖医療の副作用と化学療法中患者の全身状態

　卵子・胚凍結保存での生殖医療の副作用は，調節卵巣刺激に伴うものと採卵に伴うものに大別
される。調節卵巣刺激には排卵誘発薬を使用するが，一度に多数の卵胞が発育することに伴って
卵巣過剰刺激症候群（ovarian hyperstimulation syndrome；OHSS）を発症することが懸念さ
れる。OHSSでは，血管内皮細胞増殖因子（vascular endothelial growth factor；VEGF）によ
る血管透過性亢進の結果，腹水・胸水貯留，脱水症状，血栓症，腎障害等を併発する。OHSSは
妊娠によって増悪するため，採卵後妊娠成立しなければ（胚移植の中止），一般的には採卵 2 週
間後の次回月経開始頃には症状が消失する。
　採卵は，経腟超音波下にダグラス窩から 18〜22 ゲージの採卵針で卵胞を穿刺して卵子を回
収する処置である。まず採卵時外傷として腟壁，ダグラス窩周囲の小血管からの出血，また稀に
穿刺後の卵巣出血をきたすことがある。なお，易感染の状態では穿刺後の付属器炎さらに骨盤腹
膜炎等の感染症を併発する危険性がある。化学療法をすでに受けてきた患者や化学療法中患者で
は感染や採卵後出血の危険性が高く，血小板数や白血球数に注意を払って採卵すべきである。

5）費 用

　生殖医療の介入での費用については選択した手技により大きく異なる。
　胚凍結保存では採卵術に続き体外受精を行って胚になった状態で凍結保存するため初期費用
（40 万〜60 万円）の負担が大きいが，将来は胚移植料（数万円）のみの負担となる。卵子凍結
では採卵術に引き続き凍結保存となるので，初期費用負担は少ない（25万〜40万円）が，将来

その卵子を使用して体外受精を行うことになるため数年後に 30 万～50 万円の体外受精料と胚移植料（数万円）が発生する。

　卵子・胚凍結のいずれの方法もそれを使用するまでは凍結にかかわる費用が発生するため，若年で凍結した場合には保存期間が長くなり凍結保存料の負担も考慮しなければならない。がん患者の妊孕性温存に対して，2021 年 4 月より国の妊孕性温存研究事業による費用助成制度が開始されている。

6）化学療法後の生殖医療の介入や妊娠

　がんの進行度，治療の緊急性によって化学療法を施行した後に生殖医療の介入となる場合がある。化学療法の原始卵胞・発育卵胞への直接的障害としては，減数分裂の細胞周期が停止している卵子に対するものと，卵胞の発育に伴い活発に細胞分裂する顆粒膜細胞に対するものとである。いずれもDNAの損傷によるもので，その修復機能が正常に機能すれば卵胞・卵子は生存する[7]。化学療法後も月経周期が回復すれば採卵は可能である。動物実験では，シクロホスファミド投与後排卵までの期間が 9 週以内の場合は先天異常を認める可能性が有意に高く，12 週以降では減少することが示されており，このような影響は薬剤の種類によっても異なる可能性がある[8]。しかしながら，化学療法後 1 年以内の妊娠では，生殖細胞の異常に起因すると考えられる異常の増加を認めなかった[9]。化学療法後は採卵数の低下は避けられないが，加齢によるその後の卵胞数の減少を考慮すると，化学療法後早期の生殖医療の介入は推奨されるが，動物実験の結果から化学療法終了後少なくとも 3 カ月程度の期間をあけることが望ましいと考えられるが，ヒトにおいては不確実であることに留意する必要がある。

3　参考資料

1）キーワード

　英語：breast cancer，fertility preservation，after receiving chemotherapy，egg retrieval，DNA damage in the oocyte，reproductive toxicity
　患者の希望：QOL，satisfaction，patient preference，decision conflict，decision aid，regret
　経済：cost，economic burden，financial toxicity

2）参考文献

1）石原 理，片桐由起子，桑原 章，他．令和元年度倫理委員会登録・調査小委員会報告（2018年分の体外受精・胚移植等の臨床実施成績および2020年7月における登録施設名）．日産婦誌．2020；72(10)：1229-49.

2）Siu MKY, Cheng CY. The blood-follicle barrier (BFB) in disease and in ovarian function. Adv Exp Med Biol. 2012; 763: 186-92. [PMID: 23397625]

3）Loren AW, Mangu PB, Beck LN, et al; American Society of Clinical Oncology. Fertility preservation for patients with cancer: American Society of Clinical Oncology clinical practice guideline update. J Clin Oncol. 2013; 31(19): 2500-10. [PMID: 23715580]

4）日本乳癌学会．乳癌診療ガイドライン2018年版，薬物療法，付1. 初期治療における主な併用化学療法．金原出版，2018. p197.

5) Kalich-Philosoph L, Roness H, Carmely A, et al. Cyclophosphamide triggers follicle activation and "burnout"; AS101 prevents follicle loss and preserves fertility. Sci Transl Med. 2013; 5(185): 185ra62. [PMID: 23677591]

6) Morgan S, Anderson RA, Gourly C, et al. How do chemotherapeutic agents damage the ovary? Hum Reprod Update. 2012; 18(5): 525-35. [PMID: 22647504]

7) 筒井建紀. 化学療法による卵巣毒性. 日本がん・生殖医療学会監修, 鈴木 直, 他編. 新版がん・生殖医療 妊孕性温存の診療. 医歯薬出版, 2020, pp41-51.

8) Cardoso F, Loibl S, Pagani O, et al; European Society of Breast Cancer Specialists. The European Society of Breast Cancer Specialists recommendations for the management of young women with breast cancer. Eur J Cancer. 2012; 48(18): 3355-77. [PMID: 23116682]

9) Mulvihill JJ, McKeen EA, Rosner F, et al. Pregnancy outcome in cancer patients. Experience in a large cooperative group. Cancer. 1987; 60(5): 1143-50. [PMID: 3607730]

術後内分泌療法による生殖機能への影響は？

ステートメント

乳癌治療中に使用する選択的エストロゲン受容体修飾薬（SERM）は子宮内膜や内分泌機能に直接的に作用することで，妊孕性に影響を及ぼす可能性がある。また，タモキシフェン使用期間を考慮すると，加齢に関連した妊孕性の低下も配慮する必要がある。実際に妊孕能のピークは 20〜24 歳で，妊孕性低下は 25〜29 歳では 4〜8％，30〜34 歳では 15〜19％，35〜39 歳では 24〜46％，40〜45 歳では 95％程度起こると考えられるため[1]，仮に 30 歳からタモキシフェンを 10 年間使用した場合に，寛解後の妊孕性は非常に低いことを認識する必要がある。

1 BQ の背景

　乳癌の診断によりエストロゲン感受性〔エストロゲン受容体（estrogen receptor；ER）陽性〕組織が含まれる場合には，術後内分泌療法が行われる。特に閉経前には抗エストロゲン製剤としてER を標的とした治療薬を用いるが，ER は生殖臓器に広く発現しているため，それらの治療により生殖機能異常を引き起こすことがある。本BQ では選択的エストロゲン受容体修飾薬（selective estrogen receptor modulators；SERM）であるタモキシフェンの生殖機能（組織）に対する影響を中心に概説する。

2 解説

　SERM とは，組織によりER へのアゴニスト／アンタゴニスト両作用を示す化合物である。いわゆる第一世代 SERM であるタモキシフェンは，1980 年代から現在までER 陽性の乳癌の標準的内分泌療法として広く使用されており，乳房組織における抗エストロゲン作用を介して無病生存期間と全生存期間の両方を改善することが報告されている[1][2]。一方で，子宮に対するエストロゲンアゴニスト作用が最大の問題とされており，タモキシフェンは用量・時間依存性に子宮内膜癌のリスクを上昇させることが報告されている[3]〜[5]。しかし，タモキシフェンによる二次性子宮内膜癌の高リスク因子としては，閉経後・高齢者・肥満・子宮内膜ポリープや子宮内膜増殖症等の既存の子宮内膜病変が抽出されており，妊孕性温存が必要な患者像とは異なる[6]〜[9]。ただし，晩婚化の現代では，閉経期に限りなく近い年代に挙児希望をもつ可能性があるため，タモキシフェン使用前に子宮内膜病変の精査とリスク因子の判別を行うことが望ましい。また，タモキシフェンの有効性を検証した 20 試験を含むEBCTCG のメタアナリシスによると，タモキシフェン 5 年内服で子宮内膜癌の罹患リスクは 2.40 倍に増加することが報告された[10]。しかし，年齢との相関があり，実際に妊娠・出産を考慮する年齢（54 歳以下）では子宮内膜癌のリスク増加はないため，タモキシフェン内服前に「子宮内膜癌高リスク患者」ではない限り，定期的な子宮

体癌検診が子宮内膜癌の早期発見に有効であるというエビデンスがなく，定期的な子宮体癌検診は推奨されないと考えられる。

また，メカニズムははっきりしないが，タモキシフェンの直接的な作用により視床下部－下垂体－卵巣のフィードバック機構の破綻が引き起こされるために月経異常が報告されており，タモキシフェン使用者の60％以上が無月経を経験したと報告している[11][12]。つまり，乳癌治療では化学療法による性腺毒性と別にタモキシフェンによる不妊症になる可能性がある。以上のことから，乳癌治療に伴うタモキシフェン使用では，一部の患者に対してタモキシフェンの性腺機能（組織）への直接的な作用が妊孕性温存と逆行する可能性がある[13]。

さらに最近，大規模臨床試験（ATLAS試験，aTTom試験）の結果から，ER陽性乳癌に対する術後補助療法が10年の投与が5年間の投与より有効性が高いことが示されている[14][15]。このことは，生殖臓器の加齢による妊孕性の低下を意味することでもあり，将来的に挙児希望がある場合には術後内分泌療法開始前の妊孕性温存療法を検討すべきである。なお，タモキシフェン投与によって卵巣過剰刺激状態を呈することが近年報告されており[16]，タモキシフェン開始には卵巣腫大ならびに卵巣過剰刺激に伴う諸症状に留意する。

③ 参考資料

1）キーワード

英語：breast cancer, endocrine therapy, tamoxifen, infertility
患者の希望：QOL, satisfaction, patient preference, decision conflict, decision aid, regret
経済：cost, economic burden, financial toxicity

2）参考文献

1) Early Breast Cancer Trialists' Collaborative Group. Effects of adjuvant tamoxifen and of cytotoxic therapy on mortality in early breast cancer. An overview of 61 randomized trials among 28,896 women. N Engl J Med. 1988; 319(26): 1681-92. [PMID: 3205265]

2) Early Breast Cancer Trialists' Collaborative Group (EBCTCG). Effects of chemotherapy and hormonal therapy for early breast cancer on recurrence and 15-year survival: an overview of the randomised trials. Lancet. 2005; 365(9472): 1687-717. [PMID: 15894097]

3) Deligdisch L, Kalir T, Cohen CJ, et al. Endometrial histopathology in 700 patients treated with tamoxifen for breast cancer. Gynecol Oncol. 2000; 78(2): 181-6. [PMID: 10926800]

4) Sismondi P, Biglia N, Volpi E, et al. Tamoxifen and endometrial cancer. Ann N Y Acad Sci. 1994; 734: 310-21. [PMID: 7978932]

5) Braithwaite RS, Chlebowski RT, Lau J, et al. Meta-analysis of vascular and neoplastic events associated with tamoxifen. J Gen Intern Med. 2003; 18(11): 937-47. [PMID: 14687281]

6) Fleming CA, Heneghan HM, O'Brien D, et al. Meta‐analysis of the cumulative risk of endometrial malignancy and systematic review of endometrial surveillance in extended tamoxifen therapy. Br J Surg. 2018; 105(9): 1098-106. [PMID: 29974455]

7) Hu R, Hilakivi-Clarke L, Clarke R. Molecular mechanisms of tamoxifen-associated endometrial cancer (Review). Oncol Lett. 2015; 9(4): 1495-501. [PMID: 25788989]

8) Wijayabahu AT, Egan KM, Yaghjyan L. Uterine cancer in breast cancer survivors: a systematic

review. Breast Cancer Res Treat. 2020; 180(1): 1-19. [PMID: 31897901]

9) Garuti G, Grossi F, Centinaio G, et al. Pretreatment and prospective assessment of endometrium in menopausal women taking tamoxifen for breast cancer. Eur J Obstet Gynecol Reprod Biol. 2007; 132(1): 101-6. [PMID: 16678960]

10) Early Breast Cancer Trialists' Collaborative Group(EBCTCG); Davies C, Godwin J, Gray R, et al. Relevance of breast cancer hormone receptors and other factors to the efficacy of adjuvant tamoxifen: patient-level meta-analysis of randomised trials. Lancet. 2011; 378(9793): 771-84. [PMID: 21802721]

11) Berliere M, Duhoux FP, Dalenc F, et al. Tamoxifen and ovarian function. PLoS One. 2013; 8(6): e66616. [PMID: 23840510]

12) Shapiro CL, Recht A. Side effects of adjuvant treatment of breast cancer. N Engl J Med. 2001; 344(26): 1997-2008. [PMID: 11430330]

13) Emons G, Mustea A, Tempfer C. Tamoxifen and endometrial cancer: a janus-headed drug. cancers (basel). 2020; 12(9): 2535. [PMID: 32906618]

14) Davies C, Pan H, Godwin J, et al; Longer Against Shorter (ATLAS) Collaborative Group. Long-term effects of continuing adjuvant tamoxifen to 10 years versus stopping at 5 years after diagnosis of oestrogen receptor-positive breast cancer: ATLAS, a randomised trial. Lancet. 2013; 381(9869): 805-16. [PMID: 23219286]

15) Gray RG, Rea D, Handley K, et al. aTTom: Long-term effects of continuing adjuvant tamoxifen to 10 years versus stopping at 5 years in 6,953 women with early breast cancer. J Clin Oncol. 2013; 31(18_suppl): 5-5.

16) Yamazaki R, Inokuchi M, Ishikawa S, et al. Ovarian hyperstimulation closely associated with resumption of follicular growth after chemotherapy during tamoxifen treatment in premenopausal women with breast cancer: a multicenter retrospective cohort study. BMC Cancer. 2020; 20(1):67. [PMID: 31996163]

17) Colombo N, Creutzberg C, Amant F, et al. ESMO-ESGO-ESTRO Consensus Conference on Endometrial Cancer: diagnosis, treatment and follow-up. Ann Oncol. 2016; 27(1): 16-41. [PMID: 26634381]

18) Cohen I, Azaria R, Shapira J, et al. Significance of secondary ultrasonographic endometrial thickening in postmenopausal tamoxifen – treated women. Cancer. 2002; 94(12): 3101-6. [PMID: 12115340]

19) Beşe T, Kösebay D, Demirkiran F, et al. Ultrasonographic appearance of endometrium in postmenopausal breast cancer patients receiving tamoxifen. Eur J Obstet Gynecol Reprod Biol. 1996; 67(2): 157-62. [PMID: 8841805]

20) Timmerman D, Deprest J, Bourne T, et al. A randomized trial on the use of ultrasonography or office hysteroscopy for endometrial assessment in postmenopausal patients with breast cancer who were treated with tamoxifen. Am J Obstet Gynecol. 1998; 179(1): 62-70. [PMID: 9704766]

挙児希望を有する乳癌患者に対するがん治療について

CQ 5　妊娠・出産率を高める目的で，化学療法施行時にGnRHアゴニストを使用することは推奨されるか？

推奨

挙児希望の乳癌患者に対し，妊娠・出産率を高める目的で，化学療法施行時にGnRHアゴニストを使用することを限定的に推奨する。

【推奨のタイプ：当該介入の条件付きの推奨，エビデンスの確実性：弱，合意率：100%（12/12）】

推奨の解説：挙児希望の乳癌患者で化学療法を実施する際，GnRHアゴニストによる卵巣機能保護は，月経回復率の観点では有用である可能性があるが，妊娠率や生児獲得率に関するエビデンスは不確実性があり，妊孕性温存の確実な手法とはいえない。胚凍結・卵子凍結をはじめとする妊孕性温存療法に取って代わる方法ではないが，これらが選択されない場合には，化学療法時のGnRHアゴニストは検討され得る。

1　CQの背景

　乳癌の標準治療として，手術，放射線療法，薬物療法がある。薬物療法は，乳癌のサブタイプや進行度に応じて推奨されるが，化学療法の有害事象として卵巣機能低下があり，妊孕性の低下が懸念される。挙児希望の乳癌患者が乳癌治療を行う際，妊孕性温存方法として胚凍結，卵子凍結，卵巣凍結の選択肢があり，年齢やパートナーの有無，また乳癌治療の遅れ等を検討して，その適否を考える。凍結保存以外の選択肢として，化学療法施行時にGnRHアゴニストを併用することが試みられている。これはGnRHアゴニストの投与により卵胞発育を抑制し，未成熟卵胞優位とすることにより，化学療法に対する感受性を低下させ，卵巣機能の保護を企図するものである。本CQでは，卵巣機能保護を目的として化学療法施行時にGnRHアゴニスト使用する場合と，妊孕性温存を行わない場合との主要なアウトカムを比較検討し，その有用性とリスクについて議論・推奨を提示することで，臨床決断の大きな助けになることが期待される。

2　アウトカムの設定

　本CQでは化学療法施行時に，卵巣機能保護を目的としてGnRHアゴニストを使用する場合と，しない場合の2群間で，「生児獲得率」「妊娠率」「月経回復率」「費用」「QOL」を評価した。

3　採用論文

　2000年から2019年に掲載された論文を検索した。4編のRCT，2編のコホート研究と1編

の症例対照研究から，生児獲得率，妊娠率，月経回復率，費用，QOLの５つのアウトカムについて定性的なシステマティックレビューを行った。

4 アウトカム毎のシステマティックレビューの結果 （表 1）

1）生児獲得率

１編のRCT，１編のシングルアームコホート研究の報告があった[1][2]。RCTでは生児獲得率は介入群で21％，対照群で11％で両群間で有意差を認めた[1]。またコホート研究ではGnRH投与後の生児獲得率は36.6％（15/41症例）[2]と，RCTでGnRHを使用した群の生児獲得率を上回るものであり，ある程度一貫性はあると判断される。しかし，コホート研究では一部患者の脱落があること，またいずれも背景として挙児希望の有無については不明であり，解釈には注意が必要であることから**エビデンスの確実性は弱**とした。

2）妊娠率

RCTは２編あり，有効性を示す報告が１編，同等とする報告が１編あった[1][3]。メタアナリシスでは妊娠率は介入群で13.5％，対照群で8.2％，相対効果は1.60（95％CI：0.30-2.98）となり，有意差は認めなかった。１編のシングルアームコホート研究では生児獲得率は36.6％（15/41症例）[2]であった。論文数が少なく，いずれも背景として挙児希望の有無については不明であり，解釈には注意が必要であるが，RCTの結果より本アウトカムについて有意差が明らかではないとし，**エビデンスの確実性は中**とした。

3）月経回復率

４編のRCT[1][3]〜[5]と２編のコホート研究[2][6]，１編の症例対照研究があった[7]。RCTは３編で有効性あり，１編で有意差なしとしている。この４編のメタアナリシスでは月経回復率は対照群で64.0％（151/236症例），介入群で85.0％（192/226症例），相対効果は1.29（1.01-1.52，$P = 0.04$）であり，有意差をもって有用性を認めた。症例対照研究では胞状卵胞数計測（antral follicle count；AFC）を卵巣機能の指標としており，アウトカムとやや乖離することに注意が必要であるが，GnRHアゴニストの使用がAFC回復に有用であったとしている[7]。またコホート研究では本アウトカムにおいてGnRHアゴニストが有用であるとするものが１編[2]，なしとするものが１編[6]であった。対象年齢や月経再開の定義等による研究の異質性があり，また月経再開には患者背景や乳癌治療の影響もあるが，RCT ４編のメタアナリシスの結果に基づき，本アウトカムについて介入が有用であるとする**エビデンスの確実性は中**とした。

4）費用とQOL

費用対効果およびQOLについて検討された研究はなかった。

5 システマティックレビューのまとめ

４編のRCT，２編のコホート研究と１編の症例対照研究から，
・生児獲得率

・妊娠率

・月経回復率

・費用

・QOL

の5つのアウトカムについて検討した。

益：妊娠率に関しては，有効性を示すRCTが1編と同等とする報告が1編あった。月経回復率は4つのRCTのメタアナリシスで有意に改善を認めた。妊娠，出産等のアウトカムに関しては，患者の挙児希望の背景因子が大きく関わるため，結果の解釈に注意が必要ではある。挙児希望のある患者にとって，真に重要なアウトカムである生児獲得に向け，代替指標として月経回復や妊娠率をアウトカムとして検討することは妥当であり，その有用性についてはエビデンスの確実性は高いとはいえないものの，ある程度の一貫性があると考えられる。

害：費用とQOLについては文献がなく評価できなかった。

6 推奨決定会議の結果

　ガイドライン作成委員は，乳癌治療医4人，産婦人科医4人，看護師・倫理・医療統計・患者各々1人ずつの合計12人であった。申告の結果，経済的・アカデミック両者のCOIによる申告の影響はないと判断した。事前に資料を供覧し，委員全員の各々の意見を提示したうえで，議論および投票を行った。

1）アウトカムの解釈について

　妊娠・出産率を高める目的で，化学療法施行時にGnRHアゴニストを使用することは推奨されるか？　というCQは優先される重要な問題である，という認識は委員間で一致した（「おそらく優先事項である」4人，「優先事項である」2人）。妊孕性温存方法として胚凍結，卵子凍結，卵巣凍結等があるが，パートナーの有無，施設環境，コストや早期の化学療法導入を要する場合等により，これらを選択しない，もしくは選択できない患者にとって，選択肢の重要性は高まると考えられた。

　望ましい効果を議論するうえで，本選択肢は前述の妊孕性温存方法と比較し，妊娠もしくは生児獲得の確実性が高い選択肢ではないことは認識する必要があることも確認された。生児獲得率や妊娠率はもともとの患者の挙児希望をはじめとする様々な因子が影響するため，これらのアウトカムをRCT等により評価することは困難である。一方，月経回復率に関してはRCTがあり，エビデンスが中程度にあると考えられるが，月経回復は妊孕性が保持されていることを保証するものではない。本介入による望ましい効果に対する期待度は高いものの，客観的には効果が小さいと予期され，本介入法が過度な期待とならないよう，医療者と患者間の適切なディスカッションが望ましいと考えられた。

　望ましくない効果については，今回検討した主要アウトカムとしてはQOLの低下と費用が相当するがそれらのエビデンスは確認されなかった。乳癌診療の立場から，化学療法とGnRHアゴニストを同時に使用することで化学療法の効果に影響がないかどうかも評価項目とするべきであった可能性が指摘されたが，短期的・長期的に明らかな害のエビデンスは報告されておらず，影響は少ないであろうと議論された。またGnRHアゴニスト使用によるホットフラッシュをは

じめとする有害事象はあるが，化学療法による有害事象としての卵巣機能抑制や乳癌内分泌療法におけるGnRHアゴニスト使用時と同等であり，許容可能であると考えられた。

　最終的に化学療法施行時にGnRHアゴニストを使用することによる望ましい効果は「小さい」と回答した委員が4人，「中」程度とした委員が1人，望ましくない効果に関しては「小さい」と回答した委員が1人，「わずか」と回答した委員が2人，「分からない」と回答した委員が2人であった。

2）アウトカム全般に対するエビデンスの確実性はどうか

　アウトカム全体のエビデンスについては投票時は2人が「中」程度，3人が「弱」と判断した。最も重要なアウトカムを生児獲得率とすると**エビデンスの確実性は弱い**と考えられた。

3）患者の価値観や意向はどうか

　アウトカムの優先順位に対する患者の価値観に関する研究は抽出されなかった。本介入を検討する場合は挙児希望があることが前提ではあるが，挙児希望への期待値は患者毎に異なるため，"アウトカムをどの程度重視するかについてのばらつきがある" と考えられるのではないかと議論された。投票時は4人が「重要な不確実性またはばらつきあり」，2人が「重要な不確実性またはばらつきの可能性あり」，1人が「重要な不確実性またはばらつきはおそらくなし」と判断した。

4）望ましい効果と望ましくない効果のバランス

　生児獲得率や妊娠率に関するエビデンスレベルは高くはないものの，月経回復率に対するある程度のエビデンスがあること，また望ましくない効果が少ないことより介入が優位であるとする見解が確認された。投票時は委員全員が「おそらく介入が優位」と判断した。

5）コスト資源のバランスはどうか

　費用対効果に関する研究は抽出されなかった。本邦では卵巣機能保護を目的としたGnRHアゴニストの使用は保険適用外である。自費診療として実施する場合は用いる薬剤，製剤により差はあるが，月額3万円前後と想定される。医療費の自己負担増は望ましくない効果と捉えることもできるが，その負担額は胚凍結，卵子凍結，卵巣凍結等と比較すると小さく，挙児希望の強い患者にとっては，許容可能な範囲ではないかと議論された。投票では1人が「比較対照がおそらく優位」「介入も比較対照もいずれも優位でない」が2人，「おそらく介入が優位」が2人，「分からない」が3人であった。

　容認性については望ましい効果のエビデンスが弱い中で妥当かどうかについて検討されたが，挙児希望の選択肢として，他の選択肢が限られる場合等に本介入は妥当な選択肢であると，意見は一致した。

　実行可能性については，薬剤の入手可能性，投与，有害事象管理等の観点からは本邦の多くの乳癌診療施設においては可能であると考えられた。一方，生殖医療との連携および自費診療としての体制整備等については一律ではないと考えられた。投票では「おそらく実行可能」が7人，「実行可能」が1人であった。

以上より，本CQの推奨草案は以下とした。

推奨草案：挙児希望の乳癌患者に対し，妊娠・出産率を高める目的で，化学療法施行時にGnRH
アゴニストを使用することを限定的に推奨する。

　最終投票には投票者12人中7人が投票に参加し，7人が推奨草案を支持した。会議に参加できなかった投票者も会議後議論を踏まえ検討し，投票を行い12/12人（100%）の合意形成となり，採用が決定した。

　限定的推奨とした理由として，望ましいアウトカムである生児獲得に関し胚凍結等の手法に比較し劣ること，本介入を実施が推奨される年齢層が判然としないこと等が挙げられた。月経回復率が高いエビデンスがあり，卵巣機能保護の代替指標として期待されるが，完全に卵巣機能を保護できるわけではない。また，保険適用外の介入手段であり，費用負担も一因として挙げられた。一方，胚凍結をはじめとする妊孕性温存療法は居住地域，高額な費用負担，採卵等に関わる期間や侵襲があり，これらを選択できない患者にとっては，本介入法は唯一の選択肢になり得ること等が議論された。さらに，本介入法は胚凍結や卵子凍結とも併用して実施される可能性についても検討された。

　今回の検討では胚凍結をはじめとする妊孕性温存療法を選択できない場合，挙児を強く希望される場合，産婦人科との連携や本介入が可能な施設体制を整備している施設，本介入による生児獲得率への寄与度が不確実な可能性や費用負担増加について許容可能な症例等に限定して，十分なディスカッションのうえ，弱い推奨が妥当と考えられた。

7　関連する診療ガイドラインの記載

　ASCOおよびESMOのガイドラインにおいて，若年乳癌患者において，GnRHアゴニストによる化学療法時の卵巣機能保護は妊孕性温存としての確実な手法とはいえず，胚凍結・卵子凍結をはじめとする妊孕性温存療法に取って代わる方法ではないが，これらの手法が選択できない場合には，選択肢として提示する余地があるとしている[8)9)]。

　FertiPROTEKTのガイドラインでは，乳癌の化学療法においてホルモン受容体陽性乳癌においてはGnRHアゴニストの使用は個別に検討，ホルモン受容体陰性乳癌においては胚（受精卵），卵子，卵巣温存とともにGnRHアゴニストは提示される選択肢とされている[10)]。

　ESHREガイドラインでは閉経前乳癌症例に対して，卵巣機能保護を目的としたGnRHアゴニストの使用はオプションとして提示されるべきではあるが，卵巣機能効果がどの程度温存可能なのか，将来の妊娠がどの程度可能なのかに関するエビデンスは限られている。また，胚（受精卵）・卵子等の凍結による妊孕性温存に取って代わるものではないとされている[11)]。

　日本乳癌学会編『乳癌診療ガイドライン2018年版』（薬物療法FQ13）では，「化学療法に併用するLH-RHアゴニストは化学療法誘発性閉経を減少させる可能性が報告されている。しかし，妊孕性維持の目的でのLH-RHアゴニストの有効性を示すようなエビデンスは乏しい」と言及されている[12)]。背景としてLH-RH（GnRH）アゴニストと化学療法の併用による直接的な有害事象は問題となる可能性は低いものの，出産や児の長期的な影響等に課題があるとしている。

8 今後のモニタリング

　乳癌のサブタイプも考慮したうえで，GnRHアゴニスト投与下での化学療法の効果への影響や生児獲得率の変化について今後の研究が望まれる。胚凍結や卵子凍結を行ったうえで，さらに卵巣機能保護目的のGnRHアゴニストを使用することの有用性に関し，今回のガイドライン作成では詳細な検証をしていないものの，今後の検討事項として挙げられる。

9 外部評価結果の反映

　外部評価にて関連学会から，GnRHアゴニスト製剤の卵巣機能保護の作用機序，その他のガイドラインでの位置づけについて指摘を受けたため，当該箇所に追記した。

10 参考資料

1）キーワード

英語：breast cancer，fertility preservation，ART(assisted reproductive technology)，IVF-ET(in vitro fertilization and embryo transfer)，gonadotropin-releasing hormone(GnRH) agonists，luteinizing hormone-releasing hormone(LHRH) agonist，birth

患者の希望：QOL，satisfaction，patient preference，decision conflict，decision aid，regret

経済：cost，economic burden，financial toxicity

2）参考文献

1) Moore HC, Unger JM, Phillips KA, et al; POEMS/S0230 Investigators. Goserelin for ovarian protection during breast-cancer adjuvant chemotherapy. N Engl J Med. 2015; 372(10): 923-32. [PMID: 25738668]

2) Kim I, Ryu JM, Paik HJ, et al. Fertility rates in young korean breast cancer patients treated with gonadotropin-releasing hormone and chemotherapy. J Breast Cancer. 2017; 20(1): 91-7. [PMID: 28382099]

3) Leonard RCF, Adamson DJA, Bertelli G, et al; Anglo Celtic Collaborative Oncology Group and National Cancer Research Institute Trialists. GnRH agonist for protection against ovarian toxicity during chemotherapy for early breast cancer: the Anglo Celtic Group OPTION trial. Ann Oncol. 2017; 28(8): 1811-6. [PMID: 28472240]

4) Munster PN, Moore AP, Ismail-Khan R, et al. Randomized trial using gonadotropin-releasing hormone agonist triptorelin for the preservation of ovarian function during (neo)adjuvant chemotherapy for breast cancer. J Clin Oncol. 2012; 30(5): 533-8. [PMID: 22231041]

5) Badawy A, Elnashar A, El-Ashry M, et al. Gonadotropin-releasing hormone agonists for prevention of chemotherapy-induced ovarian damage: prospective randomized study. Fertil Steril. 2009; 91(3): 694-7. [PMID: 18675959]

6) 小川昌美，増田慎三，山村 順，他．若年者乳癌における化学療法中の卵巣機能保持の工夫．乳癌の臨床．2009; 24(1): 43-8.

挙児希望を有する乳癌患者に対するがん治療について

2

7) Sinha N, Letourneau JM, Wald K, et al. Antral follicle count recovery in women with menses after treatment with and without gonadotropin-releasing hormone agonist use during chemotherapy for breast cancer. J Assist Reprod Genet. 2018; 35(10): 1861-8. [PMID: 30066303]

8) Oktay K, Harvey BE, Partridge AH, et al. Fertility Preservation in Patients With Cancer: ASCO Clinical Practice Guideline Update. J Clin Oncol. 2018; 36(19): 1994-2001. [PMID: 29620997]

9) Lambertini M, Peccatori FA, Demeestere I, et al; ESMO Guidelines Committee. Fertility preservation and post-treatment pregnancies in post-pubertal cancer patients: ESMO Clinical Practice Guidelines. Ann Oncol. 2020; 31(12): 1664-78. [PMID: 32976936]

10) Schüring AN, Fehm T, Behringer K, et al. Practical recommendations for fertility preservation in women by the FertiPROTEKT network. part I: indications for fertility preservation. Arch Gynecol Obstet. 2018; 297(1): 241-55. [PMID: 29177593]

11) ESHRE Guideline Group on Female Fertility Preservation; RA Anderson, F Amant, D Braat, et al. ESHRE guideline: female fertility preservation. Hum Reprod Open. 2020; 2020(4): hoaa052. 1-17. [PMID: 33225079]

12) 日本乳癌学会編. 薬物療法FQ13. 乳癌診療ガイドライン①治療編2018年版. 金原出版, 2018.

3) エビデンス評価シート

表 1 **Evidence Profile**（GRADEpro Guideline Development Tool を用いて作成，一部修正）

対象者数 （研究数） [研究期間]	バイアス リスク	非一貫性	非直接性	不精確性	出版 バイアス	エビデンス の確実性 （強さ）
エビデンスの確実性の評価						
生児獲得率						
218人 (1 RCT) [6～36 カ 月]	深刻でない	深刻でない	深刻でない	深刻でない	なし	⊕⊕○○ 弱
妊娠率						
420 人 (2 RCT) [1 カ月間]	深刻でない	深刻でない	深刻でない	深刻でない	なし	⊕⊕⊕○ 中
月経回復率						
949 人 (4 RCT) [1 年間]	深刻でない	深刻でない	深刻でない	深刻なリスク*	なし	⊕⊕⊕○ 中
費用・QOL　該当論文なし						

＊一部の研究で結果の実数が明らかでない

Summary of findings					
対象者数 （研究数） [研究期間]	イベント発生率 (%)		相対効果 (95%CI)	予想される絶対効果	
	対照群	介入群		対照群	介入群
生児獲得率					
218 人 (1 RCT) [6〜36 カ月]	8/113 (11%)	16/105 (21%)	OR 2.51 P=0.05	1,000 人中 11 人	1,000 人中 10 人多い
妊娠率					
420 人 (2 RCT) [1 カ月間]	18/220 (8.2%)	27/200 (13.5%)	RR 1.60 (0.30-2.98)， P=0.16	1,000 人中 82 人	1,000 人中 53 人多い
月経回復率					
949 人 (4 RCT) [1 年間]	151/236 (64.0%)	192/226 (85.0%)	RR 1.29 (1.01-1.52)， P=0.04	1,000 人中 640 人	1,000 人中 210 人多い
費用・QOL　該当論文なし					

CI: 信頼区間，RR: リスク比，OR: オッズ比

4）文献検索式・EtD フレームワーク

日本がん・生殖医療学会ホームページ（URL: http://www.j-sfp.org/）参照

挙児希望を有する乳癌患者に対するがん治療について

2

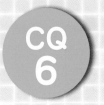

担がん状態の乳癌患者に対し，調節卵巣刺激を行って採卵することは推奨されるか？

推 奨

担がん患者に対する調節卵巣刺激は原則的には原発巣切除後に行うことを推奨する。ただし，術前化学療法を避けられない患者が妊孕性温存を希望した場合，原発巣切除前に調節卵巣刺激を行うことを考慮してもよい。

【推奨のタイプ：当該介入または比較対照のいずれかについての条件付きの推奨，エビデンスの確実性：弱，合意率：100%（12/12）】

推奨の解説：採卵による治療開始の遅れが，臨床的に重大な問題にならない場合に推奨される。

1 CQ の背景

　乳癌患者が妊孕性温存療法を望む際，将来の妊娠の可能性をより残すためにより多くの胚・卵子の保存を希望することが多い。より多くの卵子を採取するには，調節卵巣刺激を行う必要がある。しかし，レトロゾール併用で行った場合でも，エストラジオール値の上昇を伴う。そのため，特に乳癌治療前の担がん状態で調節卵巣刺激を行うことは乳癌の予後に影響することが懸念される。現状では，妊孕性温存療法を希望するために本来なら術前化学療法を行うところ，手術先行を選択する場合がある，一方で，術前化学療法が必要な場合でも病状によっては治療開始まで数週間余裕がある場合等では状況が異なるため，本CQで検討することとした。

2 アウトカムの設定

　本CQでは，術前化学療法または手術を予定している患者で，術前化学療法または手術前に調節卵巣刺激を行った群と行わなかった群間で，「無病生存期間」「全生存期間」「妊娠率」「生児獲得率」「エストロゲン値の上昇」「費用」「がん治療開始までの期間」をアウトカムとした。文献は術前化学療法開始前に調節卵巣刺激を行った群と手術先行で術後化学療法開始前に調節卵巣刺激を行うまたは調節卵巣刺激を行わない群との比較となった。

3 採用論文

　2000年から2020年に掲載された文献を検索した。3編の症例対照研究，2編の横断研究について定性的システマティックレビューを行った。

4 アウトカム毎のシステマティックレビューの結果

1）乳癌無病生存期間（DFS）

　乳癌のDFSそのものを報告している文献はなかった。乳癌治療前に妊孕性温存療法を行った介入群207人と行わなかった対照群122人を観察期間中央値43カ月（2-130カ月）の時点での乳癌無病率（disease free survival；DFS）を比較したところ，介入群93％，対照群94％でHazard Ratio（HR）0.7（95％CI：0.3-1.7）と差がないとする報告がある。この報告では両群とも化学療法を行っていない症例が含まれている[1]。また，もう1編では術前化学療法を行う症例のみで，乳癌病期Ⅱ-Ⅲ期かつ43歳未満に限り，調節卵巣刺激を行った介入群34人と行わなかった対照群48人を，観察期間中央値79カ月で，再発または死亡までの期間を比較し，中央値67 vs. 63カ月，P=0.984と有意差なしと報告されている。また，同報告では再発/死亡率（再発と死亡を分けていない）が介入群で17.6％（6/34）vs. 対照群で20.8％（10/48），P=0.784とこちらも有意差なしと報告されている[2]。

　いずれの報告も観察期間が短いこと，症例数が少なく，**エビデンスの確実性は弱**とした。

2）全生存期間（OS）

　OSについて検討された研究はなかった。

3）妊娠率

　43歳未満で術前化学療法前に調節卵巣刺激を行い妊孕性温存療法を行った34人中3人が自身の胚を移植して2人から3児が出産したという報告[2]がある。また，乳癌治療前に妊孕性温存療法を行い胚または卵子凍結保存をした21例中2例が凍結していた胚を移植し妊娠したが，この2症例がどのような乳癌治療を行ったかは不明であった[3]。症例数が少なく，**エビデンスの確実性は弱**とした。

4）生児獲得率

　3）と同様の報告があった。

5）エストロゲン（E2）値の上昇

　乳癌患者の調節卵巣刺激に関しては，CQ3にあるように，E2値の上昇を抑制するため，レトロゾールを併用して行うことが多い。

　術前化学療法を行う前に調節卵巣刺激を行う場合に関しては，術前化学療法を行う40人にレトロゾールを併用し調節卵巣刺激を行い，排卵誘発薬の投与開始時期で3群に分けて比較したところ（月経周期の卵胞期早期11人，卵胞期後期10人，黄体期19人），採卵数・排卵誘発薬投与期間および投与量に差がなく，採卵のため卵子を成熟させる薬剤投与時（＝trigger日）の平均エストラジオール値も3群間で差がないとする報告（それぞれ，783.0±411.7pg/mL，661.7±666.7pg/mL，510.2±274.8pg/mL，P=0.053）があるが，調節卵巣刺激を行っていない症例や乳癌治療前にレトロゾールを併用していない調節卵巣刺激を行った症例と比較はしていなかった[4]。また，乳癌治療前に調節卵巣刺激を行い胚または卵子凍結保存を行った症例と乳癌治療後に不妊治療で調節卵巣刺激を行った症例を合わせて，レトロゾール併用群35周

期とレトロゾールを併用しなかった群47周期でピーク時のエストラジオール値を比較したところ，レトロゾール併用群で675.96±592.31pg/mL，レトロゾールを併用していない群で1391.35±1031.29pg/mLであり，レトロゾール併用群でより低値の傾向はあったが，統計学的に有意差はなかった[3]。以上から，担がん状態（術前化学療法前）の乳癌患者に対する，レトロゾールを併用した調節卵巣刺激は，レトロゾール非使用と比べ，エストロゲン値が上昇するかについては限られたデータしかなく，不確実性が残り，**エビデンスの確実性は弱**とした。

6）費用

費用対効果について検討された研究はなかった。

7）がん治療開始までの期間

乳癌病期Ⅱ-Ⅲ期かつ43歳未満に限り，術前化学療法前に調節卵巣刺激を行った介入群34人と行わなかった対照群48人について，乳癌を診断された日から化学療法開始までの期間を比較したところ，介入群では中央値41.5日，対照群では中央値35.5日，*P*=0.50と有意差はなかった[2]。また，術前化学療法前にランダムスタート法で調節卵巣刺激を行った介入群58人と行わなかった対照群29人で乳癌を診断された日から化学療法開始まで期間を比較したところ，介入群では平均日数38.1±11.3日，対照群では39.4±18.5日，*P*=0.672と有意差はなかった[5]。

いずれの報告も症例数が少なく，**エビデンスの確実性は弱**とした。

5　システマティックレビューのまとめ

3編の症例対照研究，2編の横断研究についてDFS，OS，妊娠率，生児獲得率，E2値の上昇，費用，がん治療開始までの期間について検討した。

益：調節卵巣刺激を行ってもがん治療開始までの期間は延長せず，再発/死亡率は行わなかった場合と比較して差がなかった。また，少ないが，妊娠・出産の報告がある。

害：妊娠・出産率が明確でない。担がん状態（術前化学療法前）の乳癌患者に対するレトロゾール併用の効果についてははっきりしなかった。また費用については評価できていない。

6　推奨決定会議の結果

ガイドライン作成委員は，乳癌治療医4人，産婦人科医4人，看護師・倫理・医療統計・患者各々1人ずつの合計12人であった。申告の結果，経済的・アカデミック両者のCOIによる申告の影響はないと判断した。事前に資料を供覧し，委員全員の各々の意見を提示したうえで，議論および投票を行った。

1）アウトカムの解釈について

乳癌治療を開始する前に妊孕性温存療法が行えるかは，妊孕性温存療法を望む患者にとって重要な問題であるという認識で一致した（「おそらく優先事項である」1人，「優先事項である」7人）。"望ましい効果"は妊娠率・生児獲得率に関しての情報がないため，「分からない」と回答

した委員が4人だった。"望ましくない効果"に関しては，DFS・OSに関しては，介入群・対照群で有意差はなく，望ましくない効果はわずかと考えられたが，フォローアップ期間が短いことや，乳癌治療開始期間まで調節卵巣刺激を行う期間をもてる症例は限られているのではないかとの意見があり，「わずか」と回答した委員が1人，「小さい」と回答した委員が5人，「中」程度影響があると回答した委員が3人であった。

2）アウトカム全般に対するエビデンスの確実性はどうか

DFS・OSについてはエビデンスレベルはある程度あるが，RCTによるメタアナリシスには及ばず，また妊娠率，生児獲得率，E2値の上昇，費用，がん治療開始までの期間については比較した結果はなく，5人が「弱」，4人が「中」程度と判断した。以上から**エビデンスの確実性は弱**と判断した。

3）患者の価値観や意向はどうか

担がん状態で調節卵巣刺激を行って採卵をすることを決断する場合，ある程度は価値観は定まっていると考えられるが，実際に行う際には躊躇する場合があると考えられ，「重要な不確実性またはばらつきの可能性あり」7人，「重要な不確実性またはばらつきはおそらくなし」2人となった。

4）望ましい効果と望ましくない効果のバランス

望ましい効果としての妊娠率・生児獲得率に関する情報がないことから「分からない」とする委員が4人だった。一方，調節卵巣刺激を行うことにより採卵数は増加する可能性が高いが，患者の年齢等により妊娠率は異なることから調節卵巣刺激を行うことは優位であっても「おそらく優位」となるとした委員が2人だった。

5）コスト資源のバランスはどうか

費用に関してはデータがないことから6人が「分からない」，1人が「さまざま」とした。

容認性は再発リスクが患者個々の状態によって異なるため7人全員が「おそらく受け入れ可能な選択肢である」となった。

乳癌治療開始前に生殖補助医療を受けることを希望した場合，本介入を行うことは実行可能な選択肢と考えられたが，地域や医療施設によりその判断は異なることが想定されるため，7人全員が「おそらく実効性がある選択肢である」とした。

6）推奨のグレーディング

担がん状態で調節卵巣刺激を行える患者は乳癌治療開始までに時間がある患者に限られることや行うことによる効果が限られており，担がん状態で調節卵巣刺激を行うことは，妊孕性温存療法を行ううえで第一選択ではないと考えられ，手術の結果によって化学療法になるかが決まるような患者は術後に採卵したほうがよい，個々の状態と希望を加味して決定すること等の意見が出た。

以上より，本CQの推奨草案は以下とした。

推奨草案：担がん患者に対する調節卵巣刺激は原則的には原発巣切除後に行うことを推奨する。ただし，術前化学療法を避けられない患者が妊孕性温存を希望した場合，原発巣切除前に調節卵巣刺激を行うことを考慮してもよい。

　最終投票には投票者 12 人中 8 人が投票に参加し，8 人が推奨草案を支持した。会議に参加できなかった投票者も会議後議論を踏まえ検討し，投票を行い 12/12 人（100％）の合意形成となり，採用に至った。

7　関連する診療ガイドラインの記載

　ESMO ガイドラインにおいては，調節卵巣刺激を 2 週間行う余裕があれば調節卵巣刺激を行うことを勧めており，また乳癌でエストロゲン受容体陽性の場合はレトロゾールを併用することも勧められているが，いつ行うかについては言及されていない。

8　今後のモニタリング

　乳癌のサブタイプ別の検討が必要と考えられる。また，再発乳癌患者での適応も検討が必要である。

9　外部評価結果の反映

　「推奨の解説」の表現に関し指摘があり，当該箇所を修正した。

10　参考資料

1）キーワード

　英語：breast cancer, fertility preservation, time to chemotherapy, neoadjuvant chemotherapy, ovarian stimulation
　患者の希望：QOL, satisfaction, patient preference, decision conflict, decision aid, regret
　経済：cost, economic burden, financial toxicity

2）参考文献

1) JM Letourneau, K Wald, N Sinha, et al. Fertility preservation before breast cancer treatment appears unlikely to affect disease-free survival at a median follow-up of 43 months after fertility-preservation consultation. Cancer. 2020; 126(3): 487-95. [PMID: 31639215]
2) Chien AJ, Chambers J, Mcauley F, et al. Fertility preservation with ovarian stimulation and time to treatment in women with stage II-III breast cancer receiving neoadjuvant therapy. Breast Cancer Res Treat. 2017; 165(1): 151-9. [PMID: 28503722]
3) Hashimoto T, Nakamura Y, Obata R, et al. Effects of fertility preservation in patients with breast cancer: A retrospective two-centers study. Reprod Med Biol. 2017; 16(4): 374-9. [PMID:

29259491]

4) Cavagna F, Pontes A, Cavagna M, et al. A specific controlled ovarian stimulation (COS) protocol for fertility preservation in women with breast cancer undergoing neoadjuvant chemotherapy. Contemp Oncol (Pozn). 2017; 21(4): 290-4. [PMID: 29416435]

5) Letourneau JM, Sinha N, Wald K, et al. Random start ovarian stimulation for fertility preservation appears unlikely to delay initiation of neoadjuvant chemotherapy for breast cancer. Hum Reprod. 2017; 32(10): 2123-9. [PMID: 28938748]

3）文献検索式・エビデンス評価シート・EtD フレームワーク

日本がん・生殖医療学会ホームページ（URL: http://www.j-sfp.org/）参照

挙児希望を有する乳癌患者に対するがん治療について

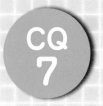

妊娠・出産のために術後内分泌療法を行わなかった乳癌患者が，一定期間後に内分泌療法を実施することは推奨されるか？

CQ 7

推 奨

妊娠・出産のために術後内分泌療法を行わなかった乳癌患者が，一定期間後に内分泌療法を実施することを条件付きで推奨する。

【推奨のタイプ：当該介入の条件付きの推奨，エビデンスの確実性：弱～中，合意率：100％（12/12）】

推奨の解説： 妊娠・出産のために術後内分泌療法を行わなかった乳癌患者が，一定期間後に内分泌療法を実施することを推奨する。ただし，再発リスクの低い患者や，手術終了から長期間経っている患者に対しての予後改善効果のエビデンスには不確実性があり，その点について十分考慮したうえで実施を検討する。

1　CQ の背景

　乳癌術後に再発率低下目的で内分泌療法が推奨される患者（ER and/or PgR陽性）は乳癌全体の70％前後と推測され，通常5～10年の治療期間を要する。閉経前乳癌の内分泌療法で用いられるタモキシフェンには催奇形性が認められていることからタモキシフェン内服中は避妊が必要であるが，治療を完遂するまで妊娠を待機すると妊孕性の低下や高齢出産のリスクが増加する。乳癌術後，近々に挙児希望している場合，内分泌療法を行わず妊娠・出産に挑戦するという選択肢も考慮され得る。

　本CQでは，乳癌術後に内分泌療法を行わなかった患者が，遅れて内分泌療法を開始することについて検討する。

2　アウトカムの設定

　本CQでは，術後内分泌療法の適応であるが乳癌術後に内分泌療法を施行せず，妊娠・出産後または妊娠・出産に挑戦した後に内分泌療法を開始する患者と，妊娠・出産後または妊娠・出産に挑戦した後も内分泌療法を開始しなかった患者の2群間で，「無病生存期間」「全生存期間」を評価した。

3　採用論文

　二次スクリーニングに採用された論文は5編であり，うち内分泌療法の中断を対象とした観察研究3編[1)~3)]とその他1編[4)]を除き，一定期間後に内分泌療法を開始または非実施という設定はRCT1編であった（TAM-02 trial)[5)]。このRCTの対象は，「妊娠・出産のために」術後内分泌療

法を施行しなかった症例ではない。また「原発乳癌で手術，放射線療法，化学療法のいずれかを施行しており，かつ内分泌療法が施行されていない症例で，最終治療後2年以上経過した症例」であり，本CQと背景は異なる。しかし，内分泌療法未施行例で一定期間後に内分泌療法（タモキシフェン）を実施していることから本CQの評価は可能であると判断した。

4　アウトカム毎のシステマティックレビューの結果

1）無病生存期間（DFS）

1編のRCT[5]では，10年後解析結果で，全患者において内分泌療法を施行した群で有意なDFSの延長（対照75％，介入83％，P=0.01）が確認された。またサブグループ解析でも，リンパ節転移陽性例（対照63％，介入75％，P=0.008）/ER陽性例（対照73％，介入84％，P=0.01）/PgR陽性例（対照71％，介入82％，P=0.01）で有意差をもって，内分泌療法を施行した群で有意なDFSの延長が確認された。研究の異質性，研究数は少ないがRCTであることから**エビデンスの確実性は中**とした。

2）全生存期間（OS）

1編のRCT[5]では，10年後の解析結果で，全患者においてOSに有意差はみられなかった（対照78％，介入83％，P=0.15）。ただし，サブグループ解析ではリンパ節転移陽性例（対照66％，介入80％，P=0.02）/ER陽性例（対照73％，介入87％，P=0.001）/PgR陽性例（対照73％，介入86％，P=0.0001）で，術後内分泌療法を施行した群で有意なOS延長が確認された。研究の異質性，研究数は少ないがRCTであることから**エビデンスの確実性は弱**とした。

5　システマティックレビューのまとめ

1編のRCT[5]から，
・無病生存期間（DFS）
・全生存期間（OS）
の2つのアウトカムについて検討した。

益：10年後解析結果では，全患者において内分泌療法を施行した群で有意なDFSの延長が示された。サブグループ解析では，リンパ節転移陽性例/ER陽性例/PgR陽性例において内分泌療法を施行した群で有意なDFS，OSの延長が認められた。

害：一定期間後の内分泌療法施行による，DFS，OSでの不利益は認められなかった。ただし対象として閉経前後の症例が混在しER陰性症例も含有していたこと，介入において，本邦での標準使用量がタモキシフェン20mg/日に対し30mg/日の標準設定で高容量であったことに注意が必要である。

6　推奨決定会議の結果

ガイドライン作成委員は，乳癌治療医4人，産婦人科医4人，看護師・倫理・医療統計・患者各々1人ずつの合計12人であった。申告の結果，経済的・アカデミック両者のCOIによる申告

2

挙児希望を有する乳癌患者に対するがん治療について

の影響はないと判断した。事前に資料を供覧し，委員全員の各々の意見を提示したうえで，議論および投票を行った。

1）アウトカムの解釈について

本来内分泌療法が適応である乳癌患者が妊娠・出産のために術後内分泌療法の開始を遅延させることに関する問題は，「優先される事項である」との意見で一致した（「おそらく優先事項である」2人，「優先事項である」4人）。

望ましい効果については，RCTで内分泌療法開始によるDFSの有意な延長，内分泌療法の対象であるホルモン受容体陽性患者では有意なOS延長が認められていることから，6人中5人が「大きい」と回答した（1人は「中」）。望ましくない効果については，内分泌療法開始による不利益についての報告がみられず，「わずか」との意見で全員一致した。ただし本CQのアウトカムには含まれていないが内分泌療法による有害事象が内分泌療法での望ましくない効果に含まれるのではないかという意見もあった。

2）アウトカム全般に対するエビデンスの確実性はどうか

アウトカム全体のエビデンスについては初回の投票時は6人が「中」程度，3人が「弱」，1人が「非常に弱い」と判断した。エビデンスにRCTがあるものの1編だけであること，対象の設定が本CQと異なることについて議論された。以上より最終投票を行い，アウトカム全体に対する**エビデンスの確実性は弱～中**と判断した（「弱」3人，「中」3人）。

3）患者の価値観や意向はどうか

患者の価値観に関する研究は抽出されなかった。術後一定期間を経てからの内分泌療法開始については，予後を改善するなら期間があいていても実施するという患者と，授乳ができなくなる等の理由で希望しない患者との間で価値観のばらつきが生じているという指摘があり，6人中5人が「重要な不確実性またはばらつきの可能性あり」と回答した（1人は「ばらつきはおそらくなし」）。ただし日常臨床では内分泌療法の開始を希望しなかったことを後悔している患者もいるため，本CQのような議論が重要であることが言及された。

4）望ましい効果と望ましくない効果のバランス

今回設定されたアウトカムでは，対象の設定にずれがあるものの術後一定期間を経てからの内分泌療法開始についてのRCTが存在し望ましい効果が示されていることから，望ましい効果と望ましくない効果のバランスは介入（内分泌療法の実施）のほうが概ね優位との意見で一致した（「おそらく優位」3人，「優位」2人）。

5）コスト資源のバランスはどうか

費用対効果に関する研究は抽出されなかった。タモキシフェンによる術後内分泌療法は日常臨床で費用対効果が認められ通常行われる診療であり，術後一定期間後の開始であってもその望ましい効果が認められていることから，介入（内分泌療法の実施）のほうが費用対効果は概ね優位との意見で一致した（「おそらく優位」4人，「優位」2人）。

術後内分泌療法は日常臨床で通常保険診療で行われており，容認性については妥当，実行可能

性についても可能であると全員の意見が一致した。

6）推奨のグレーディング

以上より，本CQの推奨草案は以下とした。

推奨草案：妊娠・出産のために術後内分泌療法を行わなかった乳癌患者が，一定期間後に内分泌
　　　　　療法を実施することを条件付きで推奨する。

内分泌療法が適応となる乳癌患者に対し，妊娠・出産のため術後一定期間があっても内分泌療法の実施に関して望ましい効果のほうが優位であることを示すRCTがあり，議論に加わった委員全員一致（6/6人，100%）で推奨草案を支持した。会議に参加できなかった投票者も会議後議論を踏まえ検討し，投票を行い12/12人（100%）の合意形成となり，採用に至った。

なお，「強く推奨する」に至らなかった条件については，本CQが術後内分泌療法の速やかな開始を否定するものではないこと，エビデンスの確実性が弱〜中程度にとどまることや，再発リスクが非常に低い症例や術後5年以上等，長期間経過している症例には内分泌療法の効果は限定的になる可能性についての意見があった。「一定期間」について追加の議論が行われた。本CQで採用したRCT（TAM-02 trial）[1]では対象患者を「原発乳癌で手術，放射線療法，化学療法のいずれかを施行しており，かつ内分泌療法が施行されていない症例で，最終治療後2年以上経過した症例」と設定していたのに対し，実際に登録された患者のInterval primary treatment-randomization中央値は，対照群で58.5カ月（24-165カ月），介入群（タモキシフェン群）で59.3カ月（24-233カ月）であった。Intervalが5年以上の比較では，ホルモン受容体やリンパ節転移の有無にかかわらず，介入群のほうがDFSを有意に改善していた（対照75%，介入87%，P=0.02）。よって，「一定期間」とは，内服開始による有用性が望めるなら最終治療後5年以上でも含まれると考えられる。

7　関連する診療ガイドラインの記載

NCCN[6]，ESMO[7]，ASCO[8]の各ガイドラインでは，閉経前ホルモン受容体陽性HER2陰性乳癌の術後内分泌療法として，タモキシフェン投与は5〜10年が推奨されている（再発高リスクではアロマターゼ阻害薬と卵巣機能抑制の併用も挙げられている）。しかし開始時期の遅延については，妊娠期乳癌では出産後まで内分泌療法開始を待つべきであること以外に言及されていない。一方で，妊娠・出産に挑戦するためにタモキシフェンの中断を希望する患者では，早期の中断が乳癌の転帰に有害な影響を及ぼす可能性を十分に説明したうえで，タモキシフェンを2〜3年内服した後に中断し，出産後に再開することを推奨している[7]。

8　今後のモニタリング

今後，術後内分泌療法を妊娠・出産後または妊娠・出産に挑戦した後に開始する群と内分泌療法を全く行わない群での比較試験が行われる可能性は低い。しかし，妊娠による内分泌療法の中断または妊娠・出産に挑戦するために内分泌療法を中断し，妊娠・出産，授乳後に内分泌療法を再開するという国際共同試験としてPOSITIVE試験（Pregnancy Outcome and Safety of

Interrupting Therapy for Women With Endocrine Responsive Breast Cancer)[9]が進行中であり，挙児希望のある乳癌患者にとって結果が待たれるところである。

9 外部評価結果の反映

本CQでは，反映すべき指摘はなかった。

10 参考資料

1）キーワード

英語：breast cancer, endocrine therapy, delay

患者の希望：QOL, satisfaction, patient preference, decision conflict, decision aid, regret

経済：cost, economic burden, financial toxicity

2）参考文献

1) Delozier T, Switsers O, Génot JY, et al. Delayed adjuvant tamoxifen: ten-year results of a collaborative randomized controlled trial in early breast cancer (TAM-02 trial). Ann Oncol. 2000; 11(5): 515-9. [PMID: 10907942]

2) Nye L, Rademaker A, Gradishar WJ. Breast cancer outcomes after diagnosis of hormone-positive breast cancer and subsequent pregnancy in the tamoxifen era. Clin Breast Cancer. 2017; 17(4): e185-9. [PMID: 28185739]

3) Taketani K, Tokunaga E, Yamashita N, et al. Early discontinuation of adjuvant hormone therapy is associated with a poor prognosis in Japanese breast cancer patients. Surg Today. 2014; 44(10): 1841-6. [PMID: 24142101]

4) Kuba S, Ishida M, Nakamura Y, et al. Persistence and discontinuation of adjuvant endocrine therapy in women with breast cancer. Breast Cancer. 2016; 23(1): 128-33. [PMID: 24934610]

5) Rosenberg SM, Gelber S, Gelber RD, et al. Oncology physicians' perspectives on practices and barriers to fertility preservation and the feasibility of a prospective study of pregnancy after breast cancer. J Adolesc Young Adult Oncol. 2017; 6(3): 429-34. [PMID: 28686476]

6) NCCN Clinical Practice Guidelines in Oncology, Breast Cancer; Breast Cancer During Pregnancy, Version1. 2021.
https://www.nccn.org/（2021/8/23アクセス）

7) Peccatori FA, Azim HA Jr, Orecchia R, et al; ESMO Guidelines Working Group. Cancer, pregnancy and fertility: ESMO Clinical Practice Guidelines for diagnosis, treatment and follow-up. Ann Oncol. 2013; 24 Suppl 6: vi160-70. [PMID: 23813932]

8) Burstein HJ, Lacchetti C, Anderson H, et al. Adjuvant endocrine therapy for women with hormone receptor-positive breast cancer: ASCO Clinical Practice Guideline Focused Update. J Clin Oncol. 2019; 37(5): 423-38. [PMID: 30452337]

9) Pregnancy outcome and safety of interrupting therapy for women with endocrine responsive breast cancer (POSITIVE).
https://clinicaltrials.gov/ct2/show/NCT02308085（2021/3/22アクセス）

3）文献検索式・EtD フレームワーク

日本がん・生殖医療学会ホームページ（URL: http://www.j-sfp.org/）参照

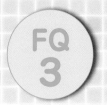

生殖機能温存を希望する乳癌患者に対し，術前化学療法は術後化学療法より推奨されるか？

ステートメント

生殖機能温存を希望する乳癌患者に対し，術前化学療法を術後化学療法より推奨するに足る明確な根拠はない。しかし，担がん状態ではあるが安全性に十分配慮し，治療開始が遅滞なく行えると判断できる場合に限り，例外的に術前化学療法の直前に調節卵巣刺激による採卵を行うことは許容されることがある。

1 FQ の背景

生殖機能温存を希望する患者が手術を先行した場合，術後の抗がん剤治療の開始が必要以上に遅延し，予後が悪化することが懸念される。一方，生殖機能温存を希望する患者が術前化学療法を選択し，化学療法前に採卵を実施した場合も，治療開始の遅延が予後に与える影響が懸念されてきた。若年発症で抗がん剤治療が必要と判断されるような場合には，そもそも不良予後とされており，いずれの場合においても可及的速やかに抗がん剤治療が行われることが望ましい。一方，術前に抗がん剤治療を受けた場合，サブタイプによっては治療による完全奏効が得られることが，その後の良好な予後予測因子となると示されている。生殖機能温存を希望する患者を対象として，抗がん剤治療を行う時期とそのアウトカムについて術前と術後とで比較検討を試みた。

2 解 説

生殖機能温存を希望する患者に対し，術前化学療法を受ける乳癌患者と術後化学療法を受ける乳癌患者において，「生児獲得率」「妊娠率」「月経回復率」「無病生存期間（DFS）」「全生存期間（OS）」「化学療法開始までの期間」をアウトカムとして設定し，システマチックレビューをすべく文献スクリーニングを行った。

生児獲得率，妊娠率，月経回復率，OSについて検討されている報告は認めなかった。

DFSに関しては1編の観察研究があった。しかし，術前化学療法を行った症例を含む妊孕性温存群では妊孕性非温存群と比較しDFSに差がないという結果であり，術前化学療法症例と術後化学療法症例の直接比較ではなかった[1]。

化学療法開始までの期間に関して，1編の観察研究があったが，術前化学療法症例と術後化学療法症例の直接の比較ではなかった。術前化学療法を行った症例は妊孕性温存を行わなかった症例と比較して乳癌の診断日から化学療法開始日までの期間に有意差はないという結果だった（38.1 ± 11.3 vs. 39.4 ± 18.5 日，$P = 0.672$）[2]。

最終的に今回のシステマティックレビューの結果としては，アウトカムを直接的に評価することは困難であったため，CQではなくFQとして扱うこととした。

術後化学療法と異なり，術前化学療法は担がん状態での治療である点で大きく異なる。詳細な

検討はCQ6に譲るが，がん治療医が術後化学療法よりも術前化学療法を選択する理由は，妊孕性温存に関する要素よりもがん治療に関する要素のほうが大きい。調節卵巣刺激を用いて術前化学療法を遅滞なく行えたとする報告も認められる[3]。がん治療を成功させられれば，温存した妊孕性を活かせる機会にも恵まれる。

　術前化学療法と術後化学療法がそれぞれ妊孕性温存を希望する患者に与える様々な影響に関して，前方視的介入研究は困難であることから，今後レジストリ研究等で予後も含めた検討をする必要がある。

3　関連する診療ガイドラインの記載

　ESMOガイドラインや，ドイツのFertiPROTEKTネットワークから出されているレビューでは，抗がん剤治療開始まで2週間猶予があれば調節卵巣刺激を試みることが可能であるが，術前化学療法が選択されるような治療が急がれ2週間確保できない状況においては，調節卵巣刺激ではなく卵巣組織凍結を考慮することとしている[4][5]。しかし，術前化学療法と術後化学療法について比較検討した記載はない。

4　参考資料

1）キーワード

　英語：breast cancer, fertility preservation, time to chemotherapy, time to treatment, neoadjuvant chemotherapy, adjuvant chemotherapy

　患者の希望：QOL, satisfaction, patient preference, decision conflict, decision aid, regret

　経済：cost, economic burden, financial toxicity

2）参考文献

1) Letourneau JM, Wald K, Sinha N, et al. Fertility preservation before breast cancer treatment appears unlikely to affect disease-free survival at a median follow-up of 43 months after fertility-preservation consultation. Cancer. 2020; 126(3): 487-95. [PMID: 31639215]

2) Letourneau JM, Sinha N, Wald K, et al. Random start ovarian stimulation for fertility preservation appears unlikely to delay initiation of neoadjuvant chemotherapy for breast cancer. Hum Reprod. 2017; 32(10): 2123-9. [PMID: 28938748]

3) Chien AJ, Chambers J, Mcauley F, et al. Fertility preservation with ovarian stimulation and time to treatment in women with stage II-III breast cancer receiving neoadjuvant therapy. Breast Cancer Res Treat. 2017; 165(1): 151-9. [PMID: 28503722]

4) Lambertini M, Peccatori FA, Demeestere I, et al; ESMO Guidelines Committee. Fertility preservation and post-treatment pregnancies in post-pubertal cancer patients: ESMO Clinical Practice Guidelines. Ann Oncol. 2020; 31(12): 1664-78. [PMID: 32976936]

5) Schüring AN, Fehm T, Behringer K, et al. Practical recommendations for fertility preservation in women by the FertiPROTEKT network. part I: indications for fertility preservation. Arch Gynecol Obstet. 2018; 297(1): 241-55. [PMID: 29177593]

2　挙児希望を有する乳癌患者に対するがん治療について

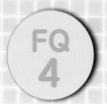

術後放射線治療中の採卵は安全か？

ステートメント

挙児希望の乳癌患者に対し，術後放射線治療中の採卵は推奨されない。ただし標準的な全乳房放射線治療後に採卵することは可能である。

1 FQ の背景

　早期発見さらには手術，放射線治療および化学療法等の集学的治療の進歩により乳癌治療成績の向上が認められ死亡率が改善している。この中で，術後放射線治療は温存乳房や所属リンパ節における遺残がん細胞を死滅させることを目的に施行される。本FQでは術後放射線治療中の採卵は安全かについて解説する。

2 解 説

　標準的な全乳房放射線治療で乳房に照射される 50 Gy のうち，2.1～7.6 cGy が内部散乱によって子宮に到達する。この線量は，早発卵巣不全（primary ovarian insufficiency ; POI）を誘発したり子宮に有害な影響を及ぼしたりするのに必要な線量より少ない[1)2)]。

　全乳房放射線治療における骨盤への，低線量ではあるが検出可能な放射線のために，採卵は術後放射線治療が完了した後に行うことが推奨される[3)4)]。

3 関連する診療ガイドラインの記載

　ESMO ガイドラインによれば，妊娠中の放射線治療は低線量でも小児がんや児の不妊症発症の原因となる可能性がある。したがって，緊急性を要し照射部位が子宮から十分に離れている場合を除いて，放射線治療は産後に延期することが好ましい。

4 参考資料

1）キーワード

　英語：breast cancer, fertility preservation, during radiation therapy, egg retrieval, DNA damage in the oocyte, reproductive toxicity

　患者の希望：QOL, satisfaction, patient preference, decision conflict, decision aid, regret

　経済：cost, economic burden, financial toxicity

2）参考文献

1) Mazonakis M, Varveris H, Damilakis J, et al. Radiation dose to conceptus resulting from tangential breast irradiation. Int J Radiat Oncol Biol Phys. 2003; 55(2): 386-91. [PMID: 12527052]

2) Antypas C, Sandilos P, Kouvaris J, et al. Fetal dose evaluation during breast cancer radiotherapy. Int J Radiat Oncol Biol Phys. 1998; 40(4): 995-9. [PMID: 9531386]

3) Bajpai J, Majumdar A, Satwik R, et al. Practical consensus recommendations on fertility preservation in patients with breast cancer. South Asian J Cancer. 2018; 7(2): 110-4. [PMID: 29721475]

4) Hulvat MC, Jeruss JS. Maintaining fertility in young women with breast cancer. Curr Treat Options Oncol. 2009; 10(5-6): 308-17. [PMID: 20238254]

5) Gentilini O, Cremonesi M, Trifiro G, et al. Safety of sentinel node biopsy in pregnant patients with breast cancer. Ann Oncol. 2004; 15(9): 1348-51. [PMID: 15319240]

6) Kal HB, Struikmans H. Radiotherapy during pregnancy: fact and fiction. Lancet Oncol. 2005; 6(5): 328-33. [PMID: 15863381]

7) Peccatori FA, Azim HA Jr, Orecchia R, et al; ESMO Guidelines Working Group. Cancer, pregnancy and fertility: ESMO Clinical Practice Guidelines for diagnosis, treatment and follow-up. Ann Oncol. 2013; 24 Suppl 6: vi160-70. [PMID: 23813932]

8) Chen Z, King W, Pearcey R, et al. The relationship between waiting time for radiotherapy and clinical outcomes: a systematic review of the literature. Radiother Oncol. 2008; 87(1): 3-16. [PMID: 18160158]

2

挙児希望を有する乳癌患者に対するがん治療について

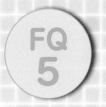

FQ 5 挙児希望のために術後内分泌療法を中断することは許容されるか？

ステートメント

閉経前ホルモン受容体陽性乳癌に対する術後内分泌療法は，5年以上のタモキシフェン内服が推奨されている。術後内分泌療法を短期間で中断することは，再発リスクと乳癌死亡リスクを上昇させるため，そのリスクを理解し，挙児希望のために術後内分泌療法を短期間で中断することを慎重に判断する。

1 FQ の背景

　若年世代の乳癌患者にとって治療後の妊孕性は重要な課題であり，5〜10年間の術後内分泌療法は人生計画にかかわる負担の大きい治療である。術後内分泌療法終了まで妊娠を待機すると，患者の妊孕性は加齢変化とともに低下し，さらに高齢で妊娠した場合，周産期合併症は増加するためさらなるリスクを負うこととなる。しかし，一方で術後内分泌療法中断は再発と乳癌死亡のリスクを上昇させるため，積極的には推奨されない。よって，挙児希望のある乳癌患者にとって，妊娠目的で術後内分泌療法を中断することが安全か，挙児を得た後に中断していた術後内分泌療法を再開することはどの程度乳癌の再発・死亡リスクの減少に貢献できるのか，との課題は乳癌治療計画と人生計画を考えるうえで重要である。

2 解 説

　乳癌診断時45歳未満の患者277例の症例集積研究[1]では72例（26％）の患者が不妊カウンセリングを受けていた。277例中17例（6％）は，術後薬物療法を開始する前に妊孕性温存療法を施行していた（卵子凍結6例，胚凍結11例）。妊孕性温存を行った17例中2例（12％）は妊娠目的にタモキシフェン治療を2年後に中断したが，2例とも乳癌が再発していた。このように若年世代の乳癌患者は乳癌治療と妊孕性温存の両立を求める実態がある一方，術後内分泌療法を中断することの是非を慎重に検討する必要がある。

　Early Breast Cancer Trialists' Collaborative Group（EBCTCG）の報告では，1〜2年のタモキシフェン療法を受けた患者が治療期間5年間を完了するために治療を再開することが有益であることを示唆している[2]。この報告から，挙児希望のために術後内分泌療法を短期間で中断した後に再開し，5年間の投与を完了することが許容される可能性がある。しかし，本FQに対する明確なエビデンスはないため，POSITIVE試験（A study evaluating Pregnancy, disease Outcome and Safety of Interrupting endocrine Therapy for premenopausal women with endocrine responsIVE breast cancer who desire pregnancy，NCT02308085）の結果が待たれる。

　社会的要因による妊娠・出産年齢の高齢化に伴い，若年女性が出産計画を終える前に乳癌を発

症する例が増加している。不妊は QOL に著しい影響を与えるため，乳癌を発症した若年女性にとって大きな苦痛となり，一定割合の患者においてはその治療決定に影響を与える可能性がある。

これまでの後方視的研究では，乳癌発症後に妊娠しても再発リスクが増加しないことは示唆されているが[3]，データの信頼性には疑問が残る。近年，乳癌発症後に妊娠を希望する女性では 5 〜10 年間の術後内分泌療法により卵巣予備能および妊娠率が著しく低下するため，妊娠を目的とした術後内分泌療法の一時的中断に関する前方視的な研究データが望まれる。

POSITIVE 試験は，2014 年から開始されている国際共同研究であり，本邦の施設も複数参加している。対象は妊娠を希望する ER 陽性乳癌の 42 歳以下の患者で，術後 18 カ月から 30 カ月にわたり術後内分泌療法を行った後に 3 カ月間の休薬期間を経て妊娠を試みた後，2 年以内に術後内分泌療法を再開するというものである。主要評価項目は，乳癌無発症期間（BCFI），すなわち研究登録から初回浸潤性乳癌イベント（局所再発，領域再発，または遠隔再発あるいは新規の浸潤性対側性乳癌）発現までの期間である。また，副次評価項目として，①月経回復および月経パターン，②妊娠（妊娠検査により判定），③妊娠転帰：満期産，帝王切開，人工流産，流産，子宮外妊娠，死産，④出生児転帰：早産，低出生体重，出生異常，⑤授乳：授乳パターン（期間，乳房温存術の治療歴がある場合は同側乳房の使用，片側授乳），⑥生殖補助医療（ART）の利用，が評価される。すでに患者の登録は終了し，結果が待たれるところである。

③ 関連する診療ガイドラインの記載

ESMO ガイドラインでは，挙児希望の場合は，少なくとも 18 カ月の術後内分泌療法を行い，POSITIVE 試験に参加することが記載されている[4]。

④ 参考資料

1）キーワード

英語：breast cancer，endocrine therapy，tamoxifen，interruption of treatment，pregnancy
患者の希望：QOL，satisfaction，patient preference，decision conflict，decision aid，regret
経済：cost，economic burden，financial toxicity

2）参考文献

1) Takahashi Y, Shien T, Sakamoto A, et al. Current multidisciplinary approach to fertility preservation for breast cancer patients. Acta Med Okayama. 2018; 72(2): 137-42. [PMID: 29674762]

2) Gradishar WJ, Hellmund R. A rationale for the reinitiation of adjuvant tamoxifen therapy in women receiving fewer than 5 years of therapy. Clinical Breast Cancer. 2002; 2(4): 282-6. [PMID: 11899359]

3) Azim HA Jr, Kroman N, Paesmans M, et al. Prognostic impact of pregnancy after breast cancer according to estrogen receptor status: a multicenter retrospective study. J Clin Oncol. 2013; 31(1): 73-9. [PMID: 23169515]

4) Cardoso F, Kyriakides S, Ohno S, et al; ESMO Guidelines Committee. Early breast cancer: ESMO Clinical Practice Guidelines for diagnosis, treatment and follow-up. Ann Oncol. 2019; 30(8): 1194-220. [PMID: 31161190]

3章

乳癌治療後の妊娠・周産期管理
について

乳癌治療後の妊娠と出産後の管理について

　1章と2章では，挙児希望を有する乳癌患者の妊孕性温存とがん治療についてみてきたが，本章では乳癌治療終了後の患者が妊娠を試みる際および周産期に生じる臨床的な疑問を扱う。乳癌治療後に妊娠を希望する場合，必ずしも凍結した卵子や胚を活用せず，自然妊娠を試みることがあるだろう。また，新たに不妊治療としての生殖医療を受ける可能性もある。本章では，CQとして，乳癌治療後の自然妊娠と，不妊治療としての生殖医療の安全性について取り上げた。

　さて，乳癌患者が術後に妊娠を希望した場合，再発の有無を確認することは勧められるだろうか？　日本乳癌学会編「乳癌診療ガイドライン2018年版」では，初期治療後，定期診察とマンモグラフィに加えて様々な画像診断を加え慎重なフォローアップを行っても，無症状で見つかる再発病変が増えるものの，生存率が改善しないことから，「基本的に再発リスクの低いStageⅠ・Ⅱ乳癌術後に定期的な全身画像検査を行わないこと」を勧めている[1]。より遠隔転移や再発の可能性が高いStageⅢ以上の初発乳癌に対しては，「腫瘍量が少ない時期に，遠隔転移や再発を把握し治療を開始したほうが治療効果やQOLの改善を期待できる」可能性があるとするものの，その科学的根拠は示されておらず，乳癌の予後改善という観点で定期的な全身検索をすることは必須ではない。

　しかし遠隔転移が判明した場合，新規薬物の導入により予後は改善しつつあるサブタイプはあるものの[2]未だ根治が困難な病態であり，個々の患者において長期生存を予測することは難しい。日本癌治療学会編「小児，思春期・若年がん患者の妊孕性温存に関する診療ガイドライン2017年版」では，遠隔転移を伴うStageⅣもしくは再発乳癌の患者の妊孕性温存を勧めていない[3]。その理由として，StageⅣもしくは遠隔転移を伴う再発乳癌患者では，「継続的な薬物治療が必要になる場合が多く，妊娠企図から分娩までの十分な時間を確保することが困難」であり，「妊娠・分娩における母体の安全を保障できるものではない」ためとしている。この記述はあくまでも妊孕性温存の適応について論じたものであるが，再発時の治療制限を勘案し，乳癌治療後の妊娠企図時には遠隔転移のスクリーニングを行うことを考慮すべきである。The European Society of Gynecological Cancerの妊娠期乳癌に関するコンセンサスミーティングでは「ステージングの結果によって，その後の治療が変更される可能性があるならば，ステージングすべきである」としており[4]，また妊孕性温存に関する総説においても「妊孕性温存を用いて妊娠を試みる前に無再発であることを確認すべきである」と記されている[5]。

　ただし，妊娠前検査で再発を認めていない場合でも，妊娠を試みる間や，妊娠後に再発をきたす可能性は否定できない[6]。また，妊娠企図にあたり留意すべきはがんの再発だけではなく，産科的観点から母体の加齢等に伴う出産リスクに配慮する必要がある。European Society of Human Reproduction and Embryology のガイドラインでは，アンスラサイクリン投与歴のある患者での心機能等，妊娠前に母体の健康状態を確認することを推奨している[7]。妊娠中の検査や周産期の管理，授乳に関しての臨床的疑問については，本章のBQで扱う。

参考文献

1) 日本乳癌学会. 乳癌診療ガイドライン2018年版（Ver.4). 検診・画像診断, 総説7初期治療後フォローアップ.
https://jbcs.xsrv.jp/guidline/2018/index/kenshingazo/3s6/（2021/2/28アクセス）

2) Gobbini E, Ezzalfani M, Dieras V, et al. Time trends of overall survival among metastatic breast cancer patients in the real-life ESME cohort. Eur J Cancer. 2018; 96: 17-24. [PMID: 29660596]

3) 日本癌治療学会編. 小児, 思春期・若年がん患者の妊孕性温存に関する診療ガイドライン2017年版. 金原出版, 2017.

4) Amant F, Deckers S, Van Calsteren K, et al. Breast cancer in pregnancy: recommendations of an international consensus meeting. Eur J Cancer. 2010; 46(18): 3158-68. [PMID: 20932740]

5) Jeruss JS, Woodruff TK. Preservation of fertility in patients with cancer. N Engl J Med. 2009; 370(9): 902-11. [PMID: 19246362]

6) Ernest EH, Offersen BV, Andersen CY, et al. Legal termination of a pregnancy resulting from transplanted cryopreserved ovarian tissue due to cancer recurrence. J Assist Reprod Genet. 2013; 30(7): 975-8. [PMID: 23748473]

7) ESHRE Guideline Group on Female Fertility Preservation; RA Anderson, F Amant, D Braat, et al. ESHRE guideline: female fertility preservation. Hum Reprod Open. 2020; 2020(4): hoaa052. [PMID: 33225079]

3

乳癌治療後の妊娠・周産期管理について

BQ 5 乳癌治療が終了した乳癌患者が妊娠した場合，乳癌フォローアップ検査を行うことは勧められるか？

ステートメント

乳癌治療が終了した乳癌患者の妊娠中乳癌フォローアップ検査として，問診・視触診は勧められ，マンモグラフィと乳房超音波検査については施行を考慮してよい。

1 BQ の背景

　乳癌初期治療が終了した乳癌患者が妊娠した場合の，妊娠中乳癌フォローアップ検査のエビデンスは存在しない。一般的乳癌の初期治療後フォローアップとして，本邦[1]や海外[2,3]の乳癌診療ガイドラインでは，適度な間隔の問診・視触診と定期的なマンモグラフィは強く推奨され，乳房温存術後の超音波検査は望ましいとされている。本BQでは妊娠中および授乳中の乳房画像診断についてのガイドラインをもとに妊娠中の乳房の変化，胎児への被曝リスク等に考慮しながら乳癌フォローアップ検査の介入について概説する。

2 解説

1）問診・視触診

　初期治療後，定期的な問診・視触診とマンモグラフィのみのフォローアップを行う群と，それらに加えて他の画像検査や血液検査もフォローアップする群とを比較した2つの前方視的臨床試験が行われた[4)~6)]。その結果，追加検査は転移再発巣の早期発見につながるが生存率は改善しないことが示され，初期治療後の定期フォローアップは問診・視触診とマンモグラフィのみの推奨となった。

　問診・視触診は，初期治療後3年間は3～6カ月毎，その後2年間は6～12カ月毎，それ以降は1年毎が勧められている。妊娠期においても妊娠による乳房の変化に配慮しながら問診・視触診を行うことが勧められる。

2）マンモグラフィ

　本邦および海外のガイドラインで年1回のマンモグラフィは問診・視触診と並び，初期治療後の定期フォローアップとして推奨されている。妊娠中のマンモグラフィによる胎児被曝量は0.03mGy未満であり，50mGy以下では催奇形性の影響は示されていない[7]。妊娠中でもマンモグラフィは適切な腹部遮蔽を用いれば禁忌ではないとされている[8]。妊娠中は乳管や腺葉の過形成，水分量の増加や間質脂肪の減少によりマンモグラフィで乳房の濃度を上昇させると考えられているが，妊娠中はほとんどが散在性または不均一高濃度乳房を呈するという報告もあり[9]，妊娠期乳癌に対するマンモグラフィの感度は78～90％と報告されている[10]。よって，適切な遮蔽下においてマンモグラフィは妊娠中の乳癌フォローアップ検査として効果的かつ安全に施行で

きると考えられる。

被曝量についてはBQ8を参照。

3）超音波検査

本邦のガイドラインにおいて，術後の局所再発や対側乳癌の早期発見のために定期的に乳房超音波検査が行われることが望ましいとされている[1]。現時点では，妊娠中の乳房超音波スクリーニングを評価する研究はないが，妊娠期乳癌の診断において超音波検査が最も高い感度を有していること[11]~[13]や，被曝や造影剤曝露の問題がなく低コストで行えるモダリティであることより補助的なスクリーニング法として第一選択として用いることができる。ただし妊娠中の乳房超音波検査では，乳管や腺葉の過形成等によりびまん性のechogenicity（エコー輝度）の低下をきたすこと，偽陽性率を高め不要な検査を促す可能性に留意することが必要である[8]。

肝臓超音波検査も被曝の問題なく行える検査であるが，無症状患者に対する定期的な検査の有用性を示した研究は存在しない[1]。

4）MRI

本邦のガイドラインにおいて，術後の対側乳癌の早期発見のために乳房MRIが許容され得る症例があるとされているが，妊娠中にガドリニウムが胎盤を通過する安全性に関するデータが限られているため，スクリーニングとしての乳房MRI検査は妊婦には推奨されていない[8]。

頭部MRI検査については，無症候性脳転移のスクリーニングによる生存率の改善が認められていないことや造影剤の曝露の問題から，妊娠中のスクリーニング検査としては勧められない。

5）胸部X線

初期治療後，定期的な胸部X線検査による生存率の改善を示した研究はない。症状発現時に限って施行することにより医療費が削減された報告がある[14]。

被曝量についてはBQ8を参照。

6）胸腹部CT

初期治療後の定期的な胸腹部CT検査による有用性を示した研究がないことや，胎児への被曝の問題により妊娠中のスクリーニング検査としては勧められない。一方で妊娠中または産褥期に胸部CTへの曝露によって母体乳癌の短期リスク増加は認められなかった[15]ことから，再発を疑う有症状の症例には検査を許容し得る場合もある。

被曝量についてはBQ8を参照。

7）骨シンチグラフィ，FDG-PET

胎児への被曝の問題から妊娠中のスクリーニング検査としては勧められない。

被曝量についてはBQ8を参照。

8）血清腫瘍マーカー

一般の乳癌術後において，腫瘍マーカーの感度，特異度は比較的良好であり，再発診断に有用であることが示されている一方で，生存率や費用等の観点においては有用性を示す研究は存在し

ない[1]。また，妊娠中は生理的な妊娠性変化により腫瘍マーカーが変動するという報告[16]もあり，妊娠時期によっては判定に困難を要し，妊娠中のスクリーニング検査としては勧められない。

　以上より，乳癌治療が終了した乳癌患者の妊娠中乳癌フォローアップ検査として，問診・視触診は勧められ，マンモグラフィと乳房超音波検査については施行を考慮してよい。ただし再発を疑うような症状が出現した場合は，他のフォローアップ検査についてただちに適応を考慮し許容される適切な検査を行う[8]。

3　参考資料

1）キーワード

英語：breast cancer, breast screening, pregnancy
患者の希望：QOL, satisfaction, patient preference, decision conflict, decision aid, regret
経済：cost, economic burden, financial toxicity

2）参考文献

1) 日本乳癌学会編. 乳癌診療ガイドライン2018年版Ver.4，検診・画像診断，総説7初期治療後フォローアップ．3.乳癌の精密検査（治療後）．
https://jbcs.xsrv.jp/guidline/2018/index/kenshingazo/3s6/（2021/8/23アクセス）
2) NCCN Guidelines for Breast Cancer Version1.2021. Invasive Breast Cancer. Surveillance/Follow-up.
3) Runowicz CD, Leach CR, Henry NL, et al. American Cancer Society/American Society of Clinical Oncology Breast Cancer Survivorship Care Guideline. J Clin Oncol. 2016; 34(6): 611-35. [PMID: 26644543]
4) Impact of follow-up testing on survival and health-related quality of life in breast cancer patients. A multicenter randomized controlled trial. The GIVIO Investigators. (No authors listed) JAMA. 1994; 271(20): 1587-92. [PMID: 8182811]
5) Del Turco MR, Palli D, Cariddi A, et al. Intensive diagnostic follow-up after treatment of primary breast cancer. A randomized trial. National Research Council Project on Breast Cancer follow-up. JAMA. 1994; 271(20): 1593-7. [PMID: 7848404]
6) Palli D, Russo A, Saieva C, et al. Intensive vs clinical follow-up after treatment of primary breast cancer: 10-year update of a randomized trial. National Research Council Project on Breast Cancer Follow-up. JAMA. 1999; 281(17): 1586. [PMID: 10235147]
7) Tremblay E, Therasse E, Thomassin-Naggara I, et al. Quality initiatives: guidelines for use of medical imaging during pregnancy and lactation. Radiographics. 2012; 32(3): 897-911. [PMID: 22403117]
8) Expert Panel on Breast Imaging; diFlorio-Alexander RM, Slanetz PJ, Moy L, et al. ACR Appropriateness Criteria® Breast Imaging of Pregnant and Lactating Women. J Am Coll Radiol. 2018; 15(11S): S263-75. [PMID: 30392595]
9) Swinford AE, Adler DD, Garver KA. Mammographic appearance of the breasts during pregnancy and lactation: false assumptions. Acad Radiol. 1998; 5(7): 467-72. [PMID: 9653462]

10) Vashi R, Hooley R, Butler R, et al. Breast imaging of the pregnant and lactating patient: imaging modalities and pregnancy-associated breast cancer. AJR Am J Roentgenol. 2013; 200(2): 321-8. [PMID: 23345353]

11) Taylor D, Lazberger J, Ives A, et al. Reducing delay in the diagnosis of pregnancy-associated breast cancer: how imaging can help us. J Med Imaging Radiat Oncol. 2011; 55(1): 33-42. [PMID: 21382187]

12) Ahn BY, Kim HH, Moon WK, et al. Pregnancy- and lactation-associated breast cancer: mammographic and sonographic findings. J Ultrasound Med. 2003; 22(5): 491-7; quiz 498-9. [PMID: 12751860]

13) Robbins J, Jeffries D, Roubidoux M, et al. Accuracy of diagnostic mammography and breast ultrasound during pregnancy and lactation. AJR Am J Roentgenol. 2011; 196(3): 716-22. [PMID: 21343518]

14) Kokko R, Hakama M, Holli K. Role of chest X-ray in diagnosis of the first breast cancer relapse: a randomized trial. Breast Cancer Res Treat. 2003; 81(1): 33-9. [PMID: 14531495]

15) Burton KR, Park AL, Fralick M, et al. Risk of early-onset breast cancer among women exposed to thoracic computed tomography in pregnancy or early postpartum. J Thromb Haemost. 2018; 16(5): 876-85. [PMID: 29450965]

16) 森久仁子, 土橋一慶, 植木 實, 他. 妊婦・褥婦の乳がん検診における血清乳癌腫瘍マーカーの位置づけー乳癌治療後妊娠例での検討ー. 日乳癌検診学会誌. 2005; 14(1): 81-5.

3

乳癌治療後の妊娠・周産期管理について

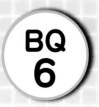

BQ6 乳癌経験者が妊娠した場合の周産期管理に，特別な配慮は必要か？

ステートメント

乳癌治療後の妊娠・出産では，母体は心機能に影響のある治療を行った場合，特に心筋症や心臓機能異常を発症した既往がある場合，妊娠中に心筋症や心不全を発症する可能性が高くなる。また早産・低出生体重児（2,500g未満）を出産する可能性が，乳癌治療歴がない場合に比して高くなる。以上から乳癌経験者が妊娠した場合，周産期に特別な配慮が必要である。

1　BQ の背景

悪性腫瘍治療後に妊娠した場合，治療による母体や児への影響は悪性腫瘍の種類や治療内容によって異なり，乳癌治療後に妊娠した際に特に注意する点を解説する。

2　解 説

1）乳癌治療による母体への影響

妊娠中，母体の循環血液量が非妊娠時に比較して最大 1.4～1.5 倍になり，分娩後には急激に減少するため心血管系に負荷がかかる。そのため，心機能に影響する可能性があるアンスラサイクリン系薬剤投与，胸部放射線治療等を行った場合，心不全兆候や血圧の変動に注意が必要である。

小児期に心機能に影響する薬剤を悪性腫瘍治療のため使用し心筋症を起こした既往がある場合，または症状の有無にかかわらず心筋症の加療中の場合，妊娠中に心筋症を発症する可能性が高くなるという報告[1]や，小児期～若年期の間に悪性腫瘍治療のため心機能へ影響する治療（アンスラサイクリン系薬剤等の化学療法，胸部照射等）を行い心機能異常の既往がある場合，3 人に 1 人が妊娠中にうっ血性心不全を発症するという報告もあり[2]，悪性腫瘍治療のため心機能へ影響する治療を行った場合，妊娠中だけではなく妊娠前から心機能に注意する必要がある。

2）乳癌治療による児への影響

乳癌治療後に妊娠した場合，早産になりやすいことや，低出生体重児（2,500g未満）を出産する可能性が乳癌治療歴のない場合に比して高くなることが複数の文献で報告されている[3]～[9]。［D'Ambrosio V[3]らのシステマティックレビューでは，乳癌治療歴がある 1,466 人とない 691,2485 人を比較した場合，早産は乳癌治療歴のある人で 11.05％，ない人で 7.79％〔1.68（95％ CI：1.43-1.99）〕，低出生体重児が出生する割合は乳癌治療歴がある人で 9.26％，ない人で 5.54％〔1.88（95％ CI：1.55-2.27）〕だった］。

3）乳癌治療後の妊娠の時期と児への影響

乳癌診断後 2 年以内または化学療法の既往がある場合[8]，または化学療法終了後 1 年以内に妊娠した場合には，放射線治療の有無にかかわらず[9]，早産，低出生体重児・在胎週数に比して小さい児を出生する可能性が高くなるとの報告がある。乳癌診断・治療によるストレスや化学療法による免疫能の低下が関係するものと考察されている[7]。乳癌治療後，どのくらいの時期から妊娠を試みるか，乳癌治療医と話し合っておくことは重要である。

4）乳癌治療と児の先天異常

乳癌治療後に出生した児に先天異常を伴う可能性は，乳癌治療後に出生した児のほうが，がん治療歴がない人より高くなるとする報告はあるが，わずかだった[5]。

5）乳癌治療後の早産を防ぐには

早産の原因に関する研究は様々なものがあるが，がん治療歴のある場合に早産になった患者を調査したところ，より若い人（25 歳未満），妊娠初期に出生前ケア（＝prenatal care，医療者による妊娠中の健康的な過ごし方や妊娠に伴う母体の身体的・精神的変化の説明，妊娠中や分娩時に問題が起こりそうにないか産科的リスク因子の評価をする等を行う）を受けていないことが，早産のリスク因子であった[10]。海外の文献であり，本邦と医療体制が異なる可能性があるが，乳癌治療後であることは **1)2)3)** から産科的にリスク因子であると考えられ，妊娠初期の適切な時期に産科を受診し，医療者に正確な治療歴を伝えることが重要である。

③ 参考資料

1）キーワード

英語：breast cancer，perinatal management
患者の希望：QOL，satisfaction，patient preference，decision conflict，decision aid，regret
経済：cost，economic burden，financial toxicity

2）参考文献

1) Hines MR, Mulrooney DA , Hudson MM, et al. Pregnancy-associated cardiomyopathy in survivors of childhood cancer. J Cancer Surviv. 2016; 10(1): 113-21. [PMID: 26044903]

2) Liu S, Aghel N, Belford L, et al. Cardiac Outcomes in Pregnant Women With Treated Cancer. J Am Coll Cardiol. 2018; 72(17): 2087-9. [PMID: 30336834]

3) D'Ambrosio V, Vena F, Di Mascio D, et al. Obstetrical outcomes in women with history of breast cancer: a systematic review and meta-analysis. Breast Cancer Res Treat. 2019; 178(3): 485-92. [PMID: 31451975]

4) Langagergaard V, Gislum M, Skriver MV, et al. Birth outcome in women with breast cancer. Br J Cancer. 2006; 94(1): 142-6. [PMID: 16306874]

5) Dalberg K, Eriksson J, Holmberg L. Birth outcome in women with previously treated breast cancer--a population-based cohort study from Sweden. PLoS Med. 2006; 3(9): e336. [PMID: 16968117]

6) Jacob L, Kalder M, Arabin B, et al. Impact of prior breast cancer on mode of delivery and

pregnancy-associated disorders: a retrospective analysis of subsequent pregnancy outcomes. J Cancer Res Clin Oncol. 2017; 143(6): 1069-74. [PMID: 28220257]

7) Hartnett KP, Ward KC, Kramer MR, et al. The risk of preterm birth and growth restriction in pregnancy after cancer. Int J Cancer. 2017; 141(11): 2187-96. [PMID: 28836277]

8) Black KZ, Nichols HB, Eng E, et al. Prevalence of preterm, low birthweight, and small for gestational age delivery after breast cancer diagnosis: a population-based study. Breast Cancer Res. 2017; 19(1): 11. [PMID: 28143580]

9) Hartnett KP, Mertens AC, Kramer MR, et al. Pregnancy after cancer: Does timing of conception affect infant health? Cancer. 2018; 124(22): 4401-7. [PMID: 30403424]

10) Anderson C, Smitherman AB, Engel SM, et al. Modifiable and non-modifiable risk factors for preterm delivery among adolescent and young adult cancer survivors. Cancer Causes Control. 2018; 29(2): 289-95. [PMID: 29196836]

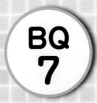

乳癌治療後の母乳による授乳は安全か？

ステートメント

乳癌の標準的治療を終了し，妊娠・出産後に授乳を希望する場合には，母乳育児を支援することが可能である。乳房温存手術後には患側乳房からの十分な授乳は困難な場合が多い。

1 BQ の背景

　若年乳癌症例においては，乳癌治療後に妊娠・出産が可能となる症例がある。授乳とは，乳汁（母乳または育児用ミルク）を子どもに与えることであり，授乳は子どもに栄養素等を与えるとともに，母子・親子の絆を深め，子どもの心身の健やかな成長・発達を促すうえで極めて重要とされる[1]。一般的に母乳による授乳（母乳育児）は乳児に最適な成分で少ない代謝負担，乳幼児の感染症リスク低下，母子関係の良好な形成，出産後の母体の回復促進等，多くのメリットがあることが知られている。乳癌患者が出産後に母乳による授乳を安全に実施可能か，エビデンスは限られているが，解説する。

2 解 説

1）がん治療後に母乳による授乳が可能か

　乳癌治療後に母乳による授乳を行う場合には，化学療法，内分泌療法，分子標的治療等の薬物療法は実施していないことが前提となる。

①温存術後の患側乳房による授乳

　若年症例では整容性の保持のため，温存術が選択される場合も多い。温存術後は乳房温存療法として，通常，放射線治療が実施されるが，これに伴い腺組織の萎縮をきたし，乳汁分泌能の低下を生じる。また乳房の硬化により，児による吸いつき困難や授乳時の疼痛増強を生じる場合もある。温存手術後は 34％の症例で乳汁分泌が確認されたという報告があるが，分泌量が少なく，母乳による授乳に至らなかった症例もあるとされる[2]。別の報告では 21 症例の 28 出産後，55.6％で乳汁分泌あり，38.9％では乳汁分泌なし，5.5％は不明であった。また，放射線治療を含む乳房温存療法を行った 10 症例のうち，8 症例では著しい乳汁分泌量の減少が報告されている[3]。乳輪乳頭近傍の皮膚切開，病変の存在位置，放射線治療の照射量や照射法等が温存乳房の乳汁分泌に影響することが知られている。

②乳癌治療後の対側（健側）乳房による授乳

　患側乳房への術後放射線治療も含め，乳癌治療による対側乳房の授乳への影響はないとされる。また，児にとっては片側からの授乳により十分な栄養供給は可能である。

2) がん治療後の母乳育児が乳癌の再発に影響があるか

ホルモン受容体陽性乳癌においては，妊娠・出産・授乳に伴う乳房局所のエストロゲンレベル高値が乳癌再発に寄与しないかの懸念があるが，標準治療後であれば予後に影響しないと考えられている。母乳による授乳との関連においては，乳癌治療後に出産し，授乳を行った症例に関する報告は限られている。IBCSGによる報告では，乳癌術後に出産した94症例中，27症例は授乳を行い，非授乳症例と比較し，予後は良好であった可能性が示されている。ただし，この27症例は医療者による報告であり，患側での授乳なのか，授乳期間等の詳細はなくバイアスを含んでいる可能性がある[4]。

3) がん治療後の母乳による授乳により児に影響があるか

授乳を行った場合，乳児に直接的な悪影響があるとの報告はない[5]。

4) 患者および児のQOL

母乳育児は母乳の免疫学的感染防御，乳児にとって代謝不可の少ない成分組成，アレルギー性が低いこと，母体の体調管理，母子相互関係の良好な形成等，栄養，免疫，心理的意義が大きい。患側からの乳汁分泌が認められない，もしくは不十分であったとしても，対側乳房からの授乳は安全に実施できる可能性がある。母乳育児を望む場合には積極的な母乳育児の支援を行う。

また，出産後も乳癌薬物療法の継続を要する，あるいは母乳育児が可能な状況であっても分泌量が少ない，母子の健康等の理由から育児用ミルクを選択する場合は，その決定を尊重するとともに，母乳育児を希望しても実施できない母親の悩みや罪悪感等の心の状態に配慮し，精神的な支援が必要となる。

3 参考資料

1) キーワード

英語：breast cancer，breast feeding
患者の希望：QOL，satisfaction，patient preference，decision conflict，decision aid，regret
経済：cost，economic burden，financial toxicity

2) 参考文献

1) 「授乳・離乳の支援ガイド」改定に関する研究会. 授乳・離乳の支援ガイド（2019年改定版）. https://www.mhlw.go.jp/stf/newpage_04250.html（2021/6/19アクセス）
2) Tralins AH. Lactation after conservative breast surgery combined with radiation therapy. Am J Clin Oncol. 1995; 18(1): 40-3. [PMID: 7847257]
3) Moran MS, Colasanto JM, Haffty BG, et al. Effects of breast-conserving therapy on lactation after pregnancy. Cancer J. 2005; 11(5): 399-403. [PMID: 16259870]
4) Gelber S, Coates AS, Goldhirsch A, et al; International Breast Cancer Study Group. Effect of pregnancy on overall survival after the diagnosis of early stage breast cancer. J Clin Oncol. 2001; 19(6): 1671-5. [PMID: 11250996]
5) Azim HA, Bellettini G, Gelber S, et al. Breast-feeding after breast cancer: if you wish, madam. Breast Cancer Res Treat. 2009; 114(1): 7-12. [PMID: 18373190]

妊娠中の画像検査，病理組織検査は推奨されるか？

ステートメント

乳癌患者の妊娠中の画像検査は，非妊娠時と同様の適応で実施することを推奨するが，放射線被曝による胎児への影響から，受精後11日〜妊娠10週では50mGy未満，妊娠10〜26週では100mGy未満とすることが望ましい。また，MRI検査は胎児への影響から17週以降の施行が望ましい。

乳癌患者の妊娠中の病理組織検査は，非妊娠時と同様の適応で実施することを推奨する。

1 BQ の背景

　妊娠によって，母体は生理学的に多様に変化し，子宮内には胎児が存在することから，侵襲的な検査や画像検査が敬遠される傾向にある。本BQは，それぞれの検査における母体，胎児への影響を整理し，乳癌患者に適切な検査が実施されることを目的とし記載する。

2 解説

1）超音波検査の胎児への影響

　乳房超音波検査による胎児への影響はない。

　乳房は妊娠の生理学的変化により重量が増大し，乳腺の数が増加することによって，診断精度が低下する可能性がある。一方で，診断精度は低下しないとの報告もあり[1]，非侵襲的な検査であることから，推奨される検査である。

2）放射線被曝の胎児への影響

　胎児に対する放射線の影響は，被曝時期と被曝線量によって規定される。

　受精から10日までは，放射線被曝によって流産する可能性があるが，流産せずに残った胎芽は完全に修復され形態異常を残すことはない[2]。

　受精後11日（妊娠4週）〜妊娠10週は，胎児の原器（臓器や組織のもと）が作られる時期で，器官形成期と呼ばれ，放射線被曝により胎児の形態異常が最も起こりやすい時期である。胎児の形態異常が発生する放射線被曝は，500mGy以上でも発生率が上昇しないとの報告もあるが，多くは50〜150mGy以上で発生されるとされている[3]〜[6]。本ガイドラインでは，絶対的に安全な被曝量として，50mGy未満を推奨した。

　妊娠10〜26週は，胎児の中枢神経が最も発達する時期である（特に妊娠10〜16週）。この時期の被曝は，知能指数の低下や発達障害が発生する可能性がある。多くの報告の中で，100mGy未満での知能指数の低下は確認されておらず[7]，100mGy未満を推奨した。

表 1. 妊娠期における X 線による胎児被曝量の目安（文献 5，一部改変）

検査	部位	平均（mGy）	最大（mGy）
単純 X 線撮影	腹部	1.4	4.2
	胸部	< 0.01	< 0.01
	骨盤	1.1	4
CT	腹部	8	49
	胸部	0.06	0.96
	頭部	< 0.005	< 0.005
	骨盤	25	79

被曝量の目安として，**表 1** を参照のこと。

2）造影剤の胎児への影響

　CT 検査ではヨード造影剤，MRI ではガドリニウム造影剤を用いられることが多い。いずれの造影剤も，母体から胎盤を通過し胎児に移行し，胎児の腎から尿として排出され，羊水内にとどまる。ヨード造影剤には，ヨードが含まれており，胎児・新生児の一過性甲状腺機能低下が発生する可能性がある[8]。ヨード造影剤使用後に出生した新生児は，生後 1 週間は甲状腺機能をモニターすることを勧めるとする意見もある[8]。

　ガドリニウム造影剤は，ガドリニウムとして胎内に残留することが明らかとなっているが，胎児・新生児への影響は不明な点も多い[9]。

　いずれの造影剤も，有益性が危険性を上回るときに使用することが望ましい。

3）MRI 検査の胎児への影響

　MRI 検査による高周波の磁場，大音量の音響環境が胎児に与える影響については不明な点も多いが，放射線被曝と比較して胎児への影響は低いと考えられている。胎児が小さく動きが増加していること，中枢神経系の発達が十分ではないことを理由に，18 週未満は避けることが推奨されている[9][10]。

4）病理組織検査

　妊娠期の乳腺組織は，乳管の増殖と腺房の拡張が特徴である[11]。これらの組織学的な変化に伴い，悪性細胞と鑑別が必要な異型細胞が出現しやすいこと明らかとなっている[11]。そのため，組織学的な診断率が低下する可能性があることが指摘されているが，様々な研究で診断率は低下しないことが検証されてきている[12]〜[14]。妊娠による組織学的な変化を理解したうえで，非妊娠時と同様の適応で，病理組織学的検査を実施することが推奨される。

③　参考資料

1）キーワード

　英語：breast cancer during pregnancy，x-ray exposure，local anesthesia，biopsy，MRI

患者の希望：QOL，satisfaction，patient preference，decision conflict，decision aid，regret

経済：cost，economic burden，financial toxicity

2）参考文献

1) Robbins J, Jeffries D, Roubidoux M, et al. Accuracy of diagnostic mammography and breast ultrasound during pregnancy and lactation. AJR Am J Roentgenol. 2011; 196(3): 716-22. [PMID: 21343518]

2) Hall EJ. Scientific view of low-level radiation risks. Radiographics. 1991; 11(3): 509-18. [PMID: 1852943]

3) Streffer C, Shore R, Konermann G, et al. Biological effects after prenatal irradiation (embryo and fetus). A report of the International Commission on Radiological Protection. Ann ICRP. 2003; 33(1-2): 5-206. [PMID: 12963090]

4) M De Santis M, Di Gianantonio E, Straface G, et al. Ionizing radiations in pregnancy and teratogenesis: a review of literature. Reprod Toxicol. 2005; 20(3): 323-9. [PMID: 15925481]

5) Dekaban AS. Abnormalities in children exposed to x-radiation during various stages of gestation: tentative timetable of radiation injury to the human fetus. J Nucl Med. 1968; 9(9): 471-7. [PMID: 5747864]

6) Brent RL. Utilization of juvenile animal studies to determine the human effects and risks of environmental toxicants during postnatal developmental stages. Birth Defects Res B Dev Reprod Toxicol. 2004; 71(5): 303-20. [PMID: 15505806]

7) International Commission on Radiological Protection. Pregnancy and medical radiation. Ann ICRP. 2000; 30(1): iii-viii, 1-43. [PMID: 11108925]

8) Webb JA, Thomsen HS, Morcos SK; Members of Contrast Media Safety Committee of European Society of Urogenital Radiology (ESUR). The use of iodinated and gadolinium contrast media during pregnancy and lactation. Eur Radiol. 2005; 15(6): 1234-40. [PMID: 15609057]

9) Webb JA, Thomsen HS. Gadolinium contrast media during pregnancy and lactation. Acta Radiol. 2013; 54(6): 599-600. [PMID: 23966544]

10) Bulas D, Egloff A. Benefits and risks of MRI in pregnancy. Semin Perinatol. 2013; 37(5): 301-4. [PMID: 24176150]

11) Mitre BK, Kanbour AI, Mauser N. Fine needle aspiration biopsy of breast carcinoma in pregnancy and lactation. Acta Cytol. 1997; 41(4): 1121-30. [PMID: 9250309]

12) Finley JL, Silverman JF, Lannin DR. Fine-needle aspiration cytology of breast masses in pregnant and lactating women. Diagn Cytopathol. 1989; 5(3): 255-9. [PMID: 2791833]

13) Heymann JJ, Halligan AM, Hoda SA, et al. Fine needle aspiration of breast masses in pregnant and lactating women: experience with 28 cases emphasizing Thinprep findings. Diagn Cytopathol. 2015; 43(3): 188-94. [PMID: 24976078]

14) Gupta RK, McHutchison AG, Dowle CS, et al. Fine-needle aspiration cytodiagnosis of breast masses in pregnant and lactating women and its impact on management. Diagn Cytopathol. 1993; 9(2): 156-9. [PMID: 8513709]

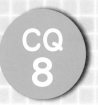

CQ 8 標準治療を終了した乳癌患者が自然妊娠を希望した場合，推奨されるか？

推 奨

適切な治療と経過観察期間を終えた乳癌患者が自然妊娠を希望した場合，その意思を尊重する。乳癌治療後患者においては，周産期合併症が増加する可能性もあり，配慮が必要である。

【推奨のタイプ：当該介入の条件付きの推奨，エビデンスの確実性：弱，合意率：100％（12/12）】

推奨の解説：標準治療終了後に妊娠して家族をもちたいという強い願いを否定すべきではない。しかし再発リスクや乳癌治療後の胎児への影響等の不確実性は残ることから，それらを十分患者が理解できるようなコミュニケーションが医療者と取れていることが条件になる。

1 CQ の背景

　乳癌の標準治療においては，局所療法である手術，放射線療法に加え全身療法である薬物療法がサブタイプや進行度に応じて推奨される。これら標準治療を終了した患者における挙児の希望は重要な問題と考えられるが，従前は妊娠に伴うエストロゲン値上昇による再発リスクの増大や，標準治療後における妊娠の安全性への懸念から乳癌患者の妊娠を疑問視する見方もあった。

　本CQにおいては標準治療を終了した患者において自然妊娠の希望があった場合にどのようなエビデンスがあり，どの程度のリスクがあるのかについて検証した。

2 アウトカムの設定

　本CQでは，標準治療終了後に自然妊娠した群と妊娠をしなかった群の2群間で，「無病生存期間」「全生存期間」「エストロゲン値」「費用」「患者意向」を，出生児に関しては標準治療終了後に自然妊娠して出生した児群と一般集団における自然妊娠にて出生した児群の2群間における「児の奇形発症率」をアウトカムに設定した。

3 採用論文

　2000年から2019年に掲載された文献を検索した。検索された153編から17編を二次スクリーニングに採用し，そのうち6編を最終評価に採用して6つのアウトカムに関して定性的なシステマティックレビューを行った。

4 アウトカム毎のシステマティックレビューの結果

1）無病生存期間（DFS）[1)2)]

　2編の観察研究による定性的なシステマティックレビューでは，対照群と介入群でDFSの差を認めなかった。研究の異質性，研究数が少ないこと，バイアスが大きいこと，すべてが観察研究であることから**エビデンスの確実性は非常に弱い**とした。なお，サブタイプおよび術後の治療に関する詳細な記述が少ない文献が多く，これらが予後に与える影響は不明である。

2）全生存期間（OS）[1)3)4)]

　3編の観察研究による定性的なシステマティックレビューでは，対照群と介入群でOSの差を認めなかった。研究の異質性，研究数が少ないこと，バイアスが大きいこと，すべてが観察研究であることから**エビデンスの確実性は非常に弱い**とした。なお，サブタイプおよび術後の治療に関する詳細な記述が少ない文献が多く，これらが予後に与える影響は不明である。

3）エストロゲン値

　エストロゲン値について検討されている報告は認めなかった。

4）児の奇形症発症率[5)6)]

　2編の観察研究による定性的なシステマティックレビューでは，乳癌治療後に妊娠・出産に至った児と一般集団の児との比較が行われており，奇形発症率が乳癌治療後群で高まるという報告と高まらないという報告が1編ずつであった。研究の異質性，研究数が少ないこと，バイアスが大きいこと，すべてが観察研究であること，結果に一貫性がないことから**エビデンスの確実性は非常に弱い**とした。

5）費　用

　費用対効果について検討された研究はなかった。

6）患者意向

　患者意向について検討された研究はなかった。

5 システマティックレビューのまとめ

　6編のコホート研究から，
　・無病生存期間（DFS）
　・全生存期間（OS）
　・児の奇形発症率
の3つのアウトカムについて検討した。
　DFSにおいては対照群と介入群で差を認めなかったが，背景となる病期や治療介入において大きな差が認められるため，標準治療終了後の自然妊娠が直接DFSに与える影響に関する正確な評価は難しいと思われた。

OSにおいても同様に，背景となる病期や治療介入において2群間で大きな差が認められるため，標準治療終了後の自然妊娠が直接OSに与える影響に関する正確な評価は難しいと考えられた。

児の奇形症発症率においてはnational registry dataであるため選択バイアスは少ないが，がん患者と健康な対照群では様々なケアの差が存在すると予想され，背景にある交絡因子を十分に拾い上げることは困難である。採用された2編はいずれも，乳癌の治療内容の詳細が不明であり，また人工妊娠中絶に関する情報がないことからも標準治療終了後の自然妊娠が直接奇形症発症率に与える影響に関する正確な評価は難しいと考えられた。

害・益：標準治療を終了した乳癌患者が自然妊娠した際に再発率の上昇や生命予後の悪化，児の奇形率の上昇は認めなかった。

6 推奨決定会議の結果

ガイドライン作成委員は，乳癌治療医4人，産婦人科医4人，看護師・倫理・医療統計・患者各々1人ずつの合計12人であった。申告の結果，経済的・アカデミック両者のCOIによる申告の影響はないと判断した。事前に資料を供覧し，委員全員の各々の意見を提示したうえで，議論および投票を行った。

1）アウトカムの解釈について

標準治療終了後における自然妊娠が乳癌の予後や児の発育にどれだけ影響するかというCQは優先される重要な問題であるという認識は委員間で一致した（「おそらく優先事項である」2人，「優先事項である」3人）。乳癌患者は標準治療が終わっても妊娠をしないほうがよいのではないかという歴史的な概念に対し，自然妊娠をすると本当に望ましくないアウトカムが増加するのかということを検証することを旨とするCQであることが確認された。

議論の冒頭で望ましい効果，望ましくない効果は表裏一体のものもあり，自然妊娠をしても乳癌の予後が悪くならないというエビデンスがあったときに"益のエビデンスが存在する"ととるのか"害のエビデンスはない"ととるのかといった問題が生じるとの指摘があった。また，一般的なガイドラインにおけるCQのように対象に対する介入の是非を諮るという形式で議論を進めていく際に，標準治療を終了した乳癌患者において"自然妊娠を試みること"を介入として設定することの妥当性に疑義が聞かれた。介入を"自然妊娠の希望者に肯定的に対応していくこと"と考えたときには介入の是非が分かりやすい議論になるのではないかとの意見も出された。

最終的に自然妊娠による"望ましい効果"は「中」程度と回答した委員が4人，「分からない」とした委員が1人，"望ましくない効果"に関しては「小さい」と回答した委員が3人，「わずか」と回答した委員が1人，「分からない」と回答した委員が2人であった。

2）アウトカム全般に対するエビデンスの確実性はどうか

システマティックレビューに採用された文献の数および質から委員全員がエビデンスの確実性については「弱い」と回答した。

3）患者の価値観や意向はどうか

従前の"乳癌患者は妊娠をしないほうがよいのではないか"という考えは，おそらく妊娠によるエストロゲン値上昇に起因する乳癌再発リスクの上昇や乳癌治療に起因する奇形症発症率の増大等への懸念によるものではないかと考えられるため，乳癌の治療成績や奇形発症率に関する患者の価値観に大きなばらつきはないのではと考えられた。また実際に妊娠した後に妊娠を維持するか悩む場合等ではばらつく可能性が出てくると思われるとの意見も出された。

最終投票時には委員全員が「重要な不確実性またはばらつきはおそらくなし」と回答した。

4）望ましい効果と望ましくない効果のバランス

最初に乳癌の標準治療終了後に"自然妊娠を試みること"を介入と考えた場合に望ましい効果は何になるかということが話し合われた。子どもがいる人生が得られること，通常の妊娠・出産と比べて奇形症が少ないこと，乳癌の再発リスクを増大させないこと等が挙げられたが個々の委員により考え方は様々であった。

次いでこのCQを参照する医療職・患者の立場で考えたときには，望ましい効果と望ましくない効果のバランスが取れているかどうかを"自然妊娠を試みることで望ましくないアウトカムの報告があるか"や"一つの選択肢として許容されるか"といった形で提示できることが重要であることには全委員の一致した合意が得られ，患者側からもそのような提示を医療者側から得られることは大きなメリットがあるとの意見が出された。

ただし標準治療を終了した患者では背景のばらつきが大きく，例えばホルモン受容体陽性乳癌で術後内分泌療法が5年，10年と施行されて終了した場合と，トリプルネガティブ乳癌で術後化学療法が終了した場合とでは標準治療終了時点の再発リスクが大きく異なるため，一律に推奨を決めるのが難しいという意見も出された。

最終投票では「介入も比較対照もいずれも優位ではない」と回答した委員が4人，「おそらく介入が優位」と回答した委員が2人であった。

5）コスト資源のバランスはどうか

通常の妊娠・出産とは大きく費用は変わらないと考えられるため，総じて費用対効果はあるのではないかとの意見が出た一方，そもそも妊娠・出産において費用対効果という考え方そのものが馴染まないのではないかという意見も出された。費用対効果は「いずれも優位でない」と回答した委員が1人，「おそらく介入が優位」と回答した委員が1人，「分からない」と回答した委員が4人であった。

容認性としては挙児希望の患者と医療者にとって"自然妊娠を試みること"は受け入れ可能な選択肢だと思われることでは意見が一致した。

現状得られたエビデンスからは，標準治療終了後の自然妊娠を希望する乳癌患者に対してその希望を容認することは実行可能な選択肢と考えられたが，時に標準治療終了時点でかなり高い再発リスクの状態である患者も含まれ，そのような際には暫時妊娠を避けた経過観察を推奨することもあり得る点から実効性がある選択肢として「おそらく，はい」と回答した委員が6人であった。

6）推奨のグレーディング

乳癌の標準治療を終了した時点で自然妊娠を希望する場合には，その時点での乳癌の再発リス

クを鑑みながら個々の症例において推奨度合いが定められるのが妥当と判断されるが，現状得られたエビデンスからは総じて自然妊娠が悪いアウトカムに結びつくということはないと思われた。

　どの程度低い再発リスクであれば自然妊娠が許容されるかという閾値を医学的に設定することは困難であり，また時には標準治療が行われている途中でも自然妊娠を希望する場合も考えられる。術後内分泌療法のように標準治療が5〜10年と長期にわたるものがあることから，十分に低い再発率と判断できるまで妊娠を避けながら標準治療を継続することや経過観察を行うことは，加齢に伴う妊孕性の低下等，妊娠・出産に関する機会逸失とトレードオフの関係にあることを常に念頭に置いておかなくてはならないと思われた。

　また生殖医療専門医からは患者希望を受けた際に乳癌再発リスクがどの程度あるかに関する判断が難しく，乳癌治療医との連携が不可欠であるとの意見が出された。この問題は生殖医療専門医と乳癌治療医が同一施設で綿密な連携がとれる際には大きな問題にならないが，生殖医療が不妊専門クリニック等の別施設で行われている場合には問題になる可能性も示された。

　妊娠・出産に関しては患者側の強い希望があることも多く，乳癌再発リスクが高い場合にはそれをどこまで許容するかという点が問題となってくる。"自然妊娠を試みること"が医療者側に決裁権のある許諾事案というわけではなく，乳癌再発リスクや妊娠・出産の可能性を踏まえて医療者側と患者がよく話し合い，お互いに理解と許容が十分に得られたうえでの意思決定につなげることが重要であると考えられた。

　以上より，本CQの推奨草案は以下とした。

推奨草案：適切な治療と経過観察期間を終えた乳癌患者が自然妊娠を希望した場合，止めるべきではない。乳癌治療後患者においては，周産期合併症が増加する可能性もあり，配慮が必要である。

　最終投票には投票者12人中7人が投票に参加し，7人が推奨草案を支持した。会議に参加できなかった投票者も会議後議論を踏まえ検討し，投票を行い12/12人（100％）の合意形成となり，採用に至った。

　条件としては自然妊娠希望時点での再発リスクがそれほど高くない点，再発リスクや自然妊娠の可能性をよく理解し判断したうえでの意思決定であること等が挙げられた。

⑦　関連する診療ガイドラインの記載

　ESMOガイドラインにおいては，適切な治療と経過観察期間を終えたがん患者においては安全性を理由に妊娠を止めるべきではないとされている。ただし一般集団と比べて妊娠期，出産時の合併症が増加することから，より綿密なモニタリングが推奨されている[7]。

　ESHREガイドラインにおいては，化学療法・放射線療法により妊娠時のリスクが増大するおそれがあることや，またこれに伴い妊娠前に追加の検査や循環器科へのコンサルト等が必要に応じて行われることが記載されている。また妊娠中のモニタリングが通常妊娠時より綿密に行われること等が記載されている[8]。

8 今後のモニタリング

　若年者に多いトリプルネガティブ乳癌では，周術期の薬物療法の多くは１年以内に終了し，遠隔再発も術後３年以内が好発期間である。これに対しホルモン受容体陽性乳癌においては長期にわたって遠隔再発の危険性が持続し，長期（１０年間）の術後内分泌療法が推奨される等，標準治療の期間や再発が懸念される期間がサブタイプ毎に大きく異なる。これらの因子に配慮する必要性から，サブタイプ毎の情報集積と推奨の考慮が必要になると思われる。

9 外部評価結果の反映

　推奨文の表現に関し指摘があったため，当該箇所を修正した。

10 参考資料

1）キーワード

英語：breast cancer, pregnancy, after treatment
患者の希望：QOL, satisfaction, patient preference, decision conflict, decision aid, regret
経済：cost, economic burden, financial toxicity

2）参考文献

1) Córdoba O , Bellet M, Vidal X, et al. Pregnancy after treatment of breast cancer in young women does not adversely affect the prognosis. Breast. 2012; 21(3): 272-5. [PMID: 22018510]
2) Blakely LJ, Buzdar AU, Lozada JA, et al. Effects of pregnancy after treatment for breast carcinoma on survival and risk of recurrence. Cancer. 2004; 100(3): 465-9. [PMID: 14745861]
3) Iqbal J, Amir E, Rochon PA, et al. Association of the timing of pregnancy with survival in women with breast cancer. JAMA Oncol. 2017; 3(5): 659-65. [PMID: 28278319]
4) Kroman N, Jensen MB, Wohlfahrt J, et al; Danish Breast Cancer Cooperative Group. Pregnancy after treatment of breast cancer--a population-based study on behalf of Danish Breast Cancer Cooperative Group. Acta Oncol. 2008; 47(4): 545-9. [PMID: 18465320]
5) Dalberg K, Eriksson J, Holmberg L. Birth outcome in women with previously treated breast cancer--a population-based cohort study from Sweden. PLoS Med. 2006; 3(9): e336. [PMID: 16968117]
6) Langagergaard V, Gislum M, Skriver MV, et al. Birth outcome in women with breast cancer. Br J Cancer. 2006; 94(1): 142-6. [PMID: 16306874]
7) Peccatori FA, Azim HA Jr, Orecchia R, et al; ESMO Guidelines Working Group. Cancer, pregnancy and fertility: ESMO Clinical Practice Guidelines for diagnosis, treatment and followup. Ann Oncol. 2013; 24 Suppl 6: vi160-70. [PMID: 23813932]
8) ESHRE Guideline Group on Female Fertility Preservation; RA Anderson, F Amant, D Braat, et al. ESHRE guideline: female fertility preservation. Hum Reprod Open. 2020; 2020(4):

　　　hoaa052, 1-17. [PMID: 33225079]

9) Lambertini M, Kroman N, Ameye L, et al. Long-term safety of pregnancy following breast cancer according to estrogen receptor status. J Natl Cancer Inst. 2018; 110(4): 426-9. [PMID: 29087485]

10) Nye L, Rademaker A, Gradishar WJ. Breast cancer outcomes after diagnosis of hormone-positive breast cancer and subsequent pregnancy in the tamoxifen era. Clin Breast Cancer. 2017; 17(4): e185-9. [PMID: 28185739]

11) Valentini A, Lubinski J, Byrski T, et al; Hereditary Breast Cancer Clinical Study Group.The impact of pregnancy on breast cancer survival in women who carry a BRCA1 or BRCA2 mutation. Breast Cancer Res Treat. 2013; 142(1): 177-85. [PMID: 24136669]

12) Zhang X , Li P, Ma W, et al. Risk factors of recurrence in small-sized, node negative breast cancer in young women: a retrospective study in Chinese population. Sci China Life Sci. 2013; 56(4): 335-40. [PMID: 23483340]

13) Azim AH Jr, Kroman N, Paesmans M, et al. Prognostic impact of pregnancy after breast cancer according to estrogen receptor status: a multicenter retrospective study. J Clin Oncol. 2013; 31(1): 73-9. [PMID: 23169515]

14) Kranick JA, Schaefer C, Rowell S, et al. Is pregnancy after breast cancer safe? Breast J. 2010; 16(4): 404-11. [PMID: 20522097]

15) Mueller BA, Simon MS, Deapen D, et al. Childbearing and survival after breast carcinoma in young women. Cancer. 2003; 98(6): 1131-40. [PMID: 12973836]

3）文献検索式・エビデンス評価シート・EtD フレームワーク

日本がん・生殖医療学会ホームページ（URL: http://www.j-sfp.org/）参照

乳癌治療を終了した乳癌患者が新たに生殖補助医療を受けることは推奨されるか？

推奨

乳癌治療を終了した乳癌患者が新たに生殖補助医療（ART）を受けることは，安全性への不確実性があることを十分理解したうえで，条件付きで許容される。

【推奨のタイプ：当該介入の条件付きの推奨，エビデンスの確実性：弱，合意率：66.7％（8/12）】

推奨の解説：乳癌治療後の患者に対するARTの安全性に関しては，限られたエビデンスしかなく，不確実性が残る。ただし，乳癌治療後の卵巣機能から自然妊娠の可能性が低い患者や，再発リスクが低いと判断される患者においては，これらの不確実性を理解したうえで提案される。

1 CQ の背景

　乳癌患者が治療終了後に妊娠・出産を望むかどうかについては，治療開始前から検討する必要がある項目である。その際，妊娠・出産自体が乳癌の予後にどれだけ影響するのか，乳癌治療歴が児の予後に影響するかということ等も重要な事項であり，治療開始の段階では検討することができないことも多い。また，将来の妊娠・出産の希望については時間を経て価値観が明らかになることも多い。加齢や殺細胞性抗がん剤により妊孕性は低下することが分かっていることから，治療終了後に生殖補助医療（assisted reproductive technology；ART）を新たに受けることのリスクについては治療開始前から知っておきたい内容である。ここでは乳癌治療が終了した乳癌患者が新たにARTを受けることで，乳癌の予後への影響がどの程度であるか主要なアウトカムを比較検討する。そのリスクについて議論・推奨を提示することで，臨床決断の大きな助けになることが期待される。

2 アウトカムの設定

　本CQでは周術期および乳癌治療終了後にARTを行った群とARTを行っていない群間で「無病生存期間（DFS）」「全生存期間（OS）」「エストロゲン（E2）値」「再発率」をアウトカムとした。しかし，DFS，OS，E2値については乳癌治療後に新たにARTを行った患者を対象とした研究がなく，評価不能であった。

3 採用論文

　2000〜2019年に掲載された文献を検索した。検索された428編から30編を二次スクリーニングに採用し，そのうち2編を最終評価に採用して4つのアウトカムに関して定性的なシステ

マティックレビューを行った。

4 アウトカム毎のシステマティックレビューの結果

1) 無病生存期間（DFS）

DFSについて検討されている研究はなかった。

2) 全生存期間（OS）

OSについて検討されている研究はなかった。

3) エストロゲン（E2）値

E2値について検討されている研究はなかった。

4) 再発率

乳癌治療終了後に体外受精を行った29人と乳癌診断直後に妊孕性温存目的に体外受精を行った8人を含む体外受精施行群37人と，乳癌治療終了後に自然妊娠した自然妊娠群148人（両群は腫瘍径と乳癌診断後からの年数を一致させ，また観察期間に差はなかった）の乳癌再発率を比較した後方視的コホート研究では，乳癌治療終了後に体外受精を行った群で乳癌再発率に上昇はなかった（再発率：体外受精施行群0/37，0% vs. 自然妊娠群36/148，24.8% P=0.0002）。この報告では，乳癌レジストリー設立初期の腫瘍に関するデータが一部欠損していることと（病期等），乳癌の予後に影響する可能性のある体外受精を行う患者は自然に妊娠した患者より，進行癌が少ない可能性があることや，より健康であった可能性があることを指摘している[1]。また，もう1編も後方視的コホート研究で，乳癌治療終了後にARTを行ったART群25人と乳癌治療終了後に自然妊娠をした自然妊娠群173人〔両群は腫瘍に関する特徴のうち，組織Grade以外に差はなかった。Grade3の腫瘍が自然妊娠群に多かった。また，診断時年齢がART群のほうが高かった（ART群33.7歳 vs. 自然妊娠群31.4歳　P=0.009）〕の乳癌再発・対側乳癌発症・二次がん発症率を比較しているが，ART群2/25，8% vs. 自然妊娠群28/173，16.2%，P=0.54と有意差はなかった[2]。いずれも後方視的コホート研究でありエビデンスレベルは低いが一貫性は認められた。しかし，症例数は少なく，**エビデンスの確実性は弱**とした。

5) 費 用

費用対効果について検討された研究はなかった。

5 システマティックレビューのまとめ

2編の後方視的コホート研究から乳癌治療終了後に新たにARTを行うことで，乳癌の再発率，死亡率の悪化を認めないかを評価すべく，DFS，OS，E2値，乳癌再発率について検討した。

DFS，OS，E2値については乳癌治療後に新たにARTを行った患者を対象とした研究がなく，評価不能であった。

益：乳癌治療後にARTを行うことで，乳癌再発率は上昇しない。
害：DFS，OS，E2値は評価できなかった。

6 推奨決定会議の結果

　ガイドライン作成委員は，乳癌治療医4人，産婦人科医4人，看護師・倫理・医療統計・患者各々1人ずつの合計12人であった。申告の結果，経済的・アカデミック両者のCOIによる申告の影響はないと判断した。事前に資料を供覧し，委員全員の各々の意見を提示したうえで，議論および投票を行った。

1) アウトカムの解釈について

　「標準治療終了後にARTを行った場合にどれだけアウトカムに影響するか」ということは優先される重要な問題であるという認識は委員間で一致した（「おそらく優先事項である」4人，「優先事項である」2人）。本CQは，乳癌患者では標準治療後にARTを受けることが予後に影響する可能性があるかもしれないという歴史的な概念に対し，ARTを行うと本当に望ましくないアウトカムが増加するのかどうかを検証するものであることが確認された。

　一方で望ましい効果が何なのか（ARTを受けたことによる妊娠率・生児獲得率なのか，ARTに伴う乳癌再発率の上昇等，乳癌への影響）がはっきりせず，不明であることで6人全員が一致した。また望ましくない効果についてはシステマティックレビューの結果，乳癌再発率が上昇しないことから影響は「小さい」とするものが3人，ARTに伴いエストラジオール値の上昇を伴うが，それによって乳癌再発への影響は不明であること等から「分からない」としたものが4人だった。

　最終的に自然妊娠による"望ましい効果"は「分からない」と回答した委員が6人，"望ましくない効果"に関しては「小さい」と回答した委員が3人，「分からない」と回答した委員が4人であった。

2) アウトカム全般に対するエビデンスの確実性はどうか

　アウトカム全体のエビデンスについてはシステマティックレビューに採用された文献の数および質から，5人が「非常に弱い」，2人が「弱い」と判断した。アウトカム全体に対する**エビデンスの確実性は弱**と判断した。

3) 患者の価値観や意向はどうか

　患者の乳癌治療後のARTに対する価値観に関して，妊娠率・生児獲得率等のARTを受けたことによって得る結果に重点を置くのか，ARTを受けること自体に重点を置くかは患者によって異なるのではないかと議論となった。最終的にはARTを受けることを希望している患者を前提として，最終投票を行い，「重要な不確実性またはばらつきの可能性あり」1人，「重要な不確実性またはばらつきはおそらくなし」5人となった。

4) 望ましい効果と望ましくない効果のバランス

乳癌治療後にARTを受けることに対しての患者の価値観が、乳癌の予後に影響なく（再発率が上昇することなく）ARTを受けられることなのか、ARTを受けたことにより妊娠率・生児獲得率が上昇することなのかで意見が分かれ、また参照している文献でも語られていないため、最終投票時には7人全員が「分からない」とした。

5) コスト資源のバランスはどうか

費用に関するデータがないことや生児獲得率が分からないため、費用対効果は「分からない」とする意見が出た。また、自然妊娠と比較すると、ARTを受けるより自然妊娠のほうが、費用対効果は優位ではないかとする意見が出た。最終的に7人全員が「分からない」とした。

容認性としてはARTを受けることを希望する患者にとってマイナス要因は小さいため受け入れ可能な選択肢だとする意見と、再発率や費用等、不明な点が多く分からないとする意見が出た。最終的に乳癌治療後にARTを受けることは「おそらく受け入れ可能な選択肢である」5人、「分からない」2人となった。

乳癌治療後にARTを受けることを希望する乳癌患者に対してその希望を容認することは実行可能な選択肢と考えられたが、標準治療終了時点で高い再発リスクの状態である患者も含まれ、「おそらく実効性がある選択肢である」と回答した委員が6人であった。

6) 推奨のグレーディング

乳癌の標準治療終了後にARTを受けることは、乳癌再発率に影響はしないとするエビデンスは弱いながら得られたが、ARTを受けたことによる妊娠率や生児獲得率、自然妊娠と比較した場合の妊娠率の差に関するデータやARTを受けた場合の費用の情報がない。また乳癌再発の可能性が高い人には勧められないのではないかとの意見が出た。その結果、推奨するには要件が必要ではないかと議論になった。要件としては「より積極的に子どもが欲しい」「費用負担」「自然妊娠が難しい年齢・卵巣機能」「化療法の既往」が挙げられた。しかし、医学的な条件設定、卵巣機能の評価は難しいとの意見もあった。

以上より、本CQの推奨草案は以下とした。

推奨草案：乳癌治療が終了した乳癌患者が新たにARTを受けることは、安全性への不確実性があることを十分理解したうえで、条件付きで許容される。

最終投票には投票者12人中7人が投票に参加し、7人中4人（57％）が推奨草案を支持した。なお、投票では「当該介入または比較対照のいずれかについての条件付きの推奨」に2人の委員が支持し、「当該介入に反対する条件付きの推奨」を1人の委員が支持し、ARTを受けた患者が妊娠・出産に至るという点でよいということがいえなかったとする意見であった。会議に参加できなかった投票者も会議後議論を踏まえ検討し、投票を行った結果、「当該介入または比較対照のいずれかについての条件付きの推奨」8人、「当該介入の条件付きの推奨」4人であった。合意率66.7％であったため、再度意見を出し合い投票した結果、「当該介入または比較対照のいずれかについての条件付きの推奨」4人、「当該介入の条件付きの推奨」8人（合意率66.7％）となった。

「当該介入の条件付きの推奨」を支持する意見として、安全性のエビデンスが不足しているこ

とを十分説明し理解したうえで，かつARTによる妊娠率や生児獲得率や自然妊娠と比較した場合の妊娠率のデータはないことも理解し，そのうえで患者が希望するのであれば，ARTを受けてもよいのではないかと考えられるという意見となった。一方で「当該介入または比較対照のいずれかについての条件付きの推奨」を支持する意見としては，どのような患者にARTを行うとどれくらい生児獲得が見込めるのかというデータが不足しており医学的に"条件付きの推奨となる対象"が絞り込めない，選択肢として否定されるものではないが妊娠率も乳癌への影響も不確定な状況で医療者側が条件のもとで推奨するのが妥当という根拠が乏しい，という意見が出た。

7　関連する診療ガイドラインの記載

　ESMOガイドラインにおいては，乳癌治療後にARTを受けることは，ホルモン受容体陽性乳癌で特に生存率に注意が必要とし，また調節卵巣刺激をすることは有害で予後に影響するとする報告はないが，データが限られており，今後も研究が必要としている[3]。

　ASCO，FertiPROTEKT，ESHREの妊孕性温存療法に関するガイドラインでは乳癌治療後にARTを受けることに関する記載はなかった。

8　今後のモニタリング

　推奨される標準治療を中断して本介入を行う場合は，さらにリスクや不可実性の説明が必要である。また，乳癌のサブタイプ別の検討が必要と考えられる。

9　外部評価結果の反映

　本CQでは，反映すべき指摘はなかった。

10　参考資料

1）キーワード

　英語：breast cancer，ART，after treatment
　患者の希望：QOL，satisfaction，patient preference，decision conflict，decision aid，regret
　経済：cost，economic burden，financial toxicity

2）参考文献

1) Rosenberg E, Fredriksson A, Einbeigi Z, et al. No increased risk of relapse of breast cancer for women who give birth after assisted conception. Hum Reprod Open. 2019; 2019(4): hoz039. [PMID: 31872070]

2) Goldrat O, Kroman N, Peccatori FA, et al. Pregnancy following breast cancer using assisted reproduction and its effect on long-term outcome. Eur J Cancer. 2015; 51(12): 1490-6. [PMID: 26070684]

3) Lambertini M, Peccatori FA, Demeestere I, et al; ESMO Guidelines Committee. Electronic

3

乳癌治療後の妊娠・周産期管理について

address: clinicalguidelines@esmo.org. Fertility preservation and post-treatment pregnancies in post-pubertal cancer patients: ESMO Clinical Practice Guidelines. Ann Oncol. 2020; 31(12): 1664-78. [PMID: 32976936]

3）文献検索式・エビデンス評価シート・EtD フレームワーク

日本がん・生殖医療学会ホームページ（URL: http://www.j-sfp.org/）参照

4章

妊娠期の乳癌患者に対する
がん治療について

妊娠期乳癌に対するがん治療について

総論

　第4章では乳癌合併妊娠（妊娠期乳癌）について取り上げる。

　妊娠期乳癌の頻度は3,000妊婦に1人と，妊娠期に診断されるがんの中で最も多いがんの一つと推定されている。妊娠期乳癌に対する妊娠中のがん治療については，その周産期学的安全性，腫瘍学的安全性が不確実であったことから，人工妊娠中絶が提案されることもあった。しかしながら，近年，妊娠中のがん治療（外科療法，薬物療法）の母体および胎児の発育に対する安全性を報告するデータが蓄積されており，妊娠週数を配慮することで妊娠中のがん治療が可能になってきている。

　実際に妊娠期乳癌の患者の治療方針を決定する際は，妊娠中にがん治療を行うことで胎児がどのような影響を受けるのか，妊娠していない乳癌患者への治療内容や治療効果と比べどれくらい異なるか等，産科，腫瘍科の二側面から考えなければならない。また，患者は妊娠中の治療のメリット（確かさ），デメリット（不確かさ）を考慮して，妊娠継続をするかどうかの意思決定をする必要がある。

　妊娠期乳癌患者の妊娠継続の意思決定は，患者本人だけではなく，配偶者や親等，複数の利害関係者が絡むため容易ではないこともある。妊娠を継続するかどうかの判断は，十分な情報提供と，確かさ・不確かさへの理解，そしてリプロダクティブ・ライツ（産む権利・産まない権利）に配慮した意思決定支援が不可欠であり，まさに医療者と患者および患者家族の協働意思決定が求められる。

　本章のBQ，CQ，FQでは妊娠期乳癌診療において考慮したい重要な臨床課題を取り上げ，解説している。これからまさに妊娠期がん診療を行おうとしている医療者，当事者が介入行為の確かさ・不確かさを共有し，協働意思決定を行うための一助としていただきたい。

　本総論では，妊娠期乳癌診療にあたる際の基本的な内容を概説する。

1）妊娠期乳癌の疫学

　本邦における妊娠中のがん合併率に関するデータはない。海外からの報告では1,000〜1,500妊婦に1人の割合でがんが合併しているといわれている[1)2)]。妊娠期がんの割合は1960年代の報告では2,000人に1人と報告されており，徐々に増加傾向であるとされている[3)]。その原因は，がん自体の発症率が増えてきているだけではなく，女性の社会進出や生殖補助医療の発展等を背景として30〜40代で妊娠・出産をする女性の数が増加していることも影響していると考えられている[4)]。妊娠中に見つかるがんとして多いものは，乳癌，血液がん（リンパ腫，白血病），子宮頸癌，甲状腺癌，大腸癌，卵巣癌，悪性黒色腫等が挙げられる。

　妊娠期乳癌の予後は，年齢や病期を調整した非妊娠期乳癌と比べ，多変量解析では差がないことが分かっている[5)]。

2）妊娠期乳癌の診断

（1）症状

　妊娠期乳癌の典型的な症状やサインはない。妊娠期に乳房のしこりや皮膚の変化を感じても，

妊娠症状の一つとして認識されることが多いため，乳癌の診断が遅れることもある。そのため，妊娠中であってもしこりや乳房の変化があれば，乳腺専門機関を受診するのが望ましい。

（2）組織診断

妊娠中に増大する良性腫瘍の一つとして線維腺腫が有名ではあるが，増大傾向がある場合は針生検を用いた確定診断が推奨される。1 カ月の診断の遅れは乳癌の腋窩リンパ節転移のリスクを0.8〜1.8％増加させるといわれており，細胞診よりも針生検での確定診断のほうが正診率が高いことを考えると，妊娠中であることを理由に組織生検をためらう必要はない。

（3）画像診断

乳癌が疑われる症例に対しては超音波が第一選択となるが，マンモグラフィも安全に施行可能である。妊娠中の乳房ＭＲＩ撮影については造影が必要であり，胎児への影響を考慮すると施行は勧められない。遠隔転移の有無の評価が必要と考えられる症例に対しては，胸部Ｘ線検査（遮蔽を併用），肝臓超音波検査，および造影剤を用いない胸椎・腰椎のMRI検査を考慮してもよい。不必要な検査あるいは正確性に欠ける画像検査は避けるべきである。

3）妊娠期乳癌の治療のマネジメント

妊娠中のがん治療の原則は，胎児への不利益を最小限にしながら，母親に対し最善のがん治療を行うことである。がん治療と妊娠継続の両立に関しては，病期の広がりや，推奨される治療内容，診断時の妊娠週数によるところが多い（**表1**）。

これまでの報告からは，妊娠週数を配慮すれば妊娠中の外科療法，薬物療法ともに児への短期的な影響は少ないとされている。したがって，乳癌の予後を考慮し，妊娠中であっても適切なタイミングで外科療法，薬物療法を行うことは考慮される。ただし，産科的管理の面から外科療法は妊娠 31 週まで，薬物療法は 34 週までとし，それ以上になる場合は児の出産を待ってからがん治療を行うことが望ましい。

妊娠中の薬剤併用に関しては全国にある「妊娠と薬情報センター」の利用も検討する。

表1 胎児発育とがん治療の影響

妊娠週	0w0d ～ 3w6d	4w0d ～ 11w6d	12w0d ～ 27w6d	28w0d ～ 31w6d	32w0d 〜 41w6d （正期産 37w0d）
妊娠期	前期 （1st trimester）		中期 （2nd trimester）		後期 （3rd trimester）
薬剤の胎児発育に与える影響	All or none	催奇形性に関与	胎児毒性に関与		
手術	原則行わない		実施可能	原則行わない	
アンスラサイクリン系薬剤 / タキサン系薬剤	原則行わない		実施可能	原則行わない	
抗HER2治療	禁忌				
内分泌治療	禁忌				
放射線治療	原則行わない				

4）治療中の周産期管理

（1）産科診察

　産科診察は妊娠中に化学療法を行っている場合は，3 週毎（化学療法の投与スケジュール毎）の診察を行う。妊娠中に化学療法を行っていない場合は，通常の妊婦検診と同じタイミングで行う。

（2）分娩時期

　分娩は母体のがんの状態が落ち着いていれば正期産（妊娠 37 週）を待つのが望ましい。早産による児の知能や成長・発達への影響は化学療法による影響より大きいといわれている[6]。

（3）分娩方法

　分娩方法は産科的リスクに応じて選択する。帝王切開の適応は，あくまで産科的適応に準じ，妊娠期乳癌だからといって，不必要な帝王切開は避けるべきだろう。基本的には経腟分娩での出産が第一選択になる。誘発分娩の必要性については乳癌のバイオロジーや治療スケジュールを考慮しながら，その適応について産科医と相談して決定するのが望ましい。

5）産褥期のケアとがん治療の再開

（1）授乳

　産後の授乳は可能である。ただし，産後に追加の抗がん剤治療が必要な場合は，乳汁への薬物移行，乳腺炎のリスクの観点から化学療法開始前に断乳をする。断乳には約 1 週間程度かかるため，断乳完了予定日の 1～2 週前にカベルゴリン（1.0mg，1 日 1 回，1 日のみ）を内服する。断乳方法については産科医や助産師にも相談するのが望ましい。

　産後に乳癌治療を行う場合は，初乳を与えた後，1～2 週後に断乳することが多い。

（2）産後の乳癌治療

　産褥期経過が良好であれば，産後 1～2 週間後には乳癌治療（外科療法，薬物療法含む）が可能である。

参考文献

1) Ngu SF, NganHYS. Chemotherapy in pregnancy. Best Pract Res Clin Obstet Gynaecol. 2016; 33: 86-101. [PMID: 26553395]

2) Pavlidis NA. Coexistence of pregnancy and malignancy. Oncologist. 2002; 7(4): 279-87. [PMID: 12185292]

3) Williams TJ, Turnbull KE. Carcinoma in situ and pregnancy. Obstet Gynecol. 1964; 24: 857-64. [PMID: 14244866]

4) Voulgaris E, Pentheroudakis G, Pavlidis N. Cancer and pregnancy: a comprehensive review. Surg Oncol. 2011; 20(4): e175-85. [PMID: 21733678]

5) Stensheim H, Møller B, van Dijk T, et al. Cause-specific survival for women diagnosed with cancer during pregnancy or lactation: a registry-based cohort study. J Clin Oncol. 2009; 27(1): 45-51. [PMID: 19029418]

6) Amant F, Van Calsteren K, Halaska MJ, et al. Long-term cognitive and cardiac outcomes after prenatal exposure to chemotherapy in children aged 18 months or older: an observational study. Lancet Oncol. 2012; 13(3): 256-64. [PMID: 22326925]

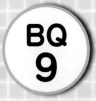

BQ9 妊娠中の乳癌患者に内分泌療法を行うことは安全か？

ステートメント

妊娠中の内分泌療法は，胎児奇形を増加させるため，行うべきではない。

1 BQ の背景

　妊娠期乳癌においてはまず，妊娠継続を選択し胎児，母体への影響を考慮し乳癌治療を行うか，もしくは妊娠継続を諦め，人工妊娠中絶を選択したうえで乳癌に対する標準治療を行うかのいずれかを選択しなければならない。ここでは，妊娠継続を選択し乳癌治療を行う際の内分泌療法について検討する。閉経前乳癌患者に対する内分泌療法にはタモキシフェンが用いられるが，タモキシフェンの内服により催奇形性があることが知られている。ここでは，妊娠中に内分泌療法を行った場合の胎児への安全性，また母体への影響について文献検索から検討した。

2 解 説

1）妊娠中の内分泌療法による胎児への影響

　Schuurmanら[1]によるレビューによると，文献検索から妊娠中にタモキシフェンを内服していた 238 例中，胎児のアウトカムが追える 167 例のうち 21 例に異常発育が認められたと報告されている（12.6％）。これは，胎児発育異常が一般的には 3.9％と報告されていることに比べ高いと考えられる。

　多くの症例報告から，頭蓋・顎顔面形成異常[2][3]，外性器形成不全[4]等のリスクが上昇することが報告されており，胎児に染色体異常を認めていないことからタモキシフェンの催奇形因子による胎児の発達・形成異常が原因と考えられている[5]。特に，器官形成期である妊娠前期にタモキシフェンを内服した際に胎児異常のリスクが高くなると考えられる。

　GnRH アゴニストに関しては，術後内分泌療法として GnRH アゴニスト投与開始後に妊娠が判明したという症例報告がある。妊娠 16 週[6]と妊娠 25 週[7]の時点まで GnRH アゴニストを投与されたが，胎児に明らかな異常は認めなかった。しかしながら，安全性に関するデータとしては不十分であり，妊娠中に投与する絶対的な理由がない場合は，投与すべきではないと考えられる。

2）妊娠中の内分泌療法によって得られる予後改善効果

　妊娠中におけるタモキシフェンの内服効果に関して，再発乳癌に対する報告を認めるのみである。タモキシフェンによる明らかな縮小効果は認められず，エストロゲンレベルが上昇する妊娠後期では病勢進行を認めている[8]。

3）患者のQOL

　QOLについての報告は認められないが，妊娠期乳癌患者が妊娠継続を選択する場合，胎児へのがん治療の影響は重要なアウトカムになると考えられることから，前述の通り催奇形性が報告されている治療を受けたことへの精神的苦痛は大きいことが想定され，QOLに大きな影響を与えることが考えられる。

③ 参考資料

1）キーワード

英語: breast cancer during pregnancy, endocrine therapy
患者の希望: QOL, satisfaction, patient preference, decision conflict, decision aid, regret
経済: cost, economic burden, financial toxicity

2）参考文献

1) Schuurman TN, Witteveen PO, van der Wall E, et al. Tamoxifen and pregnancy: an absolute contraindication? Breast Cancer Res Treat. 2019; 175(1): 17-25. [PMID: 30707336]
2) Cullins SL, Pridjian G, Sutherland CM. Goldenhar's syndrome associated with tamoxifen given to the mother during gestation. JAMA. 1994; 271(24): 1905-6. [PMID: 8201729]
3) Berger JC, Clericuzio CL. Pierre Robin sequence associated with first trimester fetal tamoxifen exposure. Am J Med Genet A. 2008; 146A(16): 2141-4. [PMID: 18629878]
4) Tewari K, Bonebrake RG, Asrat T, et al. Ambiguous genitalia in infant exposed to tamoxifen in utero. Lancet. 1997; 350(9072): 183. [PMID: 9250188]
5) Braems G, Denys H, De Wever O, et al. Use of tamoxifen before and during pregnancy. Oncologist. 2011; 16(11): 1547-51. [PMID: 22020212]
6) Jiménez-Gordo AM, Espinosa E, Zamora P, et al. Pregnancy in a breast cancer patient treated with a LHRH analogue at ablative doses. Breast. 2000; 9(2): 110-2. [PMID: 14731710]
7) Ishizuka S, Satou S. A case of delivery of healthy infant in breast cancer patient incidentally treated with goserelin acetate and tamoxifen during pregnancy. Breast Cancer. 2016; 23(1): 164-6. [PMID: 23636905]
8) Isaacs RJ, Hunter W, Clark K. Tamoxifen as systemic treatment of advanced breast cancer during pregnancy-case report and literature review. Gynecol Oncol. 2001; 80(3): 405-8. [PMID: 11263941]

妊娠中の乳癌患者に抗HER2療法は推奨されるか？

ステートメント

妊娠中の抗HER2薬の投与は，母体に対する羊水過少症のリスク，胎児に対する呼吸機能障害，腎障害等のリスクが上昇することが明らかであり，投薬を行うべきではない。抗HER2薬治療が必要な妊娠期乳癌患者に対しては，出産後に抗HER2薬を追加して治療を行う。

1 BQ の背景

　妊娠中の分子標的薬治療については限られた情報しかない。分子標的薬といってもモノクローナル抗体のような分子量の大きなものから，チロシンキナーゼ阻害薬のような分子量の小さなものまで幅広く，一概に妊娠中の使用の可否を論じることはできない。

　分子量の大きいモノクローナル抗体は，胎盤が完成する妊娠14週頃までは胎盤を通過する輸送方法が確立していないため，胎児への影響は少ないと考えられるが，逆に胎盤が完成する2nd trimesterおよび3rd trimesterでは胎盤を通過し胎児に影響を与えることが分かっている[1]。

　現在，HER2陽性乳癌に対する周術期薬物療法および転移再発乳癌に対する薬物療法は，殺細胞性抗がん剤とモノクローナル抗体である抗HER2薬（トラスツズマブ，ペルツズマブ等）の併用が標準治療とされている。本BQでは妊娠中の抗HER2薬投与に関する安全性を中心に解説する。

2 解 説

1）母体への影響

　Zagouriらは，妊娠中にトラスツズマブ投与を行った症例報告（17編）のシステマティックレビューを行っている[2]。このシステマティックレビューによると，妊娠中にトラスツズマブ投与を受けた母親18人中11人（61.1％）で羊水過少症を合併したと報告されている。妊娠週数別に分けると，2nd trimesterまたは3rd trimesterでトラスツズマブ投与を受けた母親15人中，羊水過少症は11人（73.3％）で合併したのに対し，1st trimesterでトラスツズマブの投与を受けた3人では羊水過少症の合併は認めなかった。

　羊水は胎児の尿が主な産生源である。妊娠中にトラスツズマブ投与により，羊水過少症が起こる原因は，トラスツズマブが胎盤を通過し胎児の腎臓に発現している上皮成長因子受容体（EGFR）をブロックし，胎児の腎機能障害を引き起こすことで，羊水生産を低下させているためと考えられている。

　トラスツズマブ投与による羊水過少症は可逆的であるため，トラスツズマブの投与を中止すると羊水量は戻ることが分かっているが，原則的に妊娠中（特に2nd trimester以降）の投薬は推

奨されない。

　また，同じく抗HER2薬であるペルツズマブにおいては，マウス実験による前臨床データにおいて，妊娠中の投薬による流産が増えることが報告されている[3]。

2）胎児への影響

　Zagouriらのシステマティックレビューによると，在胎期にトラスツズマブ投与を受けた児19人のうち10人（52.6％）は健康に生まれたと報告されている。一方で9人は，新生児呼吸窮迫症候群や肺形成不全，腎機能障害，敗血症等の新生児合併症を併発していた[2]。

　また，同じく抗HER2薬であるペルツズマブにおいては，マウス実験による前臨床データにおいて，妊娠中の投薬による胎児死亡の増加が報告されている[3]。

　これらのことから，妊娠中の抗HER2薬投与は母体だけではなく，児へもまた悪影響をもたらすことが分かっている。

3）児の長期発育

　Zagouriらのシステマティックレビューによると観察期間中央値9カ月（6〜10カ月）の時点で，出生時に健康だった10人は問題なく成長していたと報告されている。一方で，何らかの合併症を有した9人の児のうち4人は，出生後5.25カ月のうちに死亡していることが分かった。妊娠週数別に分けると，1st trimesterでトラスツズマブ曝露を受けた児はいずれも出生時に健康であったのに対し，2nd trimesterまたは3rd trimesterでトラスツズマブ曝露を受けた児の25％（16人中4人）が出生後に死亡していた[2]。

4）1st trimesterでの抗HE2薬投与に関して

　1st trimesterは胎児の器官形成期であり，薬物療法にかかわらず手術も含めたがん治療自体を行うことは推奨されない。

　一方で，過去の大規模臨床試験の結果を用いて，抗HER2薬投与中に偶発的に妊娠が発覚した症例の検討も行われている。

①トラスツズマブ

　術後補助療法としてのトラスツズマブの有効性を検討したHERA試験において，トラスツズマブ投与中に偶発的に妊娠が発覚した16人のうち，4人は自然流産していたが，残る12人は妊娠発覚後にトラスツズマブの投薬を中止し，特に問題なく出産に至っていた[4]。

　また，Zagouriらのシステマティックレビューにおいても，1st trimesterでのトラスツズマブ投薬による母体および胎児への影響は報告されていない。

②ラパチニブ

　術前または術後化学療法にトラスツズマブ±ラパチニブの追加効果を検証したNeo ALLTO試験およびALLTO試験に参加した患者のうち，トラスツズマブ±ラパチニブ投薬中に偶然，妊娠が分かった患者は12人いた。そのうち8人は人工妊娠中絶を選択したが，5人は妊娠を継続した。妊娠を継続した5人のうち，妊娠初期にラパチニブを内服していた患者は2人，トラスツズマブ投与を受けていた患者は4人いた。いずれも妊娠発覚後は投薬を中止し，特に問題なく出産に至っていた[5]。

　これらのデータから，偶発的な1st trimesterでのトラスツズマブまたはラパチニブの投薬経

験がその後の母体や胎児への悪影響を及ぼすことは少ないと考えられる。しかしながら，これらのデータは決して，1st trimester での抗HER2薬の投与を支持するものではない。

③ 関連する診療のガイドラインの記載

NCCNガイドラインでは妊娠中の抗HER2薬投与は禁忌と記載されている[6]。またESMOガイドラインにおいても，トラスツズマブだけではなくその他の抗HER2薬の投与は出産後に延期すべきと記載されている[7]。

④ 参考資料

1）キーワード

英語：breast cancer during pregnancy，trastuzumab，pertuzumab
患者の希望：QOL，satisfaction，patient preference，decision conflict，decision aid，regret
経済：cost，economic burden，financial toxicity

2）参考文献

1) Lambertini M, Peccatori FA, Azim HA Jr. Targeted agents for cancer treatment during pregnancy. Cancer Treat Rev. 2015; 41(4): 301-9. [PMID: 25795021]

2) Zagouri F, Sergentanis TN, Chrysikos D, et al. Trastuzumab administration during pregnancy: a systematic review and meta-analysis. Breast Cancer Res Treat. 2013; 137(2): 349-57. [PMID: 23242615]

3) パージェタ．インタビューフォーム，2019年10月改訂（第6版），中外製薬株式会社．

4) Azim Jr HA, Metzger-Filho O, de Azambuja E, et al. Pregnancy occurring during or following adjuvant trastuzumab in patients enrolled in the HERA trial (BIG 01-01). Breast Cancer Res Treat. 2012; 133(1): 387-91. [PMID: 22367645]

5) Lambertini M, Martel S, Campbell C, et al. Pregnancies during and after trastuzumab and/or lapatinib in patients with human epidermal growth factor receptor 2-positive early breast cancer: Analysis from the NeoALTTO(BIG 1-06) and ALTTO(BIG 2-06) trials. Cancer. 2019; 125(2): 307-16. [PMID: 30335191]

6) NCCNガイドライン. https://www.nccn.org/（2021/9/24アクセス）

7) Peccatori FA, Azim HA Jr, Orecchia R, et al; ESMO Guidelines Working Group. Cancer, pregnancy and fertility: ESMO Clinical Practice Guidelines for diagnosis, treatment and follow-up. Ann Oncol. 2013; 24 Suppl 6: vi160-70. [PMID: 23813932]

4

妊娠期の乳癌患者に対するがん治療について

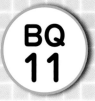

BQ 11 妊娠中の乳癌患者に放射線治療は推奨されるか？

ステートメント

妊娠期乳癌の放射線治療は，胎児被曝の安全性が確立していないため施行するべきではない。

1 BQ の背景

乳癌診療において，乳房温存術後には放射線治療を追加することが強く推奨されているが，妊娠期乳癌に対する放射線治療の安全性については確立していない。本BQでは，妊娠期乳癌に対する放射線治療が胎児に及ぼす影響について検証する。

2 解 説

妊娠中の放射線照射による胎児への影響は，①胎児死亡，②催奇形性，③胎児発育異常や早産・精神発達遅滞，④二次発がん，という4つのカテゴリーに分類される。妊娠3〜8週には0.1〜0.2 Gy の胎児被曝で催奇形性が起こり得る。また，妊娠8〜25週に0.1〜0.9 Gy を超える胎児被曝があると精神発達遅滞を認めることがある。妊娠後期では，適切な遮蔽を行ったとしても胎児の成長に伴って横隔膜は上昇し，胎児が乳房照射野に近接するため被曝量も増加する。そのため，胎児死亡や出生後の発がんを誘発する可能性が指摘されている。

乳房温存術後に体外照射を行った場合も，妊娠週数の増加に伴って胎児被曝量は増加していく。Mazonakis らは，ファントムを胎児に見立てて妊娠初期・中期・後期に胎児が曝露される放射線量を計算した。温存乳房に対して予定線量50 Gy の接線照射を行うと，胎児曝露線量は妊娠初期で2.1〜7.6 cGy，中期で2.2〜24.6 cGy，後期では2.2〜58.6 cGy と推定され，妊娠後期では器官発生異常が増加する被曝閾値を超えていた[1]。

乳房温存術後の放射線照射中に妊娠と診断された2症例の報告では，ファントムを用いて測定した胎児被曝量の実測値は3.9〜4.0 cGy であった。いずれの症例も放射線照射は妊娠5〜6週までに終了し，治療後も妊娠を継続して健常児を分娩している[2][3]。Kouvaris らの報告では生後36カ月の時点で発達遅滞等の有害事象は認めていない[3]。

術中部分照射（electron beam intraoperative radiotherapy；ELIOT）は，理論的に胎児被曝量を安全域まで減少させることが可能である[4]。しかし，妊娠期乳癌に対する臨床応用の報告はなく，現時点では安全性が確認されていないため施行すべきでない。

妊娠期乳癌に対する放射線治療は，妊娠初期・中期であれば適切な遮蔽を行うことで胎児被曝量を減少させることが可能である。しかし，放射線照射が胎児に与える影響については，一部の症例報告を除いて実験から得られた理論的データが報告されているに過ぎない。現時点では胎児被曝の安全性に関する情報が不十分であり，乳癌術後の放射線治療は分娩後に施行することが推

奨される。

　NCCN ガイドラインにおいては，乳癌と診断された時点の妊娠期を第 1〜3 三半期に区分しそれぞれの妊娠期における治療推奨が示されているが，いずれの妊娠期においても放射線治療は推奨されていない。放射線照射を必要とする乳房温存手術を選択する場合は，出産後の照射が推奨されている[5]。

　また，放射線治療後の妊娠に関しては，国際放射線防護委員会（International Commission on Radiological Protection；ICRP）より刊行された「ICRP 84 妊娠と医療放射線」に詳しく述べられている[6]。一般的に，生殖腺へ照射を受けた場合，その後の妊娠・出産により生まれた児にがんや奇形が増加するという報告は今までに示されていない。また，原爆被爆生存者の子や孫を対象にした研究や，放射線治療を受けた小児がんの生存者に対する研究においても，子孫に対する遺伝的影響は示されていない。そのため，放射線治療後の妊娠の時期については，放射線による遺伝的影響を考慮するというよりむしろ，がんの再発のリスクや補助療法の必要性等を考慮して患者と十分に相談する必要がある。

③ 参考資料

1) キーワード

英語：breast cancer during pregnancy，radiation therapy during pregnancy
患者の希望：QOL，satisfaction，patient preference，decision conflict，decision aid，regret
経済：cost，economic burden，financial toxicity

2) 参考文献

1) Mazonakis M, Varveris H, Damilakis J, et al. Radiation dose to conceptus resulting from tangential breast irradiation. Int J Radiat Oncol Biol Phys. 2003; 55(2): 386-91. [PMID: 12527052]

2) Antypas C, Sandilos P, Kouvaris J, et al. Fetal dose evaluation during breast cancer radiotherapy. Int J Radiat Oncol Biol Phys. 1998; 40(4): 995-9. [PMID: 9531386]

3) Kouvaris JR, Antypas CE, Sandilos PH, et al. Postoperative tailored radiotherapy for locally advanced breast carcinoma during pregnancy: a therapeutic dilemma. Am J Obstet Gynecol. 2000; 183(2): 498-9. [PMID: 10942495]

4) Galimberti V, Ciocca M, Leonardi MC, et al. Is electron beam intraoperative radiotherapy(ELIOT) safe in pregnant women with early breast cancer? In vivo dosimetry to assess fetal dose. Ann Surg Oncol. 2009; 16(1): 100-5. [PMID: 18941842]

5) NCCN Clinical Practice Guidelines in Oncology, Breast Cancer; Breast Cancer During Pregnancy, Version1. 2021.
https://www.nccn.org/（2021/6/12アクセス）

6) 日本アイソトープ協会．ICRP Publication84 妊娠と医療放射線．丸善，2002.

7) Kal HB, Struikmans H. Radiotherapy during pregnancy: fact and fiction. Lancet Oncol. 2005; 6(5): 328-33. [PMID: 15863381]

8) Luis SA, Christie DRH, Kaminski A, et al. Pregnancy and radiotherapy: management options for minimising risk, case series and comprehensive literature review. J Med Imaging Radiat

妊娠期の乳癌患者に対するがん治療について

4

Oncol. 2009; 53(6): 559-68. [PMID: 20002289]

9) International Commission on Radiological Protection. Pregnancy and medical radiation. Ann ICRP. 2000; 30(1): iii-viii, 1-43. [PMID: 11108925]

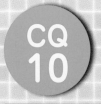

妊娠中の乳癌患者に手術は推奨されるか？

推　奨

妊娠期乳癌患者に対し，がんの進行度と流産のリスクを考慮したうえで，妊娠中の手術を行うことを条件付きで推奨する。

【推奨のタイプ：当該介入の条件付きの推奨，エビデンスの確実性：弱，合意率：100％（12/12）】

推奨の解説：適切な手術時期に関しては，妊娠週数や母体の状況，がんの進行度等を考慮して乳腺外科，産科，腫瘍内科，麻酔科，新生児科等，多職種で検討する必要がある。特に初期で診断された症例では，流産のリスクを念頭に置き，個々の状況に応じて手術時期を決めるべきである。

1 CQ の背景

　女性の出産年齢の上昇に伴い，妊娠期に乳癌と診断される症例が増加している。妊娠期乳癌では，妊娠に伴う乳房の変化等の影響により，非妊娠期乳癌と比較して進行した状態で発見される場合も少なくない。

　妊娠期乳癌においても乳癌の根治に必要な治療は非妊娠期乳癌と同等であるが，胎児の発育状況や母体の状況に応じて治療の推奨を考慮する必要がある。本CQでは，妊娠期乳癌に対する手術の安全性と推奨の是非について検証する。

2 アウトカムの設定

　本CQでは妊娠期乳癌患者群と非妊娠期乳癌患者群の2群間で手術を施行した際の，「全生存期間（OS）」「無病生存期間（DFI）」と妊娠期乳癌患者群と正常妊娠・出産群の2群間での「奇形合併率」「流産率」「早産率」を評価した。

3 採用論文

　2000年から2019年の間に掲載された文献の中から検索を行い，検索された284編から29編を二次スクリーニングに採用しそのうち7編を最終評価に採用して5つのアウトカムに関して定性的なシステマティックレビューを行った。

1）全生存期間（OS）[1)2)3)]

　妊娠中に乳癌と診断された症例を非妊娠乳癌症例と比較した3編の症例対照研究ではOSの有意差は認めなかった。

　研究の異質性，研究数が少ないこと，すべてが後方視的な症例対照研究であることから**エビデンスの確実性は弱**とした。

2）無病生存期間（DFS）[1)3)]

　妊娠中に乳癌と診断された症例を非妊娠乳癌症例の対照と比較した報告では，無再発生存期間（RFS），無増悪生存期間（PFS）で有意差がない。DFSを評価した文献は認めなかった。

　研究の異質性，研究数が少ないこと，研究内の症例数が少ないこと，すべてが後方視的な症例対照研究であることから**エビデンスの確実性は弱**とした。

3）奇形合併率[2)4)5)]

　乳癌の治療と奇形合併率に関し評価した3編の症例集積報告を採用し評価した。手術療法の併用の有無についての記載はなく，妊娠期に手術療法をすることで奇形合併率が上昇するエビデンスは認められなかった。

4）流産率[4)～7)]

　4編の観察研究を採用し評価したが，治療介入に関して詳細が不明であり妊娠中の乳癌患者に手術療法を施行することで流産率が上昇するエビデンスは認められなかった。

5）早産率[1)2)5)7)]

　早産率を評価した4編では，治療目的の妊娠中断の介入や，対照群と比較がなく妊娠期に外科療法をすることで周産期合併症としての早産率が上昇するエビデンスは認められなかった。

5　システマティックレビューのまとめ

　7編のコホート研究から
　・全生存期間（OS）
　・無病生存期間（DFS）
　・奇形合併率
　・流産率
　・早産率
の5つのアウトカムについて検討した。

　システマティックレビューにおいて検索された文献の多くが，研究対象集団は妊娠期に乳癌と診断された症例であり，全例が妊娠期に手術療法を施行されていない等，対象集団の背景にばらつきを認めた。また，妊娠症例の対照群においても非乳癌（正常）妊娠症例，もしくは乳癌既往患者の妊娠症例と比較対照群にもばらつきがあった。また本CQの推奨を検討するには，妊娠期

乳癌症例において手術療法を施行しない症例を対照としなければならないのではないかという意見もあったが、そのような文献は検索されなかった。最終的な推奨決定においては手術をしない場合と比べての手術の介入の効果に関して推奨を決定していく必要があると考えられた。

OSを評価している報告はEzzat，Framarino-Dei-Malatesta，Ibrahimの3編[1]~[3]である。妊娠中に乳癌と診断された症例を非妊娠乳癌症例の対照と比較した3編ではOSで有意差を認めなかった。妊娠中に外科療法を施行した症例においてのOSを検討している報告は1編であるが症例数が少数であった。よって、妊娠期に手術療法をすることに関するOSは対照群と比較して有意差がないとする報告はあるがエビデンスは弱いと判断された。

DFSを評価している報告は認めなかったが、DFSの代替としてRFS，PFSを評価している報告を1編ずつ認めた。妊娠中の乳癌患者28例中26例で手術療法を施行したEzzatの報告[1]では、RFSは対照群と比較して有意差がない。Ibrahimの報告[3]では対象群72例中手術療法を施行された症例は10例であり、対照群と比較してPFSに有意差がない。以上より妊娠中の乳癌患者に外科療法を施行した場合のRFSまたはPFSについては対照群と比較して有意差は認めなかったが症例数が少なく、エビデンスとしては弱いと考えられた。

妊娠中の乳癌症例における奇形合併率を評価した報告は3編[2][4][5]であったが、いずれも症例集積であった。2編における奇形症合併症例は22例中0例、1編は130例中4例であり、いずれも化学療法をした症例であった。外科療法の併用の有無については詳細不明であったため、妊娠期に手術療法をすることで奇形合併率が上昇するエビデンスは認められなかった。

流産率の報告は4編[4]~[7]だが、すべて症例集積であった。2編で流産症例が0例であり、他2編では130例中6例（4.6％）[4]，14例中5例（35.7％）[7]だが乳癌治療のための医学的な処置で誘発された流産であるか等の詳細は不明であった。症例数も少なく、本検討から、妊娠中の乳癌患者に手術療法を施行することで流産率が上昇するエビデンスは認められないと判断した。

早産率を評価した3編はいずれも対照と比較して上昇すると報告されていたが、3編の早産は乳癌治療目的に妊娠の早期中断をするために介入した分娩誘発による（総合判断による）早産であった。1編で周産期合併症として早産を報告しているが対照群との比較検定を行っておらず、妊娠期に手術療法をすることで周産期合併症としての早産率が上昇するエビデンスは認められなかった。

益：妊娠中の手術においても非妊娠期と同等の治療成績が得られる。
害：奇形合併率，流産率，早産率の上昇するエビデンスは認めなかった。

6 推奨決定会議の結果

ガイドライン作成委員は、乳癌治療医4人、産婦人科医4人、看護師・倫理・医療統計・患者各々1人ずつの合計12人であった。申告の結果、経済的・アカデミック両者のCOIによる申告の影響はないと判断した。事前に資料を供覧し、委員全員の各々の意見を提示したうえで、議論および投票を行った。

1) アウトカムの解釈について

"妊娠中の乳癌患者に手術が推奨されるか？"という問題が重要な問題であるという点に関しては委員の中での見識の違いはなかった。しかし妊娠中の手術による"望ましい効果"，"望まし

くない効果”に関しては比較対照を何に置くのかによって大きく変わるであろうとの見解で一致した。対照を今回のシステマティックレビュー通り“非妊娠期乳癌患者”に置いた場合には，妊娠中に手術を行うことで対照群が手術を受けるときよりも望ましい効果が得られる事象は考えにくく，また妊娠中の手術全般に関するデータからは妊娠中の手術ではわずかではあるものの早産，流産等，望ましくないアウトカムの上昇が知られているため，妊娠中の手術は非妊娠中の手術より好ましくないとの結論に行きつくと考えられた。

　対して現状の医療において，妊娠中の乳癌手術は必要がある際には施行されており，妊娠中の手術可能乳癌患者における“手術”の是非を問うのであれば，比較対照は“手術をせずに経過観察を行う”あるいは“手術の代わりに薬物療法を行う”等に置くのが妥当であろうという意見であった。文献検索の結果からは，“手術を行わずに経過観察を行った群”との比較のデータは存在せず，エビデンスベースでの推奨決定は難しいと思われ，実臨床における状況を加味したうえで推奨を決定していく必要があるとの意見で合意した。

2) アウトカム全般に対するエビデンスの確実性はどうか

　前途のようにこのCQに関しては適切な対照設定が難しく，“手術をせずに経過観察を行う群”と“妊娠中でも手術を受ける群”を比較した場合には，前者のデータは認めなかった。システマティックレビューの採用文献の多くは非妊娠中乳癌患者との症例対照研究のデータがエビデンスとなったが，治療背景のばらつきや非直接性は大きくエビデンスの確実性は低いと判断される要因となった。

　妊娠中に乳癌手術を受けた患者のデータは存在したが，その中には治療のために堕胎あるいは人工的に早産を促したケースが含まれるため，手術そのものによる望ましくないアウトカムの評価は難しいと判断された。ただし乳癌治療における望ましいアウトカム（OS，RFS，PFS）に関しては，非妊娠期の乳癌症例と比較して劣る報告は認めず，手術による相応の治療効果は期待できると考えられた。

　以上より，アウトカム全体のエビデンスについては「非常に弱い」と回答した委員が2人，「弱」と回答した委員が5人であった。

3) 患者の価値観や意向はどうか

　患者の価値観に関する研究は抽出されなかったが，本CQの主要アウトカムである“妊娠の安全性”と“乳癌の治療効果”に関しては，患者毎にその重要度のばらつきが「おそらくあり」と回答した委員が6人，「おそらくなし」と回答した委員が1人であった。

4) 望ましい効果と望ましくない効果のバランス

　本来のシステマティックレビュー通り非妊娠期乳癌患者を比較対照とした手術の介入であるとすれば，妊娠期より非妊娠期の手術のほうが好ましいため比較対照が優位となるが，比較対照が“手術をせずに経過観察を行う”であれば手術による治療効果が見込めるため，介入が優位となるという観点から，「おそらく介入が優位」と回答した委員が3人，「比較対照がおそらく優位」と回答した委員が3人，「分からない」と回答した委員が1人であった。

5）コスト資源のバランスはどうか

　費用対効果に関する論文は研究されなかった。妊娠中の乳癌手術では非妊娠期の手術と比べるとモニター管理や胎児の超音波検査が追加され，施設によっては入院期間が長くなる等，追加の費用負担が生じることが論じられたが，医療にかかるコストの大幅な上昇はないとの意見で一致した。ただし施行可能な施設に関しては，乳腺外科，産科，腫瘍内科，麻酔科，新生児科等々専門診療科との連携が必要であるため，限られた施設においてのみ施行可能であると考えられた。

6）推奨のグレーディング

　以上より，"妊娠中の乳癌患者に手術が推奨されるか？" について現状の治療ガイドラインや実臨床での状況を鑑み，比較対照を "手術を行わずに経過観察を行う" としたときに，以下のような推奨草案とした。

推奨草案：妊娠中の乳癌患者においては手術を行うことを条件付きで推奨する。

　最終投票には投票者12人中7人が参加し，7人が推奨草案を支持した。会議に参加できなかった投票者も会議後議論を踏まえ検討し，投票を行い12/12人（100％）の合意形成となり，採用に至った。具体的な条件としては，①手術が妥当である進行度の乳癌である，②母体が手術を許容できる状況である，③妊婦に対する手術を行える医療施設であること等が挙げられた。

7　関連する診療ガイドラインの記載

　NCCNガイドラインにおいては乳癌と診断された時点の妊娠期を第1〜3三半期に区分しそれぞれの妊娠期における治療推奨が示されている[8]。

　第1三半期で妊娠継続を希望する場合には，化学療法，放射線治療の介入が望ましくないことから，乳房全切除と腋窩リンパ節のステージングを行った後，必要があれば第2三半期以降に化学療法を，出産後に放射線照射，術後内分泌療法を行うことが推奨されているが，第1三半期では流産リスクも高まるため，害と益とのバランスを母体や胎児の状況，乳癌の状況等をもとに個々に評価することが重要である。

　第2三半期から早期の第3三半期では手術のオプションとして乳房全切除の他，乳房温存手術も選択肢の中に入れられ，また術前化学療法を行うことが妥当な症例においてはドキソルビシン，シクロホスファミド，フルオロウラシル等を組み合わせた術前化学療法も選択肢の一つに加えられている。

　晩期の第3三半期では出産までの期間を鑑み手術（乳房全切除あるいは乳房温存術と腋窩リンパ節のステージング）を行うことが推奨されている。

8　今後のモニタリング

　妊娠中の乳癌患者に対する根治手術には乳腺外科，産婦人科，麻酔科，新生児科等の専門診療科の連携が必須であり，現状では限られた施設で行われていると思われる。術前の評価から術後合併症の管理までを含めた治療プロセスの検証のため，情報を集約して集積していく必要があると思われた。

4

妊娠期の乳癌患者に対するがん治療について

⑨ 外部評価結果の反映

本CQでは，反映すべき指摘はなかった。

⑩ 参考資料

1）キーワード

英語：breast cancer during pregnancy，surgery，general anesthesia
患者の希望：QOL，satisfaction，patient preference，decision conflict，decision aid，regret
経済：cost，economic burden，financial toxicity

2）参考文献

1) Ezzat A, Raja MA, Berry J, et al. Impact of pregnancy on non-metastatic breast cancer: a case control study. Clin Oncol (R Coll Radiol). 1996; 8(6): 367-70. [PMID: 8973852]
2) Framarino-Dei-Malatesta M, Piccioni MG, Brunelli R, et al. Breast cancer during pregnancy: a retrospective study on obstetrical problems and survival. Eur J Obstet Gynecol Reprod Biol. 2014; 173: 48-52. [PMID: 24332095]
3) Ibrahim EM, Ezzat AA, Baloush A, et al. Pregnancy-associated breast cancer: a case-control study in a young population with a high-fertility rate. Med Oncol. 2000; 17(4): 293-300. [PMID: 11114708]
4) Cardonick E, Dougherty R, Grana G, et al. Breast cancer during pregnancy: maternal and fetal outcomes. Cancer J. 2010; 16(1): 76-82. [PMID: 20164696]
5) Maxwell CV, Al-Sehli H, Parrish J, et al. Breast cancer in pregnancy: a retrospective cohort study. Gynecol Obstet Invest. 2019; 84(1): 79-85. [PMID: 30219806]
6) Dominici LS, Kuerer HM, Babiera G, et al. Wound complications from surgery in pregnancy-associated breast cancer (PABC). Breast Dis. 2010; 31(1): 1-5. [PMID: 20519803]
7) Gomez-Hidalgo NR, Mendizabal E, Joigneau L, et al. Breast cancer during pregnancy: results of maternal and perinatal outcomes in a single institution and systematic review of the literature. J Obstet Gynaecol. 2019; 39(1): 27-35. [PMID: 29912592]
8) NCCN Clinical Practice Guidelines in Oncology, Breast Cancer; Breast Cancer During Pregnancy, Version1. 2021.
https://www.nccn.org/（2021/6/12アクセス）
9) Caragacianu DL, Mayer EL, Chun YS, et al. Immediate breast reconstruction following mastectomy in pregnant women with breast cancer. J Surg Oncol. 2016; 114(2): 140-3. [PMID: 27392534]
10) Halaska MJ, Pentheroudakis G, Strnad P, et al. Presentation, management and outcome of 32 patients with pregnancy-associated breast cancer: a matched controlled study. Breast J. 2009; 15(5): 461-7. [PMID: 19624421]
11) Ali SA, Gupta S, Sehgal R, et al. Survival outcomes in pregnancy associated breast cancer: a retrospective case control study. Breast J. 2012; 18(2): 139-44. [PMID: 22356297]
12) Genin AS, De Rycke Y, Stevens D, et al. Association with pregnancy increases the risk of local recurrence but does not impact overall survival in breast cancer: A case-control study of 87

cases. Breast. 2016; 30: 222-7. [PMID: 26456897]

13) McMaster J, Dua A, Desai SS, et al. Short term outcomes following breast cancer surgery in pregnant women. Gynecol Oncol. 2014; 135(3): 539-41. [PMID: 24041879]

3) 文献検索式・エビデンス評価シート・EtD フレームワーク

日本がん・生殖医療学会ホームページ（URL: http://www.j-sfp.org/）参照

4

妊娠期の乳癌患者に対するがん治療について

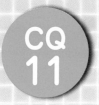

CQ 11 妊娠中の乳癌患者に乳房温存療法は推奨されるか？

推 奨

妊娠期乳癌患者に対し，出産後に温存乳房照射が遅延なく行える場合や腫瘍径が小さい場合等，限定的な条件のもとでのみ乳房温存療法を提案し，原則的には乳房全切除術を提案する。

【推奨のタイプ：当該介入または比較対照のいずれかについての条件付きの推奨，エビデンスの確実性：弱，合意率：58.3％（7/12）】

推奨の解説：妊娠期乳癌患者に対しては局所再発のリスクを鑑み原則的には乳房全切除術を提案する。しかし出産後に温存乳房照射が遅延なく行える場合や腫瘍径が小さい場合等においては，局所再発率の上昇の可能性を十分説明したうえで乳房温存術を行うことは限定的に考慮される。

1 CQ の背景

　乳癌初期治療における手術療法において，腫瘍径等の条件を満たす場合は乳房温存療法（乳房温存手術＋放射線療法）の適応となるが，妊娠中は画像診断が不十分になり得ること，放射線照射の時期に工夫が必要なこと等から適応には慎重を要する。妊娠中に乳癌手術を行う場合の術式選択について主要なアウトカムを比較検討し，その有用性とリスクについて議論，推奨を提示することで，臨床決断の補助になることが期待される。

2 アウトカムの設定

　本CQでは妊娠期乳癌患者が妊娠中に手術を行う際，乳房温存術を行う群に対し乳房全切除術を行う群または非妊娠時に乳房温存術を行った群を対照として，「局所再発率」「乳癌無病生存期間（DFI）」「乳癌生存期間（OS）」を評価した。

3 採用論文

　2編の症例対照研究と1編の症例研究，計3編を採択した。すべてのアウトカムに関して定性的なシステマティックレビューを行った。

4 アウトカム毎のシステマティックレビューの結果

1）局所再発率

　1編の症例対照研究と1編の症例研究による定性的システマティックレビューでは，乳房温存

術後 2 年で局所再発なしとする報告[1]がある一方で，術後 5 年間の観察では乳房全切除術と比較し 37%，10% と有意に局所再発率が高いとの報告[2]もあった。いずれも出産後に手術を行った例を含めての検討であり，研究の異質性，研究数が少ないこと，すべてが観察研究であることからエビデンスの確実性は非常に弱いとした。

2）無病生存期間（DFS）

2 編の症例対照研究による定性的システマティックレビューでは，非妊娠時に乳房温存術を行った群と比べ 3 年無病生存率は 79.3%，81.7% と治療成績の低下はみられず[3]，乳房全切除術と比べて 5 年無病生存率は 71%，60% で有意差を認めなかった[2]。出産後に手術を行った例が含まれており，研究の異質性，研究数が少ないこと，すべてが観察研究であることからエビデンスの確実性は非常に弱いとした。

3）全生存期間（OS）

2 編の症例対照研究による定性的システマティックレビューでは，非妊娠時に乳房温存術を行った群と比べ 3 年生存率は 87.3%，89% と治療成績の低下はみられず[3]，乳房全切除術と比べて 5 年生存率は 59%，57% で有意差を認めなかった[2]。出産後に手術を行った例が含まれており，研究の異質性，研究数が少ないこと，すべてが観察研究であることからエビデンスの確実性は非常に弱いとした。

5　システマティックレビューのまとめ

2 編の症例対照研究と 1 編の症例研究から，
- 局所再発率
- 無病生存期間（DFS）
- 全生存期間（OS）

の 3 つのアウトカムについて検討した。

益：妊娠中の乳房温存療法は，妊娠中に乳房全切除術を行った群および非妊娠時に乳房温存療法を行った群と比較して，DFS，OS に差がないとする報告があった[2,3]。

害：局所再発に関しては，乳房温存術では乳房全切除術より再発頻度が高いとの報告[2]と，術後 2 年間の追跡では再発症例はなかったとする少数例の報告[1]があり，局所再発が乳房全切除術と比較して増加する可能性がある。

6　推奨決定会議の結果

ガイドライン作成委員は，乳癌治療医 4 人，産婦人科医 4 人，看護師・倫理・医療統計・患者各々 1 人ずつの合計 12 人であった。申告の結果，経済的・アカデミック両者の COI による申告の影響はないと判断した。事前に資料を供覧し，委員全員の各々の意見を提示したうえで，議論および投票を行った。

4

妊娠期の乳癌患者に対するがん治療について

1）アウトカムの解釈について

　妊娠期乳癌患者に対する乳房温存療法の是非に関する問題は，優先される事項であるとの意見で一致した（「おそらく優先事項である」3人，「優先事項である」3人）。

　望ましい効果については，DFS，OSに差がみられず少なくとも改善効果は認められていないことから，望ましい効果が「小さい」3人，「中」1人とする意見と「分からない」3人とする意見に分かれた。また，今回アウトカムに含まれていなかったが，乳房温存術による整容性や授乳の可能性，温存への患者自身の満足度等も望ましい効果に期待されるのではないかと指摘する意見もあった。

　望ましくない効果として，妊娠中の乳房温存術は乳房全切除術と比較して「局所再発率」が高くなる傾向が報告されており，局所再発そのものがOSへ直接及ぼす影響は大きくないとしても，妊娠中に行える画像検査が限定的になる（乳房造影MRIが実施できない等）状況が局所再発増加の一因になり得るとし，望ましくない効果については「中」とする意見で全員が一致した。他に，手術侵襲や術後合併症等についても検討に含めて患者毎の術式の選択が必要であるとする意見もあった。

2）アウトカム全般に対するエビデンスの確実性はどうか

　アウトカム全体のエビデンスについては，初回の投票時は4人が「非常に弱い」，5人が「弱い」と判断した。定性的システマティックレビューでのエビデンスの確実性（強さ）ではすべて「非常に弱い」であり，アウトカムにDFS，OSを含むものの採用された論文がいずれも少数例，短期間での観察研究であることが指摘された。以上より最終投票を行い3人が「非常に弱い」，5人が「弱い」と回答し，アウトカム全体に対する**エビデンスの確実性は弱**と判断した。

3）患者の価値観や意向はどうか

　患者の価値観に関する論文は研究されなかった。非妊娠時における術式の選択には整容性や温存に対する患者の満足度を重視する場面も想定されるが，妊娠期では局所再発率の増加が報告されていることから，整容性よりも根治性を重視する可能性を指摘する意見が大半を占めた。最終投票では，6人が「重要な不確実性またはばらつきはおそらくなし」，2人が「可能性あり」とした。

4）望ましい効果と望ましくない効果のバランス

　今回設定されたアウトカムでは，妊娠期乳癌患者に対する乳房温存術の望ましい効果は「小」ないしは「分からない」と回答した委員が大半であり，望ましくない効果は全員一致で「中」と判断された。以上より望ましい効果と望ましくない効果のバランスは妊娠中の乳房温存術と比べ乳房全切除術のほうが「おそらく優位」と回答した委員が6人，「いずれも優位でない」と回答した委員が2人であった。

　ただし，妊娠中の全身治療の状況やまもなく出産を控え放射線治療までの期間が短期間である場合等には，一概にどちらが優位ともいえないのではないかとする意見もあった。

5）コスト資源のバランスはどうか

　費用対効果に関する研究は抽出されなかった。乳房温存術と乳房全切除術を比較したとき，一

般的には放射線治療や乳房再建等の費用も含めて考えても日常臨床で許容される範囲内であり，妊娠中であるということが費用へ影響することもないことからいずれの対象も費用対効果において「優位でない」とした回答が5人であった。

　一方で，妊娠中の温存術に対する満足度や，温存術のほうが局所再発率は高いとする報告があることから温存術後に局所再発をした場合の追加治療費等まで含めると，費用対効果は乳房全切除術と比較してどちらが優位か「分からない」とした回答が3人であった。

　妊娠中の乳房温存療法の容認性については，温存術自体一般的な標準術式であり「おそらく妥当な選択肢である」とする回答で全員一致した。実行可能性については，妊娠期乳癌を受け入れられる施設と受け入れられない施設があるのは事実でありその点は考慮する必要があるが，麻酔科，産婦人科，新生児科等との連携が保障される環境のもとで「おそらく，はい」とする回答で全員一致した。

6）推奨のグレーディング

　アウトカムのエビデンス，効果のバランス，費用の他，患者の価値観や出産までの時期（術後照射までの時期）等を鑑みて，妊娠期乳癌患者に対する乳房温存術は「望ましい効果」と「望ましくない効果」のバランスが中程度存在し，乳房温存術による局所再発率の増加は，より根治性を望むであろう妊娠期乳癌患者にとっては「害」のアウトカムとなると考えられる。一方で，限定的ではあるが臨床的に温存術の実施が可能な条件（腫瘍径が小さい，出産後に遅滞なく温存乳房照射が実施可能，等）において，過小診断による局所再発率上昇のリスクについて十分なインフォームドコンセントを得たうえで，温存術の実施は考慮される可能性も示された。

A．以下の①および②を満たす症例では限定的に乳房温存術が考慮される

　①超音波のみで十分な広がり診断が可能な症例

　　妊娠中は乳房造影MRIが実施できないことから，乳房内の広がり診断が過小診断となる可能性が示唆されている。また乳房自体が妊娠期の変化を伴っており，画像による広がり診断が難しい場合もある。

　②遅滞なく温存乳房照射が実施可能な症例

　　非妊娠期乳癌では温存乳房照射までの期間が20週以上になる場合は局所制御が低下することが報告されおり[4]，創部が治癒した時点で術後20週以内での温存乳房照射の開始が推奨されている[5]ことを考慮する。

B．整容性，授乳等の面から温存術を希望する患者

　　乳房の整容性等の面から温存術を希望する妊娠期乳癌患者においては，過小診断による局所再発率上昇のリスクについて十分なインフォームドコンセントを得たうえで，Aの条件を満たせば温存術の実施は考慮されるものと考える。Aの条件を満たさない場合は原則的に乳房全切除術を推奨するが，許容できず温存術を選択する患者においては，益と害について十分な説明が必須である。

　　以上より，本CQの推奨草案は以下とした。

推奨草案：妊娠期乳癌患者に対し乳房温存術を行わないことを条件付きで弱く推奨する。ただし，出産後に温存乳房照射が遅滞なく行える患者，腫瘍径が小さい患者等においては，乳房温存術による局所再発率上昇の可能性を説明したうえで，限定的に乳房温存術の実施は考慮される。

4

妊娠期の乳癌患者に対するがん治療について

推奨草案に対し最終投票を行った。投票者 12 人中 8 人が投票に参加し，6 人が推奨草案を支持した。会議に参加できなかった投票者も会議後議論を踏まえ検討し，投票を行ったところ，当該介入を行わないことの条件付きの推奨：7 人，当該介入または比較対照のいずれかについての推奨：5 人という結果（合意率 58.3%）であった。再度意見を出し合い，投票した結果，当該介入を行わないことの条件付きの推奨：5 人，当該介入または比較対照のいずれかについての推奨：7 人（合意率 58.3%）という結果となった。「当該介入または比較対照のいずれかについての推奨」を支持する意見としては，原則的には全摘が考えられるものの，温存希望がある患者で，腫瘍径が小さく術前検索で温存手術が可能と判断され，かつ放射線照射を大きく遅らせることがないという場合には，断端陽性や局所再発の増加というデメリットを理解のうえでの選択の余地は残されてもよいのではという意見が出た。「当該介入を行わないことの条件付きの推奨」を支持する意見としては，難しい問題だが，本幹である原疾患の治療が優先されるというところに帰属されるのではないか，許容される対象となる患者はごく一部であり，原則は全摘であると考えられるという意見が出た。

7　関連する診療ガイドラインの記載

NCCN ガイドライン[6]では，遠隔転移のない妊娠期乳癌の初期治療において，乳房温存術が考慮されるのは妊娠中期（second trimester）以降とされている。妊娠中のどの時期においても放射線療法は禁忌とし，術後放射線治療は出産後が推奨されている。放射線療法を出産後まで遅らせることが許容される場合においては乳房温存術が生存率に悪影響を及ぼすことはないとの報告がある[7][8]。また，妊娠 25 週以降に手術を行う場合には，産婦人科や新生児科との連携が必要と言及されている。

ESMO ガイドライン[9]でも，乳房全切除術または乳房温存術に進むかどうかの決定は，妊娠していない設定での標準的な診療に従うべきであるとするものの，術後放射線治療は出産後まで延期することが望ましく，乳房温存術が計画されている場合，放射線治療が 6 カ月以上遅れると局所再発のリスクを高める可能性がある[10]ことを認識しておくべきとされている。

8　今後のモニタリング

現時点でのエビデンスは少数例，短期間でのバイアスを含む観察研究であったため，妊娠期乳癌における術式別および妊娠時期毎での局所再発率，予後（DFS，OS）は追加の検討が必要と考える。

9　外部評価結果の反映

関連学会より指摘された箇所の修正を行った。

10 参考資料

1) キーワード

英語：breast cancer during pregnancy, breast conserving surgery, radiation therapy, complication

患者の希望：QOL, satisfaction, patient preference, decision conflict, decision aid, regret

経済：cost, economic burden, financial toxicity

2) 参考文献

1) Gentilini O, Masullo M, Rotmensz N, et al. Breast cancer diagnosed during pregnancy and lactation: biological features and treatment options. Eur J Surg Oncol. 2005; 31(3): 232-6. [PMID: 15780556]

2) Beriwal S, Rungruang B, Soran A, et al. Comparison of locoregional recurrence with mastectomy vs. breast conserving surgery in Pregnancy Associated Breast Cancer (PABC). Cancers (Basel). 2009; 1(1): 12-20. [PMID: 24280969]

3) Feng C, Yu D, Qian J. Long-term results and predictors of survival after conservative breast surgery for breast cancer during pregnancy. Med Sci Monit. 2019; 25: 8587-94. [PMID: 31725704]

4) Olivotto IA, Lesperance ML, Truong PT, et al. Intervals longer than 20 weeks from breast-conserving surgery to radiation therapy are associated with inferior outcome for women with early-stage breast cancer who are not receiving chemotherapy. J Clin Oncol. 2009; 27(1): 16-23. [PMID: 19018080]

5) Karlsson P, Cole BF, Colleoni M, et al; International Breast Cancer Study Group. Timing of radiotherapy and outcome in patients receiving adjuvant endocrine therapy. Int J Radiat Oncol Biol Phys. 2011; 80(2): 398-402. [PMID: 20729007]

6) NCCN Clinical Practice Guidelines in Oncology, Breast Cancer; Breast Cancer During Pregnancy, Version1.2021.
https://www.nccn.org/（2021/8/23アクセス）

7) Kuerer HM, Gwyn K, Ames FC, et al. Conservative surgery and chemotherapy for breast carcinoma during pregnancy. Surgery. 2002; 131(1): 108-10. [PMID: 11812971]

8) Annane K, Bellocq JP, Brettes JP, et al. Infiltrative breast cancer during pregnancy and conservative surgery. Fetal Diagn Ther. 2005; 20(5): 442-4. [PMID: 16113569]

9) Peccatori FA, Azim HA Jr, Orecchia R, et al; ESMO Guidelines Working Group. Cancer, pregnancy and fertility: ESMO Clinical Practice Guidelines for diagnosis, treatment and follow-up. Ann Oncol. 2013; 24 Suppl 6: vi160-70. [PMID: 23813932]

10) Chen Z, King W, Pearcey R, et al. The relationship between waiting time for radiotherapy and clinical outcomes: a systematic review of the literature. Radiother Oncol. 2008; 87(1): 3-16. [PMID: 18160158]

3) 文献検索式・エビデンス評価シート・EtD フレームワーク

日本がん・生殖医療学会ホームページ（URL: http://www.j-sfp.org/）参照

4 妊娠期の乳癌患者に対するがん治療について

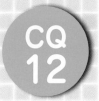

CQ 12 妊娠中の乳癌患者にセンチネルリンパ節生検は推奨されるか？

推 奨

妊娠期乳癌に対し，センチネルリンパ節生検を行うことを提案する。
【推奨のタイプ：当該介入の条件付きの推奨，エビデンスの確実性：非常に弱い，合意率：100％（12/12）】

推奨の解説：センチネルリンパ節生検（SLNB）は一般的な早期乳癌の診療において，腋窩リンパ節郭清に比較して有害事象の少ない術式であり，標準的術式である。妊娠期乳癌症例においても，その有用性は変わらないと考えられる。妊娠中のSLNBの偽陰性率は，非妊娠中の実施と遜色ないものの，使用するトレーサー（色素，RI）の安全性については不確実な点もあり，実臨床で実施する場合はその点についての十分な説明をしたうえで行うことが望ましい。

1 CQ の背景

　センチネルリンパ節生検（sentinel lymph node biopsy；SLNB）術は臨床的にリンパ節に転移を認めない早期乳癌に対する局所治療としての標準的手術術式である。腋窩郭清に比較し，リンパ浮腫，術後の上肢運動制限および知覚異常等の有害事象が少なく，QOLの向上に寄与する縮小手術と位置づけられている。本術式を実施するには，センチネルリンパ節（SLN）のマーキングに放射性同位元素（ラジオアイソトープ：RI）もしくは色素をトレーサーとして使用する。

　妊娠中に早期乳癌に対する手術を行う場合，SLNBの有用性，安全性とリスクについて議論，推奨を提示することで，術式選択として大きな助けになることが期待される。

2 アウトカムの設定

　本CQでは妊娠中の乳癌患者を対象として，色素やRIを用いてSLNB手術を行う（以下，SLNBを行う）ことを介入，SLNB手術を行わずに従来の標準術式である腋窩郭清を行う（以下，腋窩郭清を行う）ことを比較として，「偽陰性率」「早産率」「流産率」「奇形合併率」について評価した。

3 採用論文

　妊娠期乳癌患者におけるSLNB施行の報告として，症例集積5編を採用した。

4　アウトカム毎のシステマティックレビューの結果

1）偽陰性率

　5編の症例集積報告のうち，偽陰性率の報告は2編である。 Gropperらの報告では25例中1例でnon-SLNに転移が認められている[1]。Hanの報告では145例でSLNBを行い，1例でSLNが同定できず，また1例で患側の腋窩リンパ節再発（観察期間48カ月）が認められている[2]。比較対象がないこと，RIもしくは色素のトレーサーが多様であること，研究の異質性，研究数が少ないこと，すべてが観察研究であることから**エビデンスの確実性は非常に弱い**とした。

2）早産率

　5編の症例集積報告ではイベント発生率は0.5％（1/179症例）であった[1]～[5]。この1例は妊娠21週で診断された胎児の心室中隔欠損に対する医学的介入として妊娠34週で出産となっている。SLNBは妊娠26週で施行されており，因果関係は低い[3]。比較対象がないこと，RIもしくは色素のトレーサーが多様であること，研究数が少ないこと，すべてが観察研究であることから**エビデンスの確実性は非常に弱い**とした。

3）流産率

　5編の症例集積報告ではイベント発生率は4.2％（8/187症例）であった[1]～[5]。SLNB施行症例の流産2例，中絶6例が報告されているが，原因は不明であり，本術式との因果関係は判断できない[2][4]。比較対象がないこと，RIもしくは色素のトレーサーが多様であること，研究数が少ないこと，すべてが観察研究であることから**エビデンスの確実性は非常に弱い**とした。

4）奇形合併率

　5編の症例集積報告ではイベント発生率は1.0％（2/186症例）であった[1]～[5]。1例は手術施行時にはすでに診断されていた心室中隔欠損症である[3]。もう1例は口蓋裂であるが，母体に口蓋裂に対するリスク因子が報告されている[1]。本術式との因果関係は記述されていない。比較対象がないこと，RIもしくは色素のトレーサーが多様であること，研究数が少ないこと，すべてが観察研究であることから**エビデンスの確実性は非常に弱い**とした。

5　システマティックレビューのまとめ

　症例集積研究5編の報告から，
　　・偽陰性率
　　・早産率
　　・流産率
　　・奇形合併率
の4つのアウトカムについて検討した。
　すべての報告において比較対照（このCQの場合，妊娠期乳癌でSLNBを非施行群＝腋窩郭清を行う）がないため，単一群でのアウトカム評価となる。注意点としてSLNB施行におけるトレーサーについては色素（イソスルファンブルー，メチレンブルー，用いた色素が不明等），RI，併

用等が混在しており背景にばらつきがみられる。

益：アウトカム評価は偽陰性率，早産率，流産率，奇形合併率の4項目であり，いずれも益を問うものではなく，害はないかという視点である。腋窩郭清と比較したSLNBの益については，非妊娠期乳癌症例における検討で示されており，今回，妊娠期においても益は共通であるという前提が討議のうえ，確認された。

害：偽陰性率の報告は2編である。妊娠期乳癌患者におけるSLNBは偽陰性率が上昇するという報告はなかった。早産の報告については，児の心室中隔欠損のため34週で医学的介入により出産した1例のみであり，SLNB手術との関連は低い。流産率については，6例の妊娠中断（1例は児にtrisomiy21の診断があり選択的中断，1例で手術時に妊娠が判明し化学療法施行目的に選択的中断，他は原因不明），2例の流産の報告があったが，SLNBの方法については記載はなかった。奇形合併率についても，妊娠期乳癌患者におけるSLNBは奇形合併率が上昇するという報告はなかった。今回検討した4つのアウトカムいずれにおいても，妊娠期乳癌患者におけるSLNBは害となる可能性は低いと考えられる。

6 推奨決定会議の結果

　ガイドライン作成委員は，乳癌治療医4人，産婦人科医4人，看護師・倫理・医療統計・患者各々1人ずつの合計12人であった。申告の結果，経済的・アカデミック両者のCOIによる申告の影響はないと判断した。事前に資料を供覧し，委員全員の各々の意見を提示したうえで，議論および投票を行った。

1）アウトカムの解釈について

　今回の検討では，偽陰性率，早産率，流産率，奇形合併率の4項目がアウトカムに設定されていた。これらはいずれも安全性，腋窩郭清手術に対する精度の非劣勢を評価する項目であり，妊娠中の女性に実施しても害はないか，という視点で設定されている。この4項目について，SLNBを行う群と腋窩郭清を実施した群を直接比較した研究はなかった。偽陰性率については，妊娠期女性におけるデータと，非妊娠期女性における標準的データとの比較検討が妥当であると考えられた。早産率，流産率，奇形合併率については，手術手技に起因する可能性はSLNB，腋窩郭清ともに同等であり，使用する色素もしくはRIのトレーサーに起因する可能性を検討すべきとの意見があったが，症例数，イベント数は少なく，評価困難であると考えられた。早産率，流産率，奇形合併率については，非担がん症例における一般的なデータが産婦人科医師より提示され，これらについて議論を行った。望ましくない効果について，6人が投票に参加し，「小さい」が1人，「わずか」が4人，「さまざま」が1人であった。

　今回のアウトカム設定において，リンパ浮腫発症率，疼痛，上肢挙上制限等，腋窩郭清との比較において益を評価する項目は設定されていない。SLNBは早期乳癌に対する標準的術式というコンセンサスがすでにあり，その益は妊娠期であるか否かにはよらないと考えるのが相当との共通認識を確認した。また妊娠期乳癌患者のみを対象に，SLNBの妥当性を評価するために腋窩郭清手術のRCT等を行うことは現実的ではないだろうと考えられた。議論の結果，望ましい効果については，7人中5人が「中」程度，1人が「大きい」，1人が「分からない」，と投票した。

2) アウトカム全般に対するエビデンスの確実性はどうか

アウトカム全体のエビデンスについては投票時は「非常に弱い」が3人，「弱い」が3人であった。エビデンス評価シートに基づき，アウトカム全体に対する**エビデンスの確実性は非常に弱い**と判断した。

3) 患者の価値観や意向はどうか

患者の価値観に関する研究は抽出されなかった。

今回評価した偽陰性率，早産率，流産率，奇形合併率の4つの害に関連するアウトカムは，いずれも等しく重視されると考えられた。一方，今回評価されていない腋窩郭清に比較し，SLNB手術による有害事象の軽減である益のアウトカムが価値観に影響を及ぼし得るとする意見もあった。議論の結果，主要なアウトカムをどの程度重要視するかについて，9人が投票を行った。「重要な不確実性またはばらつきあり」が1人，「ばらつきはおそらくなし」は8人であった。

4) 望ましい効果と望ましくない効果のバランス

SLNBが臨床的に，リンパ節転移陰性の症例に対する乳癌手術として非妊娠期においては標準術式であり，その益については妊娠期を問わずに共通であるという認識を確認したうえで，議論を行った。今回評価されているアウトカムである偽陰性率，早産率，流産率，奇形合併率のいずれも，妊娠期に実施することで腋窩郭清に比較し，害は増大する可能性は低いと考えられた。しかし症例集積報告のみであり，比較対照研究があるわけではなくエビデンスレベルは高くない。また施行方法は色素法，RI法，併用法等が混在しており，用いるトレーサーについても海外報告では本邦では保険適用のないイソスルファンブルー，メチレンブルーを用いた検討があること，比較的安全性が高いとされるRI法は本邦においては施設制限があるため，実施においては慎重な検討のうえで行うことが望ましいと考えられた。望ましい効果と望ましくない効果のバランスに対する投票では，投票者8人全員が，「おそらくSLNBが腋窩郭清に比較し優位」とした。

5) コスト資源のバランスはどうか

費用対効果に関する研究は抽出されなかった。非妊娠期において，SLNBが標準治療と位置づけられている背景には費用対効果も含めていると考えられた。妊娠期においても著しい害の増大はないと考えられている状況において，同等の費用対効果があると想定できると考えられた。費用対効果に対する投票では投票者6人全員が，「おそらくSLNBが腋窩郭清に比較し優位」とした。容認性および実行可能性については，前述のようにRI法に関する施設制限があることを踏まえて議論された。投票者8人全員がSLNBは重要な利害関係者にとって「おそらく妥当な選択肢である」とした。実行可能性については「おそらく，はい」が5人，「はい」が3人であった。

6) 推奨のグレーディング

以上より，本CQの推奨草案は以下とした。

推奨草案：妊娠期乳癌に対し，SLNBを行うことを提案する。

最終投票には投票者12人中8人が投票に参加し，8人が推奨草案を支持した。会議に参加できなかった投票者も会議後議論を踏まえ検討し，投票を行い12/12人（100%）の合意形成に

至り，「当該介入の条件付きの推奨」を弱く推奨することを 12 人全員が支持した。今回設定したアウトカムのエビデンスの確実性は非常に弱いと評価した一方で，害の増大は少なく，SLNBの有用性は妊娠期においても同等と評価されたことを反映したものである。妊娠期乳癌に対して安全に手術を施行できるような施設である場合，SLNBは妊娠期乳癌であるという理由だけで避ける必要はないと考えられる。

　注意をすべき点としては，使用するトレーサーの選択にある。今回検討した研究では色素法，RI法，併用法が混在していた。RIは，実施に伴う推定胎児被曝量は少なく，トレーサーとしては安全性の観点から推奨される[6)〜8)]。色素法においては海外の報告ではイソスルファンブルーやメチレンブルーを用いた報告が多いが，両者は本邦においてSLNBの同定目的の使用は保険適用ではない。イソスルファンブルーによる重度のアレルギーは 0.5〜1.1％と報告されており，胎児への安全性が確認されていない[9)]。メチレンブルーはメトヘモグロビン血症治療薬であり，胎児への安全性が確認されていない。本邦でSLNの同定に適応のある色素トレーサーはインジゴカルミンとインドシアノグリーンがある。非妊娠期の女性を対象に実施された臨床試験ではインジゴカルミンを主とした青色色素によるアレルギーは 0.008％と低率であった[10)]。添付文書では妊婦または妊娠している可能性のある婦人には診断上の有益性が危険性を上回ると判断される場合にのみ投与することは「妊娠中の投与に関する安全性は確立していない」とされている。インドシアノグリーンは添付文書では妊婦または妊娠している可能性のある女性には，「診断上の有益性が危険性を上回ると判断される場合にのみ投与すること」とされている。

　妊娠期乳癌患者に対するSLNBを行う場合には，RI法を用いることが第一に推奨される。RIを用いることができない施設においては，インジゴカルミンもしくはインドシアノグリーンによる色素法も許容されるが，アレルギーの副作用も報告されており，安全性への配慮も含め適切に対応できる施設で行われることが望まれる。

⑦　関連する診療ガイドラインの記載

　ESMOガイドラインでは，非妊娠期患者に対しSLNBを標準的に実施している施設においては，RI法を用いての実施を妨げるものではない，ただし青色色素の使用は 2％程度のアレルギーのリスクがあり，推奨しないとしている[11)]。

　ASCOガイドライン[12)13)]においては，RI法については胎児被曝量も少なく，安全性の観点から考慮可能ではあるものの，現時点では推奨するに足るデータは不十分なため，推奨しないとしている。

　NCCNガイドラインでは，妊娠期乳癌におけるSLNBの感度および特異度に関するデータはなく，適応は個別に判断されるべきであるとしている。またRI法（スズコロイド）は安全と考えられるが，青色色素トレーサーの使用は妊娠期は禁忌としている[14)]。

⑧　今後のモニタリング

　妊娠中の乳癌患者に対する手術は，外科，産婦人科，麻酔科，新生児科等の専門診療科の連携が必須であり，現状では限られた施設で行われている。さらにSLNBは，RI使用の施設要件および適切なトレーサーの選択等の配慮を要する。実施の不利益がないかについては，今後も慎重な

情報集積とモニタリングの必要がある。

9 外部評価結果の反映

色素法によるアレルギーについて，強調すべきとの指摘があり，当該箇所に追記した。

10 参考資料

1）キーワード

英語：breast cancer during pregnancy，sentinel lymph node biopsy，radio isotope，blue dye
患者の希望：QOL，satisfaction，patient preference，decision conflict，decision aid，regret
経済：cost，economic burden，financial toxicity

2）参考文献

1) Gropper AB, Calvillo KZ, Dominici L, et al. Sentinel lymph node biopsy in pregnant women with breast cancer.Ann Surg Oncol. 2014; 21(8): 2506-11. [PMID: 24756813]

2) Han SN, Amant F, Cardonick EH, et al; International Network on Cancer, Infertility and Pregnancy. Axillary staging for breast cancer during pregnancy: feasibility and safety of sentinel lymph node biopsy. Breast Cancer Res Treat. 2018; 168(2): 551-7. [PMID: 29235045]

3) Gentilini O, Cremonesi M, Toesca A, et al. Sentinel lymph node biopsy in pregnant patients with breast cancer. Eur J Nucl Med Mol Imaging. 2010; 37(1): 78-83. [PMID: 19662412]

4) Khera SY, Kiluk JV, Hasson DM, et al. Pregnancy-associated breast cancer patients can safely undergo lymphatic mapping. Breast J. 2008; 14(3): 250-4. [PMID: 18476883]

5) Mondi MM, Cuenca RE, Ollila DW, et al. Sentinel lymph node biopsy during pregnancy: initial clinical experience. Ann Surg Oncol. 2007; 14(1): 218-21. [PMID: 17066225]

6) Gentilini O, Cremonesi M, Trifirò G, et al. Safety of sentinel node biopsy in pregnant patients with breast cancer. Ann Oncol. 2004; 15(9): 1348-51. [PMID: 15319240]

7) Spanheimer PM, Graham MM, Sugg SL, et al. Measurement of uterine radiation exposure from lymphoscintigraphy indicates safety of sentinel lymph node biopsy during pregnancy. Ann Surg Oncol. 2009; 16(5): 1143-7. [PMID: 19267158]

8) Keleher A, Wendt R 3rd, Delpassand E, et al. The safety of lymphatic mapping in pregnant breast cancer patients using Tc-99m sulfur colloid. Breast J. 2004; 10(6): 492-5. [PMID: 15569204]

9) Montgomery LL, Thorne AC, Van Zee KJ, et al. Isosulfan blue dye reactions during sentinel lymph node mapping for breast cancer. Anesth Analg. 2002; 95(2): 385-8, table of contents. [PMID: 12145056]

10) 津川浩一郎，中村清吾．センチネルリンパ節生検に関する全国アンケート調査結果報告と今後の展望―臨床確認試験から保険適応承認に向けて―．乳癌の臨．2009; 24: 265-70.

11) Peccatori FA, Azim HA Jr, Orecchia R, et al; ESMO Guidelines Working Group. Cancer, pregnancy and fertility: ESMO Clinical Practice Guidelines for diagnosis, treatment and follow-up. Ann Oncol. 2013; 24 Suppl 6: vi160-70. [PMID: 23813932]

4

妊娠期の乳癌患者に対するがん治療について

12) Lyman GH, Giuliano AE, Somerfield MR, et al; American Society of Clinical Oncology. American Society of Clinical Oncology guideline recommendations for sentinel lymph node biopsy in early-stage breast cancer. J Clin Oncol. 2005; 23(30): 7703-20. [PMID: 16157938]

13) Lyman GH, Somerfield MR, Bosserman LD, et al. Sentinel lymph node biopsy for patients with early-stage breast cancer: American Society of Clinical Oncology Clinical Practice Guideline Update. J Clin Oncol. 2017; 35(5): 561-4. [PMID: 27937089]

14) NCCN Clinical Practice Guidelines in Oncology, Breast Cancer, Version 1.2021. https://www.nccn.org/（2021/1/15 アクセス）

3）文献検索式・エビデンス評価シート・EtD フレームワーク

日本がん・生殖医療学会ホームページ（URL: http://www.j-sfp.org/）参照

妊娠中の乳癌患者に化学療法は推奨されるか？

CQ 13

推奨

妊娠中の乳癌患者に対し化学療法を行うことを条件付きで推奨する。
【推奨のタイプ：当該介入の条件付きの推奨，エビデンスの確実性：弱，合意率：100%
（12/12）】

推奨の解説：乳癌の進行度やサブタイプから化学療法が必要で，かつ母体の状態として化学療法
に耐え得る，また胎児器官形成期後の妊娠中期，後期でありかつ胎児発育が治療に耐え得ると判
断されることが条件となる。比較的エビデンスの蓄積されているアンスラサイクリン系レジメン
を選択する。乳癌診療科，産科，新生児科等，多職種で検討可能な環境が必要であり，不確実性
についても患者が十分理解していることが重要である。

1 CQ の背景

　妊娠期乳癌患者の治療方針を検討する際，化学療法を行うことでの胎児への影響と母体への影
響，また化学療法を回避することでの乳癌の予後検討することは，治療方針決定においては重要
な要素となる。妊娠中の化学療法施行についての主要なアウトカムを比較検討し，その有用性と
リスクについて議論，推奨を提示することで，臨床決断の大きな助けになることが期待される。

2 アウトカムの設定

　本CQでは妊娠期乳癌患者において，妊娠中に化学療法をする群と化学療法をしない群の2群
間で，「早産率」「流産率」「奇形合併率」「無病生存期間」「全生存期間」を評価した。

3 採用論文

　2000 年から 2019 年の間に掲載された文献の中から検索を行い，検索された 410 編から 48
編を二次スクリーニングに採用し，そのうち 13 編[1]~[13]（4 編のコホート研究，5 編の症例対
照研究，4 編の症例集積）を最終評価に採用して 5 つのアウトカムに関して定性的なシステマ
ティックレビューを行った。

4 アウトカム毎のシステマティックレビューの結果

1）早産率[1]~[4]
　3 編の症例対照研究と 1 編のコホート研究があるが，癌腫，病期，治療法にばらつきがあっ

た。また多くの研究で，早期治療を目的とした意図的早産と自然早産がまとめて取り扱われており，化学療法の影響が評価困難であることから**エビデンスの確実性は弱**とした。

2） 流産率[5]

1編の症例対照研究のみであり，化学療法による流産率の正確な把握は困難であった。また治療的な人工妊娠中絶もあり，自然流産の正確な把握ができないことから**エビデンスの確実性は弱**とした。

3） 奇形合併率[6)~10)]

2編の後方視的コホート研究と，3編の症例対照研究がある。いずれも化学療法を行った患者のみを対象としているが，奇形合併率においては対照がなくとも評価に問題ないと思われた。妊娠中期以降であれば奇形率は一般の妊娠・出産における奇形率と同等であった。しかし化学療法の薬剤や期間にばらつきがあり，個々の薬剤の評価が困難であった。また妊娠中期，後期のばらつきがあり，開始時期個々の評価は困難であることから**エビデンスの確実性は弱**とした。

4） 無病生存期間（DFS）[11)~13)]

1編の後方視的コホート研究と2編の症例対照研究があるが，非直接性は概ね問題なかった。アンスラサイクリン系以外のレジメンによる治療が行われていること，病期のばらつきがあり，乳癌無病再発期間に影響を及ぼす可能性があるものの，3編の研究ではすべて同様の結果であったことから**エビデンスの確実性は中**とした。

5） 全生存期間（OS）[11)~13)]

1編の後方視的コホート研究と2編の症例対照研究があるが，非直接性は概ね問題なかった。アンスラサイクリン系以外のレジメンによる治療が行われていること，病期のばらつきがあり，乳癌全生存期間に影響を及ぼす可能性があるものの，3編の研究ではすべて同様の結果であったことから**エビデンスの確実性は中**とした。

5　システマティックレビューのまとめ

4編のコホート研究，5編の症例対照研究，4編の症例集積から，
・早産率
・流産率
・奇形合併率
・無病生存期間（DFS）
・全生存期間（OS）
の5つのアウトカムについて検討した。

益：アンスラサイクリン系薬剤を用いた化学療法は，妊娠中期以降に行うことで奇形合併率は通常の妊娠における奇形合併率と同等であった。DFSとOSにおいても非妊娠期における5年生存率は同等である。

害：早産率に関してはサンプルサイズが小さく，かつがん治療目的の意図的早産との鑑別が困難

であり評価ができなかった。流産率に関しては治療的な人工妊娠中絶も行われているため，評価できなかった。アンスラサイクリン系以外の薬剤に関しては，投与されている対象が少なく，前述の5つのアウトカムについての評価はできていない。

⑥ 推奨決定会議の結果

ガイドライン作成委員は，乳癌治療医4人，産婦人科医4人，看護師・倫理・医療統計・患者各々1人ずつの合計12人であった。申告の結果，経済的・アカデミック両者のCOIによる申告の影響はないと判断した。事前に資料を供覧し，委員全員の各々の意見を提示したうえで，議論および投票を行った。

1）アウトカムの解釈について

妊娠期乳癌患者に対して化学療法が必要な場合に行うことによる胎児と母体への影響，また乳癌予後への影響は優先される重要な問題であるということで委員間の認識は一致した（「おそらく優先事項である」2人，「優先事項である」5人）。

望ましい効果については，DFSとOSを挙げた。初回投票では意見が割れた。その理由は，今回抽出された研究論文では非妊娠期乳癌患者との比較であり，本来の対象である妊娠中に化学療法を開始しない患者との比較ではないため判断が困難であるというものであった。議論の中で直接的な比較はないものの，非妊娠期と同等の効果があれば利益があるとの意見もあった。最終的な投票では前述の議論を踏まえ，望ましい効果は「中」が4人，「分からない」が3人となった。

望ましくない効果については，「早産率」「流産率」「奇形合併率」を挙げた。初回投票では意見が割れた。その理由として，比較対照群の報告がないため判断が困難，妊娠初期，中期，後期で異なる，早産に医原性早産が含まれる，等の意見があった。最終投票では，早産の多くが医原性早産であり，薬剤による早産，催奇形性等の影響は小さいとの判断から，望ましくない効果は「中」1人，「小さい」6人となった。本CQでアウトカムには含まれていなかった，胎児の発育不良，児の長期的発育についても検討が必要とのコメントがあった。

2）アウトカム全般に対するエビデンスの確実性はどうか

アウトカム全体のエビデンスの確実性については，初回投票時は5人が「弱」，2人が「中」と判断した。定性的システマティックレビューでのエビデンスの確実性は「弱」から「中」であり同様であったが，採用された論文が小規模研究であることが指摘され，最終投票では7人全員が「弱」と回答し，アウトカム全体に対する**エビデンスの確実性は弱**と判断した。

3）患者の価値観や意向はどうか

患者の価値観に関する研究は抽出されなかった。再発率を下げることを重視するか，胎児への安全性を優先するかはばらつきがあると考えられ，最終投票では，7人全員が「重要な不確実性またはばらつきの可能性あり」とした

4）望ましい効果と望ましくない効果のバランス

ベースラインの乳癌再発リスクや治療開始時の妊娠週数が様々であること，流産となった場合

の不利益の大きさを考慮し，初回投票では意見が割れたが，最終投票では化学療法が必要かつ可能な妊婦には，化学療法から望まれる効果のほうが優位と考え，「おそらく介入が優位」6人，「さまざま」1人であった。

5）コスト資源のバランスはどうか

　費用対効果に関する研究は抽出されなかった。化学療法自体は通常診療で行われるものであり，化学療法中に増加する可能性のある妊婦健診を含めても許容範囲であると考えられた。しかし，リスクと有用性のバランスがベースライン再発リスク，治療開始時の妊娠週数により様々である可能性がある。またがん診療，産科，小児科，NICU等を備えており，妊娠中の化学療法が実施可能で，経験を有する施設は限られ，施設間差があると思われる。以上から最終投票結果はそれぞれ，費用対効果は「介入も比較対照もいずれも優位でない」1人，「おそらく介入が優位」1人，「分からない」5人。容認性は「おそらくはい」7人，実行可能性は「おそらくはい」6人，「さまざま」1人であった。

6）推奨のグレーディング

　以上より，本CQの推奨草案は以下とした。

推奨草案：妊娠中の乳癌患者に対し化学療法を行うことを条件付きで推奨する。

　最終投票には投票者12人中7人が投票に参加し，7人が推奨草案を支持した。会議に参加できなかった投票者も会議後議論を踏まえ検討し，投票を行い12/12人（100%）の合意形成となり，採用が決定した。

　条件としては，①化学療法を要する乳癌に罹患している，②母体体調・胎児の発育に問題ない妊娠中期・後期である，③アンスラサイクリン系化学療法を用いる，④妊娠中化学療法が実施できる体制が整い（がん治療，産科，小児科，NICU等），経験のある施設で実施する，⑤早産率が高まる可能性について十分な説明をすること等が挙げられた。

7　関連する診療ガイドラインの記載

　NCCNガイドラインでは，1st trimesterでの化学療法は行うべきではない，化学療法を施行する際は腫瘍科と産科の十分な協議のもと行う，妊娠期乳癌に対する最も経験の多い化学療法レジメンはアンスラサイクリン系レジメンである，タキサンについてはデータが乏しいがもし臨床的病状としてタキサンが必要な場合は毎週投与パクリタキセルを推奨する，との記載がある[14]。
　ESMOガイドラインについても同様の記載となっている[15]。
　日本乳癌学会『乳癌診療ガイドライン2018年版』薬物療法FQ18では，「妊娠期乳癌に対して薬物療法は勧められるか？」に対し，ステートメントとして，「妊娠前期（0〜14週未満）の化学療法は行うべきではない。妊娠中期（14〜28週未満）・後期（28週以降）の化学療法は，長期の安全性は確立されていないが，必要と判断される場合は考慮してもよい」と記載されている[16]。

8 今後のモニタリング

現在の標準治療の一つであるタキサン系薬剤についての胎児，母体への影響については，少数例の後方視的報告しかなく今度のエビデンスの蓄積が必要である。また在胎期に化学療法を受けた児の長期的な影響モニタリングが必要である。

9 外部評価結果の反映

本CQでは，反映すべき指摘はなかった。

10 参考資料

1）キーワード

英語：breast cancer during pregnancy，doxorubicin，paclitaxel，docetaxel

患者の希望：QOL，satisfaction，patient preference，decision conflict，decision aid，regret

経済：cost，economic burden，financial toxicity

2）参考文献

1) Loibl S, Han SN, von Minckwitz G, et al. Treatment of breast cancer during pregnancy: an observational study. Lancet Oncol. 2012; 13(9): 887-96. [PMID: 22902483]

2) Abdel-Hady el-S, Hemida RA, Gamal A, et al. Cancer during pregnancy: perinatal outcome after in utero exposure to chemotherapy. Arch Gynecol Obstet. 2012; 286(2): 283-6. [PMID: 22410958]

3) Amant F, Vandenbroucke T, Verheecke M, et al; International Network on Cancer, Infertility, and Pregnancy (INCIP). Pediatric Outcome after Maternal Cancer Diagnosed during Pregnancy. N Engl J Med. 2015; 373(19): 1824-34. [26415085]

4) de Haan J, Verheecke M, Van Calsteren K, et al; International Network on Cancer and Infertility Pregnancy (INCIP). Oncological management and obstetric and neonatal outcomes for women diagnosed with cancer during pregnancy: a 20-year international cohort study of 1170 patients. Lancet Oncol. 2018; 19(3): 337-46. [PMID: 29395867]

5) Lee GE, Rosenberg SM, Mayer EL, et al. Contemporary management of breast cancer during pregnancy and subsequent lactation in a multicenter cohort of young women with breast cancer. Breast J. 2019; 25(6): 1104-10. [PMID: 31318125]

6) Murthy RK, Theriault RL, Barnett CM, et al. Outcomes of children exposed in utero to chemotherapy for breast cancer. Breast Cancer Res. 2014; 16(6): 500. [PMID: 25547133]

7) Framarino-Dei-Malatesta M, Piccioni MG, Brunelli R, et al. Breast cancer during pregnancy: a retrospective study on obstetrical problems and survival. Eur J Obstet Gynecol Reprod Biol. 2014; 173: 48-52. [PMID: 24332095]

8) Meisel JL, Economy KE, Calvillo KZ, et al. Contemporary multidisciplinary treatment of pregnancy-associated breast cancer. Springerplus. 2013; 2(1): 297. [PMID: 23888269]

9) Cardonick E, Dougherty R, Grana G, et al. Breast cancer during pregnancy: maternal and fetal outcomes. Cancer J. 2010; 16(1): 76-82. [PMID: 20164696]

4

妊娠期の乳癌患者に対するがん治療について

10) Peccatori FA, Azim HA Jr, Scarfone G, et al. Weekly epirubicin in the treatment of gestational breast cancer (GBC). Breast Cancer Res Treat. 2009; 115(3): 591-4. [PMID: 18712595]

11) Ploquin A, Pistilli B, Tresch E, et al. 5-year overall survival after early breast cancer diagnosed during pregnancy: A retrospective case-control multicentre French study. Eur J Cancer. 2018; 95: 30-7. [PMID: 29625257]

12) Amant F, von Minckwitz G, Han SN, et al. Prognosis of women with primary breast cancer diagnosed during pregnancy: results from an international collaborative study. J Clin Oncol. 2013; 31(20): 2532-9. [PMID: 23610117]

13) Litton JK, Warneke CL, Hahn KM, et al. Case control study of women treated with chemotherapy for breast cancer during pregnancy as compared with nonpregnant patients with breast cancer. Oncologist. 2013; 18(4): 369-76. [PMID: 23576478]

14) NCCN ガイドライン.
https://www.nccn.org/professionals/physician_gls/pdf/breast.pdf（2021/9/14アクセス）

15) Peccatori FA, Azim HA Jr, Orecchia R, et al; ESMO Guidelines Working Group. Cancer, pregnancy and fertility: ESMO Clinical Practice Guidelines for diagnosis, treatment and followup.Ann Oncol. 2013; 24 Suppl 6: vi160-70. [PMID: 23813932]

16) 日本乳癌学会. 乳癌診療ガイドライン2018年版〔追補2019〕, 薬物療法, FQ18. 金原出版, 2019. p65.

3）文献検索式・エビデンス評価シート・EtD フレームワーク

日本がん・生殖医療学会ホームページ（URL: http://www.j-sfp.org/）参照

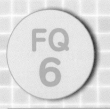

FQ 6 　妊娠中の乳癌患者に乳房再建手術は推奨されるか？

ステートメント

妊娠中の乳癌患者に対し，合併症と妊娠転帰への影響のリスクと整容性，および経済的負担を説明したうえで，乳房再建への強い希望があれば，ティッシュエキスパンダー（TE）挿入による同時（一次）二期的再建なら許容される。一方，同時（一次）一期的再建は，出産後に変化する対側乳房との対称性が得られにくいこと，特に自家組織再建では手術時間の延長，出血量増加，術後合併症による妊娠転帰へのリスクもあることから，勧められない。

1　FQ の背景

　妊娠中の乳癌患者が，根治性と児の安全以外に整容性も希望した場合には，腫瘍が小さく産後に温存乳房照射を遅延なく行えるときには，限定的に乳房温存療法が考慮される。しかし，妊娠初期，中期，もしくは腫瘍が大きく広がりの評価が困難な場合には乳房全切除と乳房再建を検討する。再建時期は乳房全切除術時と同時（一次）か別か，再建方法としてティッシュエキスパンダー（tissue expander；TE）やシリコン等の人工物を用いるか自家組織を用いるか，の選択があり，各々の選択毎の乳房再建のアウトカムと出産転帰に及ぼす影響について患者に情報提供することは重要である。妊娠中の乳癌患者が乳癌の根治性とともに整容性を求めることはもはやタブーではない。妊娠中というだけで乳房再建を受ける機会が損なわれることがあってはならないが，妊娠中の乳房全切除と同時に再建を行い，安全性を評価した症例集積はあるものの少数例での報告であり，実際の現場では慎重に判断されるべきであろう。本FQでは，妊娠中の乳癌患者の乳房再建のリスクと有用性について解説する。

2　解 説

1）妊娠転帰

　妊娠中に乳房再建術を受けた患者の妊娠転帰を報告した文献は，観察研究（コホート研究）が2編あった[1]~[4]。イタリアのEuropean Institute of Oncologyからの妊娠中の乳癌78例のコホート研究[1][2]では，妊娠中（平均妊娠週数16週）に乳房全切除術を受けた22例のうち12例がTE挿入，1例がシリコンインプラント挿入による同時乳房再建術を受けており，1例は患者の選択で中絶したが，11例は妊娠中にTEを拡張させて出産しており，産科的な問題はなかったと報告されている。また，米国Dana-Farber Cancer Centerからの研究[3][4]でも，妊娠初期または中期に乳房全切除術を受けた29例のうち10例が同時にTE挿入による乳房再建を受けており，妊娠経過および分娩時，児の健康には問題を認めなかったと報告されている。

2）整容性

「整容性」を評価したRCT，非ランダム化試験（非RCT，分割時系列解析，前後比較研究），観察研究（コホート研究，症例対照研究，横断研究），事例研究は存在しなかった。一般的に，妊娠経過に伴って健側乳房には生理的な変化が起こるため，妊娠中の同時一期乳房再建で対称性を得ることは困難と考えられるため，妊娠中の乳房再建はTE挿入にとどめ，出産後の乳房の変化に合わせて人工物あるいは自家組織での再建を完成させるのがよいと考えられる。

3）合併症

「合併症」については前述のイタリア[1)2)]と米国[3)4)]のコホート観察研究から，妊娠中のTE挿入による同時再建では手術時間，出血量の増加は軽微であり，肺塞栓，創感染といった合併症もなく，母体と胎児への影響はなかったとしている。一方，自家組織による同時乳房再建については，手術時間の延長や出血量の増加，術後合併症のリスクを考慮すると，妊娠中の乳房再建としては避けるべきと記載があった。

4）費用

「費用」について評価されているRCT，非ランダム化試験（非RCT，分割時系列解析，前後比較研究），観察研究（コホート研究，症例対照研究，横断研究），事例研究は存在しなかったが，すべて保険適用範囲になることから大きな影響はないものと考えられる。

③ 関連する診療ガイドラインの記載

ASCO，ESMO，NCCNのガイドラインには，妊娠中の乳房再建に関する記載はなかった。

④ 参考資料

1）キーワード

英語：breast cancer during pregnancy, breast reconstruction surgery
患者の希望：QOL, satisfaction, patient preference, decision conflict, decision aid, regret
経済：cost, economic burden, financial toxicity

2）参考文献

1）Cordeiro CN, Gemignani ML. Breast cancer in pregnancy: avoiding fetal harm when maternal treatment is necessary. Breast J. 2017; 23(2): 200-5. [PMID: 28191695]
2）Toesca A, Gentilini O, Peccatori F, et al. Locoregional treatment of breast cancer during pregnancy. Gynecol Surg. 2014; 11(4): 279-84. [PMID: 25419205]
3）Meisel JL, Economy KE, Calvillo KZ, et al. Contemporary multidisciplinary treatment of pregnancy-associated breast cancer. Springerplus. 2013; 2(1): 297. [PMID: 23888269]
4）Caragacianu DL, Mayer EL, Chun YS, et al. Immediate breast reconstruction following mastectomy in pregnant women with breast cancer. J Surg Oncol. 2016; 114(2): 140-3. [PMID: 27392534]

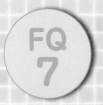

FQ 7　妊娠中の乳癌患者に化学療法を行う場合，支持療法は推奨されるか？

ステートメント

化学療法中の支持療法として，制吐薬の使用を使用することは可能と考える。ただし，薬剤選択に際しては妊娠中に使用可能な薬剤について産婦人科医，小児科医や薬剤師と相談し，メリットがデメリットを上回ると判断した場合にのみ使用する。
持続型顆粒球コロニー形成刺激因子製剤（Peg G-CSF 製剤）は安全に使用できるだけの根拠はなく，原則的に使わないことを提案する。

1　FQ の背景

　近年，妊娠・出産年齢の上昇に伴って妊娠合併乳癌の頻度は増加しており，妊婦 10 万人中 15～34 人程度の有病率といわれる。妊娠中に診断される乳癌は進行がんで診断される頻度が高く，周術期化学療法が重要である。妊娠中の乳癌周術期に使用可能抗がん剤はアドリアマイシン，シクロホスファミドであり，AC 療法や FAC 療法が選択されることが多いが，これらは嘔吐リスク「高」に分類されている。治療強度を保つこと，嘔気嘔吐による脱水・低栄養を回避するためにも制吐薬の使用は重要である。

　また，乳癌周術期化学療法として，G-CSF 製剤を併用し投与間隔を短縮する dose-dense 療法が行われるため，妊娠中の G-CSF 製剤の安全性評価も重要である。

2　解 説

1）制吐薬の選択について

　乳癌周術期化学療法使用中の制吐薬として，主にステロイド，5-HT_3 受容体拮抗薬，NK_1 受容体拮抗薬が挙げられる。

①ステロイド

　胎児低血糖等のリスクはあるが，リスクと有用性を勘案し使用されることが多い。

　縄田[1]や仲田ら[2]は実際にデキサメタゾンを選択している。一方で，Shachar ら[3]はデキサメタゾンよりも胎盤での代謝性が高く胎児移行が低いプレドニゾロンやヒドロコルチゾンの利用を推奨している。また，青山ら[4]は長期安全性が不明瞭であることを理由にデキサメタゾンを使用していない。

②$5\text{-HT}_3$受容体拮抗薬

　Shachar ら[3]の報告では，5-HT_3 受容体拮抗薬について，オンダンセトロン，パロノセトロン，グラニセトロンは妊娠中に使用できるとしている。縄田[1]や仲田ら[2]はグラニセトロンを選択している。

　第二世代 5-HT_3 受容体拮抗薬のパロノセトロンについては，妊娠中の使用に関する安全性を

評価したデータはないが，妊娠中の使用に伴う奇形の頻度増加や胎児に対する直接的・間接的な有害な影響は観察されておらず，使用に際しては慎重に相談を行うべきである。

③NK₁受容体拮抗薬

アプレピタント/ホスアプレピタントの妊娠中の使用に関する安全性を評価し得るだけのデータはなく，使用報告数も少ない。青山ら[4]はアプレピタントを使用しているが，縄田[1]は胎盤通過性を考慮し選択していない。Shacharら[3]は，データが不十分のため評価不可能だが，嘔吐による脱水のリスクと潜在的な胎児への影響を考慮し個々に適応を決めるべきとしている。

いずれの制吐薬についても，妊娠中に使用するにあたり強く推奨できる薬剤はなく，症例毎にメリット・デメリットを考慮し決定する必要がある。

2）G-CSF製剤/Peg G-CSF製剤について

Cardonickら[5]は，妊娠中にG-CSF製剤およびPeg G-CSF製剤を使用した症例の出産時の転機について，同製剤を使用しなかった場合と比較して有意な差は認めないとしているが，妊娠中の使用に関する安全性を評価し得るだけの十分データはなく，使用を推奨することはできないと考える。

以上より，妊娠中の乳癌に対する化学療法の支持療法を行うに際しては，薬剤毎の安全性，産婦人科医や薬剤師との連携，そして患者・家族への十分な情報提供を行ったうえで制吐薬を使用することは可能と考える。

③ 関連する診療ガイドラインの記載

日本乳癌学会編『乳癌診療ガイドライン2018年版』薬物療法FQ18「妊娠期乳癌に対して薬物療法は勧められるか」では，化学療法を施行する際に制吐薬として5-HT₃受容体拮抗型制吐薬やデキサメタゾンを併用しても，胎児への重篤な影響は報告されていない。NK₁受容体阻害薬については安全性を検討するだけのデータは十分ではない。また，G-CSF製剤は少ないデータの中であるが胎児への影響は大きくないとされている。いずれも妊娠中期以降の投与に大きな問題はないとされているが，長期の安全性は確認されていないため，使用する際には適応を慎重に判断する必要がある，と記されている。

④ 参考資料

1）キーワード

英語：breast cancer during pregnancy，antiemetic，granulocyte colony stimulating factor，antibacterial drug

患者の希望：QOL，satisfaction，patient preference，decision conflict，decision aid，regret

経済：cost，economic burden，financial toxicity

2）参考文献

1) 縄田修一. 妊娠合併乳がん患者の化学療法に対する薬剤師の役割. 薬事. 2012; 54(1): 106.
2) 仲田洋美，橋本新一郎，村澤千沙，他. 妊娠初期に診断された乳がんの治療例. 腫瘍内科. 2010;

162

6(2): 153-8.

3) Shachar SS, Gallagher K, McGuire K, et al. Multidisciplinary management of breast cancer during pregnancy. Oncologist. 2017; 22(3): 324-34. [PMID: 28232597]

4) 青山万理子, 日野直樹, 西庄 文, 他. 妊娠中に治療を行った乳癌の1例. 四国医誌. 2013; 69(3): 165-70.

5) Cardonick E, Irfan F, Torres N. The use of neupogen(filgrastim) or neulasta(pegfilgrastim) during pregnancy when chemotherapy is indicated for maternal cancer treatment. J. cancer ther. 2012; 3(2): 157-61.

4

妊娠期の乳癌患者に対するがん治療について

解説編

- ■ がん・生殖医療の倫理的課題
- ■ 乳癌患者の妊孕性温存に関する経済的負担
- ■ がん・生殖医療における, 各々の立場からの関わり

がん・生殖医療の倫理的課題

はじめに

日本人女性における悪性腫瘍において罹患率が最も高い乳癌は，40代後半から60代にかけて発症のピークを迎える。40代前半女性における悪性腫瘍においてはその40％以上を乳癌が占めており，乳癌に対する治療時期が挙児を希望する時期に重なることが問題となってきている[1]。

また，近年における乳癌治療の進歩により乳癌患者の予後は年々改善しているが，治療薬による卵巣機能の低下や長期に及ぶ治療期間が妊孕性の低下や適切な任用期間の逸失につながることも稀ではない。さらに，最新の医療技術をもってしても転移乳癌を根治することは困難とされており，転移乳癌患者や転移の危険が高い患者の挙児希望に関しては本人の希望のみではなく家族の意向，周囲の社会環境等を含めて検討する必要がある。

子どもをもうけ，家族を形成する権利は「リプロダクティヴ・ライツ（生殖の権利）」，「生殖の自由・権利」，「家族を形成する権利」等とも称され，これら「性と生殖に関する権利」は基本的人権として最も尊重されるべき権利の一つと考えられる。WHOによれば「リプロダクティヴ・ライツ（生殖の権利）」には個人が，子どもの数，間隔，時期を自由にかつ責任をもって決定し，そのための情報と手段をもつという基本的な権利と，最高水準の性と生殖に関する健康を獲得する権利を認識することが含まれると定義されている（http://www.who.int//reproductive-health/gender/index.html）。

また，がん治療を含めた医療は患者側に「いかなる外部干渉も受けずに自由に臨床上および倫理上の判断を行うことを認識している医師から治療を受ける権利」があるのであり，治療を受ける義務を患者自身が負っているわけではない。医師は医療の質の擁護者たる責任を担い，患者の自己決定がもたらす結果を知らせる役割を果たす義務がある[2]。

乳癌患者が不妊治療を受けて子どもを産み，家族を形成しようとした場合，不妊治療と乳癌治療が時として両立困難であり，優先順位を決定して取捨選択に臨まなければならないことがある。優先順位の決定に際しては患者の意向に配慮する必要があるが，自身の生命の安全と将来の挙児希望という大きなジレンマの中にいる患者の心情に配慮し決定に至るために必要な理解を支援する必要がある。またこの他にもパートナーおよび家族の意向，生まれてくる児の将来，これらを取り巻く社会環境等，多種多様な要素を踏まえた意思決定に進む必要がある。

医師は患者がそのような決定を行う際に医学的・倫理的に妥当な判断となるよう適切な検討，助言を行い，患者が自身の意向を十分反映した妥当な判断に到達できるよう援助する役割が期待されている。米国の生命倫理学においてはBeauchamp，Childressが記すように，Autonomy，Non-maleficence，Beneficence，Justiceの4原則に従って考察されることが多いが[3]注)，乳癌治療，生殖医療が選択，実施される臨床現場においては，広範な医学的事実と個々に異なる身体的，社会的状況，多くの価値観が関わるため，複雑な倫理判断が求められる。

注)『生命医学倫理　第5版』によると，Autonomy（自律性の尊重），Non-maleficence（無危害），
　　Beneficence（仁恵），Justice（正義）との訳語が充てられている。

1 乳癌治療と生殖に関する倫理的分析方法

　臨床現場で複雑な倫理的判断を行う手法の一つとしてJonsenらは，①Medical Indication（医学的適応），②Patient Preference（患者の意向），③QOL（Quality of Life），④Contextual Features（社会，経済，法律，行政等，患者をめぐる周囲の状況）の 4 つの項目によって分析する方法を提案している[4]。この 4 項目に沿って各症例に関する様々な事実を整理し適切な倫理原則へと関心を向けることは，倫理的問題を明確にすることに役立つ。

　乳癌患者が化学療法や術後内分泌療法等の妊孕性に影響を与える治療を必要とする際，また標準的な乳癌治療が終了した後に妊娠・出産を希望する際，あるいは妊娠中に乳癌と診断され治療を行う際の倫理的分析のために各症例における評価点，問題点を以下の 4 点に大別して抽出した。なお，本ガイドラインにおいてCQ，BQ，FQとして取り上げられている項目は，（　）内に記した。

1）Medical Indication（医学的適応）

1. 乳癌治療の目標は？
2. 患者の年齢，全身状態，治療歴，合併疾患等から治療，妊娠，出産等に制限を与える因子はあるか？（CQ8，BQ4〜7）
3. 治療目標が「根治」である場合，再発率低減のためにどのような治療が選択可能か？
4. それぞれの乳癌治療を行った際の妊孕性の低下と治療終了後の回復の見込みはどの程度か？（FQ3）
5. 乳癌治療後の妊孕性温存・妊娠率向上のために受けることができる医療技術があるか？あるとすればその成績，安全性はどの程度か？（BQ1〜3，CQ1〜6，9，FQ1，2，4）
6. 乳癌治療よりも妊孕性温存・妊娠・出産を優先させた場合の害と益は？（CQ7，FQ5）
7. 妊娠中に乳癌と診断された場合に推奨される治療はあるか？（BQ8〜11，CQ10〜13，FQ6，7）

2）Patient Preference（患者の意向）

1. 患者がどのような乳癌治療を選択したいと考えているか？
2. 患者は乳癌治療による妊孕性の低下に関してどの程度許容できると考えているか？
3. 患者は乳癌治療による利益とそれに伴う妊孕性低下のリスクについて情報を与えられ，理解し，同意したか？
4. 患者が妊孕性温存や妊娠率向上のために生殖補助医療をどの程度受けたいと考えているか？
5. 患者の精神的対応能力，法的判断能力は十分であったか？
6. 患者は十分に自己決定ができる状況であったか？
7. 総じて，倫理的法的に許される限り患者の選ぶ権利が尊重されているか？

3) QOL（Quality of Life）

1. 乳癌治療を行った場合と行わなかった場合の妊娠・出産の可能性は？
2. 乳癌治療を行った場合と行わなかった場合のQOLの変化はどの程度異なるか？
3. 妊娠，出産，育児を行っていくうえでの患者のQOLの変化は許容の範囲か？
4. 乳癌治療による妊孕性の低下がどの程度の精神的ストレスになるか？
5. 医師が患者のQOLをバイアスをかけて評価していないか？
6. 選択された乳癌治療により，患者がどのような身体的，精神的，社会的不利益を被るか？

4) Contextual Features（社会，経済，法律，行政等，患者をめぐる周囲の状況）

1. 治療の決定に影響を与える家族の問題があるか？
2. 治療の決定に影響を与える医療提供者側の問題があるか？
3. 財政的，経済的な問題があるか？
4. 宗教的，文化的な問題があるか？
5. 治療決定の法的な意味合いは？
6. 医療提供者や施設間の利益上の葛藤があるか？

患者の意思決定支援

　上述の視点で倫理的分析を行い，その問題点を患者と共有したうえでいずれの点を優先するべきか，何が最も適切かについて相談する。その際，現在までに蓄積された医学的データやそれらから得られる臨床上の推論のもと，不確実さを可及的に減じたうえでなされる臨床判断は，医師が患者にできる最善の努力と考えられる。しかしながら，生命現象における不確実性を完全に排除することはできず，さらには十分な医学的データのない問題点も多い現状からは，いかに思慮された臨床判断といえども普遍的な絶対的判断とはなり得ない。

　また「乳癌の治療」と「妊娠・出産または妊孕性の温存」の選択が両立しえない状況もしばしばある。このような際には患者は自身の身体の安全と，挙児の希望の中で深い葛藤に苛まれることとなる。様々な状況にある個々の患者の意思決定を支援するためには，医療者は患者の意向を十分に尊重しつつ，何が患者にとっての最善の選択なのかを多職種でともに考え，協働意思決定を進めていく必要がある。また，現場だけでの最終判断が困難な状況においては，倫理コンサルテーションチームや臨床倫理委員会等，第三者の立場からの助言を得ることも検討すべきである。

参考文献

1) 国立がん研究センターがん対策情報センター資料.
   http://ganjoho.jp/public/statistics/pub/statistics01.html（2021/8/25アクセス）
2) 患者の権利に関する世界医師会リスボン宣言.
   http://dl.med.or.jp/dl-med/wma/lisbon2005e.pdf（2021/8/25アクセス）
3) Beauchamp T, Childress J, 生命医学倫理. 第5版, 麗澤大学出版会, 2009.
4) Jonsen AR, Siegler M, Winslade WJ. 臨床倫理学—臨床医学における倫理的決定のための実践的なアプローチ. 第5版, 新興医学出版社, 2006.

　がん・生殖医療は，生命予後だけではなく，治癒後の生活の質（QOL）を考え，がん治療が将来の妊娠の可能性（妊孕性）に与える影響に配慮して，妊娠の可能性を守ることを目的とする。がん治療医および生殖補助医療に携わる医療スタッフが協働してその任を負い，その実践にあたっては倫理的配慮が必要である。また，日本がん・生殖医療学会では，がん・生殖医療を「がん患者の診断，治療および生存状態に鑑み，個々の患者の生殖能力に関わる選択肢，意思および目標に関する問題を検討する生物医学，社会科学を橋渡しする学際的な一つの医療分野である」と定義しており，「臨床においては患者と家族が子どもをもつため，また，その意味を見つめ直すための生物医学的，社会科学的な支援を行うことにより，生殖年齢およびその前のがん患者の身体的，精神的，社会的な豊かさをもたらすことを目的としている」と付記している。したがって，本医療は子どもをもつことのみを目的としているのではなく，最終的には罹患した疾患の状態を考慮しつつ，新たに家族をもつことについて医学的かつ倫理的な面から患者・家族とともにアプローチする必要性があるといえる。救命が目的である一般の治療医学では，患者に治療を行う場合の医学的適応と倫理的妥当性は矛盾なく両立すると考えられる[1]。一方，生殖医療では新たな生命の発生を目的とし，その結果生まれてくる子およびその子が所属する家族・共同体・社会の将来の在り方に影響を与える。したがって，本邦において生殖細胞を取り扱う場合には，本邦の倫理規範を遵守することが望まれる。以下，乳癌患者に対してがん・生殖医療を実践する際に遵守すべき倫理，直面する倫理的問題点を生殖医療専門医の立場から概説する。

1）生殖医療で遵守すべき倫理原則

　生殖医療が介入するがん・生殖医療では，一般の治療医学で求められる医療倫理に加え，生殖医療に関する倫理の遵守が求められる。本邦では現時点における生殖医療に関連する法律として，ヒトに関するクローン技術等の規制に関する法律（平成12年12月6日法律第146号，最終改正平成26年5月1日法律第31号），再生医療等の安全性の確保等に関する法律（平成25年11月27日法律第85号，最終改正平成30年12月14日法律第98号），医薬品，医療機器等の品質，有効性及び安全性の確保等に関する法律（昭和35年8月10日法律第145号，最終改正令和元年12月4日法律第63号），生殖補助医療の提供等及びこれにより出生した子の親子関係に関する民法の特例に関する法律（令和2年12月11日法律第76号）等があるが，実際の生殖医療は日本産科婦人科学会や日本生殖医学会等の関連する学会の見解を遵守して実践されている。しかしながら，それらは罰則規定を有していない[2]。本邦において乳癌患者のがん・生殖医療を実践するにあたっては，生殖医療に携わってきたこれまでの産婦人科医と同様に自主規制を遵守することが専門的道徳から望まれる。

　妊孕性温存療法の中でも，特に卵巣組織凍結は現時点において臨床研究段階の技術と見なされている。日本産科婦人科学会における「医学的適応による未受精卵子，胚（受精卵）および卵巣組織の凍結・保存に関する見解」（平成26年4月施行，最終改定平成31年4月）（http://www.jsog.or.jp/modules/statement/index.php?content_id=23）においても，卵巣組織凍結を実施する施設においては当該施設内の倫理委員会による審査が必須である旨が記されていることから（未受精卵子および胚の凍結のみの場合は省略可能），その実施にあたっては，「人を対象とする生命科学・医学系研究に関する倫理指針」（令和3年3月23日制定），ならびに臨床研究法（平

成29年法律第16号，最終改正令和元年12月4日 法律第63号）を遵守する必要がある。

　今後，令和3年度から開始された，厚生労働省による「小児・AYA世代のがん患者等の妊孕性温存療法研究促進事業」によって，日本産科婦人科学会に新たに設けられる認定施設要件（http://www.jsog.or.jp/modules/news_m/index.php?content_id=1017）等の整備を経て，今後さらなる倫理の醸成がなされてゆくものと考えられる。

2）生殖医療の特徴と本邦の生殖補助医療

　乳癌患者の妊孕性温存に携わる場合には，生殖や本邦における生殖医療についての基本的な知識をもつ必要がある。男女の生殖の機能には大きな差異があること（表1），妊娠には男女の配偶子が必要であること，生殖細胞の温存には生殖補助医療の介入が必要であること，一般的な生殖補助医療は生殖年齢の夫婦（事実婚を含む）を対象にしていることの他，当然のことながら生まれてくる子の福祉も考慮せねばならない。その実施にあたっては，日本産科婦人科学会の見解（表2）等の自主規制を遵守することが求められる。一方，凍結保存された配偶子・胚を死後に生殖補助医療技術により利用する死後生殖，また胚を第三者の子宮に移植する代理懐胎は，親子関係の問題や生まれてくる子どもの権利，代理懐胎する女性への倫理的配慮の問題があり，本邦において現時点では認められていない。したがって乳癌患者の妊孕性温存では，凍結された胚（受精卵）・卵子および卵巣組織が，①原則として治癒が見込まれ，②生存中に，③生殖可能年齢の間に，④夫婦間で利用されることを原則とする。

3）女性乳癌患者の妊孕性温存

　女性乳癌患者の妊孕性温存法は，未受精卵子，胚（受精卵）および卵巣組織の凍結がある。胚凍結は一般の不妊治療でも標準的な技術であり，確立した方法といえる。未受精卵凍結もガラス化法による凍結技術の改善と融解後の顕微授精により，広く臨床応用される技術となっており，2013年からは確立された医療技術という位置づけになっている。一方，卵巣組織凍結を実施可

表1　妊孕性温存に際して考慮すべき生殖にかかわる男女差

	男　性	女　性
生殖期間	比較的長い	31歳以降，徐々に低下して42歳以降の妊娠は稀になる 体外受精においても35歳以降に胚移植あたりの妊娠率が顕著に低下する
生殖腺	精祖細胞の増殖あり	卵祖細胞の増殖は胎生期に終了
生殖細胞	精液中に多数 成熟精子は減数分裂が終了している	自然では1周期で1個の卵子 排卵時減数分裂途中
生殖細胞の採取	マスターベーション，外科的処置（精巣内精子採取；TESE）等	外科的処置（採卵，腹腔鏡）
生殖細胞の利用	胚として子宮に移植（人工授精の場合は子宮内に注入）	胚として子宮内に移植 卵巣組織は腹腔内臓器等に移植
がん治療患者における生殖細胞の使用時期	がん治療中にも可能（ただし，その使用には，社会的通念や子の福祉を含めた倫理的配慮を要する）	がん治療終了後（原則として，根治が見込める状況にあること）

表 2　日本産科婦人科学会による生殖医療に関する見解（一部抜粋）

1.　生殖補助医療実施医療機関の登録と報告に関する見解	2016 年 6 月改定
2.　体外受精・胚移植に関する見解	2014 年 6 月改定
3.　顕微授精に関する見解	2006 年 4 月改定
4.　ヒト胚および卵子の凍結保存と移植に関する見解	2014 年 6 月改定
5.　精子の凍結保存に関する見解	2007 年 4 月
6.　医学的適応による未受精卵子，胚（受精卵）および卵巣組織の凍結・保存に関する見解	2019 年 4 月改定
7.　提供精子を用いた人工授精に関する見解	2015 年 6 月改定
8.　ヒト精子・卵子・受精卵を取り扱う研究に関する見解	2013 年 6 月改定
9.　出生前に行われる遺伝学的検査および診断に関する見解	2013 年 6 月改定
10.　生殖補助医療における多胎妊娠防止に関する見解	2008 年 4 月
11.　ヒトの体外受精・胚移植の臨床応用の範囲についての見解	1998 年 10 月
12.　着床前診断に関する見解	2020 年 9 月
13.　代理懐胎に関する見解	2003 年 4 月
14.　胚提供による生殖補助医療に関する見解	2004 年 4 月
15.「体外受精・胚移植/ヒト胚および卵子の凍結保存と移植に関する見解」における「婚姻」の削除について	2014 年 6 月

能な施設は本邦で 50 施設あるが（2021 年 9 月現在：http://www.jsog.or.jp/facility_program/search_facility.php），生産例も少なく臨床研究段階の医療技術とされている。

　医学適応による妊孕性温存に関する学会の見解，ガイドラインは本邦に存在しなかったが，2014 年 4 月に「医学的適応による未受精卵子および卵巣組織の採取・凍結・保存に関する見解」が示され，さらに改定を経て現在に至る（2019 年 4 月 最終改定）。なお，令和 3 年 4 月より厚生労働省の事業として「小児・AYA世代のがん患者等の妊孕性温存療法研究促進事業」が開始されており，本事業の要件等も妊孕性温存療法を行ううえでの指標になり得ると考えられる。

　インフォームドコンセントにあたっては，本人が主体となるが，パートナーがいる場合にはパートナーにも説明することが必要になる。妊孕性温存の説明は希望を与える一方，死後廃棄されることや婚姻関係が解消された場合にも廃棄されることを説明する必要があり，本人だけではなくパートナーないし家族に大きな悲哀をもたらすことがある。また，妊孕性温存の実臨床では，予後不良症例に対して妊孕性温存の適応にならないことを伝えなければならない場合があるが，死とも向き合わざるを得ない本医療では，精神的サポートを専門とするスタッフ（臨床心理士，看護師等）とともに配慮の行き届いたインフォームドコンセントを行うことが望まれる。

　前述の通り，胚凍結は確立された医療技術であることから，パートナーを有する場合には本法が推奨される。しかし，一般的には乳癌はエストロゲン感受性の腫瘍に分類されることから，卵巣刺激の安全性に関して十分な説明と患者の理解が必要となる。また，胚凍結には患者本人だけではなくパートナーの同意も必要である。さらに，廃棄にあっては患者本人およびパートナーからの廃棄の意思が表明された場合，本人もしくはパートナーが死亡した場合，婚姻関係（事実婚

を含む）が解消された場合に廃棄することとなる。死後生殖が認められていない現況では，胚移植前にパートナーの生存と婚姻関係の継続を確認する必要があり，その確認は慎重に行うべきである。また，乳癌患者の場合には女性の乳房喪失等に対する心理的負担も大きく，その後の婚姻関係の維持の不安定要素となる可能性がある。そのため，未受精卵子より胚凍結のほうが妊娠成績は良好であるが，不測の婚姻関係の破綻を考慮し，既婚者であっても未受精卵凍結を併用することが検討され得る。

パートナーが不在の場合は，成人では未受精卵凍結が選択される。凍結した卵子は，原疾患の治癒後，将来的にパートナーの精子と顕微授精によって胚とし，患者本人の子宮に戻すことになる。パートナーを有する場合であれば，未受精卵凍結か胚凍結か，両者の併用を行うかについては女性患者の自律的決定に委ねられる。

卵巣組織凍結は，未受精卵凍結や胚凍結で用いられる調節卵巣刺激を必要とせず，外科的手術によって卵巣（組織）を摘出・凍結する方法であることから，月経周期の時期と関係なく施行可能であり，一般的には経腟操作の困難な患者（未成年等）や疾患の治療までに期間的猶予のない患者に対して実施される。本法は2004年に初の生産例が報告された比較的新しい医療技術であり，臨床研究段階の医療技術という位置づけであることから，各施設の倫理委員会の審議のもと施行されるべきである。

おわりに

がん・生殖医療は，がん患者の将来の幸福に大きく寄与すると考えられるが，その実践には様々な倫理的配慮が必要である。また，本医療の実践には，すべての医療スタッフの啓発とともに診療科を越えた協力体制の構築が不可欠である。

また，乳癌治療施設と生殖医療を提供する施設が異なることが多いことから，適切な情報提供，乳癌治療に影響を与えない速やかな生殖医療の実施が必要である。さらに，生殖細胞の安全な保管と利用，確実な生存確認等も考慮し，施設連携体制の構築，コーディネーターの育成と配備，凍結保管施設の永続性等も今後の検討課題といえる。

参考文献

1) 森 崇英. 生殖・発生の医学と倫理―体外受精の源流からiPS時代へ. 京都大学学術出版会, 2010, p116.
2) 吉村㤗典. わが国の生殖補助医療の現況とその規制. 生殖補助医療と法. 学術会議叢書19. 日本学術協力財団, p145, 2012.

はじめに

　がん治療は妊孕性を不可逆的に失う可能性があり，患者にとっては治療リスクの判断とは別の，重大な意思決定が必要となる。本項では，乳癌患者の妊娠・出産と生殖医療分野における医師の説明について法律的観点から論ずる。

1）なぜ医師に説明義務があるのか

　医師が患者に治療等の説明をする義務は，法律上の義務であるが，それは，患者の医療における自己決定の保障，すなわち，患者がいかなる治療を選択するかという'熟慮の上の意思決定を支援すること'すなわち治療における自己決定の保障に意味がある。単に，治療等の同意を得る（侵襲行為の違法性を阻却する）ためだけではない[1]。

　治療における説明については，医師等が患者に「適切な説明を行い，医療を受ける者の理解を得るよう努めなければならない」（医療法1条の4第2項）とされているのも，そのためである。

2）説明義務の有無とその内容

　治療方法には，医療水準として確立した治療方法と，開発途上の新規治療等，医療水準として確立していない治療方法がある（がん治療には後者も多い）。いずれの場合であっても，予定された治療方法の見込まれる効果，副作用，代替療法の有無および方法・利害得失，予後等（以下，本項では「標準説明事項」という）を説明しなければならない。もっとも，医療水準として確立した療法について標準説明事項を説明すれば，原則として，医療水準として確立していない他の療法についての説明義務はない[2]。

　例外として，治療の選択によっては患者の人生の根幹・将来的な家族計画に影響する場合や患者の「強い関心」がある療法を医師が認識している場合[3]（視点1）や，治療における副作用等の結果が重大である場合[4]（視点2）等には，それらに関して，説明義務を負う場合がある。

　治療に関する医療水準と説明における医療水準レベルが異なる。すなわち，「治療に関する医療水準については治療法自体についての知見の普及が必要であるのに対し，説明義務における医療水準は，危険性が具体化した場合に生じる結果についての知見が普及していれば足りる」[4]（下線筆者）。要は，副作用等の危険性の詳細が一般的に不明であっても，当該医師が臨床報告等からその危険性を知っている場合には，その危険性について説明しなければならない。

　法律上は，契約関係にない患者の配偶者には，本来は説明義務を尽くす必要がないが，患者の配偶者に対しても法的保護に値する利益を認めた事例がある（避妊治療をめぐる訴訟）。そこでは，子どもを産む・産まないという選択は男女のライフスタイル決定上重要な意味があり，家族計画に及ぼす影響が極めて大きいこと等を理由に，'手術に対する同意を通じて関与が認められた配偶者（届出をしていないが，事実上婚姻関係と同様な事情にある者を含む）も法的に保護に値する利益を有する'[5]（視点3）とされ，患者本人のみならず配偶者にも説明しなければならない可能性を認めた。この判旨は，妊孕性を喪失し得る治療においても参考となる。

3）がん治療と生殖医療の特徴と説明義務

　医療法では，「適切な説明を行い」というものの，臨床では，実際に「何を，どの程度」説明

すべきか，が難題である。すなわち，説明を受ける患者の年齢や病状の進行具合，理解度，実益，タイミング等により，当該患者に説明すべき事項や程度が異なる可能性があるからである。

一般的には，少なくとも視点1から視点3までを基準に，'患者が治療に先立って熟慮し判断するに足りる事項および程度'の説明をすることが求められる。しかし，医師としては妊孕性温存療法の余地なくがん治療をせざるを得ないと判断される患者に，妊孕性温存療法の説明をするべきか，その実益を考えると確かに悩ましい。また，患者としても，がん治療の説明に加え妊孕性温存療法についての説明までもすべてを理解できるとは限らないし，時にがん治療に，時に妊孕性温存にと揺れ動く思いの中で，意思決定せざるを得ない。場合によっては，過度に妊孕性温存療法に期待をもつことがかえって患者の生命予後に不利となる場合もあり得る。

この点，法律的には，説明義務の意義が医療における患者の自己決定を保障することにあることからすると，当該患者の病状と妊孕性温存療法の意味合いとを踏まえつつ，妊孕性温存療法があること，そしてそれが望めば実施可能であること（あるいは現実的には難しいこと）について現状を説明することが求められる。患者が希望する形で生き抜こうとする，そのような人生の在り方を患者自らが決める機会を得ることにこそ説明義務の意義があるからである。しかし，おそらく裁判官は，前途のように必ずしも説明すればそれでよし，というほど安易に判断しないであろう。むしろ，医師側の判断の難しさや揺れ動く患者の実際の様子を医療記録から感得すれば，当該患者に対して，妊孕性温存療法の説明をしなかったとしてもやむを得ないであるとか，具体的状況において患者の利益に沿った説明がなされていた等と，実際の臨床現場に即した判断がなされよう。換言すれば，そのような実際を医療記録から感得できるような状況の記録化が重要となる。

がん治療と生殖医療は，多分に治療後の在り方等，生き方そのものに影響する。がん治療の特徴は，治療リスクが大きいうえ，妊孕性温存の観点からのがん治療開始後の治療の中断は想定し難い（不可逆性）。場合によっては未確立な療法を実施せざるを得ないこともある。しかも，乳癌患者は医師に時間をかけて話を聞いて欲しいと期待することもある。他方，生殖医療の特徴は，がん治療後の妊孕性温存に大きな意味があり，関係者の性別を問わず，妊孕性温存が患者さらにはパートナーにとって重大な関心事である。

がん治療と生殖医療は担当主科が異なり，両診療科での説明に漏れをなくすことが重要である。

がん治療医は，標準説明事項に加え，化学療法等の治療内容によっては，将来の妊娠が不可能となる可能性があること，一定期間を超える化学療法の開始遅延は治療によって期待される予後改善の利益を損ねるため（本ガイドライン，「2章.挙児希望を有する乳癌患者に対するがん治療について」参照），早期に妊孕性温存に関して専門家に受診すべきこと等を説明して患者に対して熟慮する機会を確保するとともに，必要に応じて，生殖医療医や専門施設を紹介する必要がある（その意味でも本ガイドラインの冒頭「がん・生殖医療の実践と課題」における協働意思決定は重要である）。

他方，生殖医療医は，標準説明事項に加え，がん治療開始遅延に限界があることを踏まえ，妊孕性温存のための治療法やがん治療開始に向けた治療プランの提示，がん治療のもとでの生殖医療の在り方，がん専門医や専門施設へのアクセス方法等を説明するとよい。

がん治療医であっても生殖治療医であっても，相互に情報交換し[6]，がん治療開始時期を決定したり生殖腺への影響の少ない療法を選択したり，さらに患者に対し関連診療科の受診やカウセ

リングを案内したりすることも重要である。加えて，患者のパートナーや親権者等の保護者に対しても，説明をする機会を提供することが求められる。若年患者の場合，親子間で妊孕性に関する期待度が異なる場合があり，配慮を要する。なお，患者の「強い関心」は様々であり，女性性ゆえの関心の他，社会的，文化的，民族的，宗教的背景からくる「強い関心」もあり，患者毎への配慮を要する。

　なお，生殖医療医としては，本邦においては凍結受精卵，凍結精子等を死後生殖として用いることが事実上できず，精子提供者の死亡や凍結受精卵の夫婦の一方の死亡によりこれを廃棄することになる旨を説明することが求められる。というのも，法律上は直接的にこれを禁ずる規定はないものの，例えば，日本産科婦人科学会では「被実施者は婚姻しており，挙児を希望する夫婦」〔会告：「体外受精・胚移植」に関する見解。昭和58（1983）年10月〕と限定し，「凍結精子は…本人が死亡した場合，廃棄される。」〔精子の凍結保存に関する見解。平成19（2007）年4月〕とする等，主要な関連学会では死後生殖を許容していないからである。死後生殖が禁止される背景には，死後生殖により出生する子の身分が不安定であり子（児）の福祉に反する可能性が否定できないことがある。すなわち，現行の民法（および判例法）によれば，母子関係は分娩の事実でその存否が決まるところ，父子関係は，母の懐胎時の婚姻関係の有無等（嫡出推定の有無）や認知の有無によって決定するところ，①妻が，死亡した夫の凍結精子を用いて妊娠・出産した場合，生まれ出る児には父親が定まらない（嫡出推定が及ばない。また，凍結受精卵に対する認知も認められるとは考え難い）し，②父が，死亡した妻の凍結受精卵を用いて代理出産を依頼した場合，父子関係が認められない可能性があるだけではなく（嫡出推定が及ばない），母子関係は分娩の事実から代理母と児との間に認められてしまい，実際の児の養育環境と民法上の親子関係が全く乖離してしまう。これでは，児の福祉の観点から望ましくない。確かに，夫婦のリプロダクティブ・ヘルスへの期待からすると死後生殖を許容するべきであるとの意見も軽視すべきではないが，児の身分の安定を保障する法律がない現時点においては，両親の期待が児にとってリスクとなりかねない。死後生殖の可否は，立法的解決を図る必要がある。生殖医療医としては，死後生殖に強い関心をもつ患者に対して，死後生殖による親子関係・身分について法律家に相談するよう勧めるとよい。

4）コミュニケーションツールとしての診療ガイドライン

　近年の診療ガイドラインは，医学的根拠に基づいた治療の推奨集というよりも，「患者と医療者の意思決定を支援するために最適と考えられる推奨を提示する文書」[7]とされている。すなわち，治療決定のためのコミュニケーションツールとしての性格を有している[8]。

　医事関係訴訟において診療ガイドラインと過失との傾向を分析した論文[9]によると，説明義務違反が争点となった21件中，診療ガイドラインと異なる療法を実施した4件はいずれも過失（説明義務違反）が肯定され，遵守した2件は過失（同）が否定され，その他15件（遵守・不遵守の判断なし）は6件が過失（同）を肯定された[注]。説明義務違反の判断に診療ガイドラインが意識されていると思われる〔注：文献9によると，なお，治療自体の過失に関しては，診療ガイドラインで定める療法を実施した事例（全体の46％）で過失が肯定された事例は2％であったのに対し，診療ガイドラインと異なる療法を実施した事例（全体の33％）で過失が肯定された事例は53％であった〕。

　少なくとも，ガイドライン記載事項等を考慮して患者にあった説明を行い，その旨を記録する

必要がある。

おわりに

　がん患者の妊孕性に対する期待を守る観点からは，少なくとも妊孕性温存療法の存在と当該患者への適否を情報提供する必要がある。患者が妊娠を希望する場合には，「3章. 乳癌治療後の妊娠・周産期管理について」にあるように，乳癌の再発リスクや児への影響等，不確実性が残ることや，見込まれるがん治療による母体への影響等も“あらかじめ”情報提供しておく。

　本ガイドラインは，納得のいく選択に結びつく患者との対話に役立つことを期待して作成され，治療における意思決定のためのコミュニケーションツールとしても機能している。すなわち，患者への適切な説明が，患者が熟慮のうえに治療を選択し，自ら望むかたちで生き抜こうとする人生の在り方を尊重することにつながる。

参考文献

1) 米村滋人. 医事法講義. 日本評論社，2016.
　＊説明義務とインフォームドコンセントとの違いについては，本書が示唆に富む。
2) 最高裁判決 平成13年11月12日民集55巻6号1154頁（乳房温存療法事件）.
　＊同判決は，医師が最適である術式ではないと考える以上，自ら医療水準に達しない「療法を実施する義務がないことはもちろんのこと」，「他の医療機関において同療法を受けることを勧める義務もない」としている。
3) 前掲乳房温存療法事件，東京高裁判決 平成17年1月27日判例時報1953号132頁等.
4) 仙台高裁秋田支部判決 平成15年8月27日判例タイムズ1138号191頁.
5) 仙台地裁判決平成22年9月30日裁判所ウェブサイト
　https://www.courts.go.jp/app/files/hanrei_jp/753/080753_hanrei.pdf（2021/4/2アクセス）
6) 医療法第1条の4 第3項.
　＊これにより情報提供の努力義務がある。
7) 福井次矢，山口直人監. Minds 診療ガイドライン作成の手引き2014. 医学書院，p3，2014.
8) 平成27年度厚生労働科学研究費補助金（地域医療基盤開発推進研究事業）「社会的責任に応える医療の基盤となる診療ガイドラインの課題と可能性の研究」. 研究代表者 中山健夫.
9) 桑原博道，淺野陽介. 特別寄稿2 ガイドラインと医療訴訟について―弁護士による211の裁判例の法的解析―. Minds 診療ガイドライン作成マニュアル. 公益財団法人日本医療機能評価機構，2015.
　http://minds4.jcqhc.or.jp/minds/guideline/pdf/special_articles2.pdf（2021/7/21アクセス）

乳癌患者の妊孕性温存に関する経済的負担

　若年乳癌患者にとって妊孕性を喪失することは非常に大きな問題と考えられる。乳癌患者が妊孕性温存を希望された場合に実際に受療される具体的生殖医療の方法，治療あたりの挙児獲得率，経済的負担等を検討し，挙児に至るまでの患者の負担とその期待できる効果，ならびにこれらの診療に対する公的助成の意義を理解することは重要である。

1）妊孕性温存の流れ
　乳癌患者が，治療前，治療中に妊孕性を温存する方法として卵子（未受精卵）凍結，胚（受精卵）凍結と卵巣組織凍結がある。これらを希望した場合に受けられる妊孕性温存方法とがん治療の時間的な関係を**図1**に示した。

- 未受精卵凍結保存の場合には，主にがんに対する手術後，化学療法前に患者は調節卵巣刺激，採卵，未受精卵凍結を受けることとなる。いったん，妊孕性温存は完了したことになるが，がん治療が終了しその卵子を使用する場合には，卵子融解，受精（顕微授精），胚培養，移植，黄体補充を受けることとなる。
- 胚（受精卵）凍結保存の場合は，受精および胚培養のステップが，凍結の前に行われるようになるが，患者が受ける治療の基本的な流れは未受精卵凍結と大きくは変わらない。
- 卵巣組織凍結保存の場合は，腹腔鏡で卵巣を切除されることが多く，3〜4泊の入院が必要で，手術，麻酔，卵巣組織凍結，状況により卵巣組織から直接採取した卵子の凍結を受けるこ

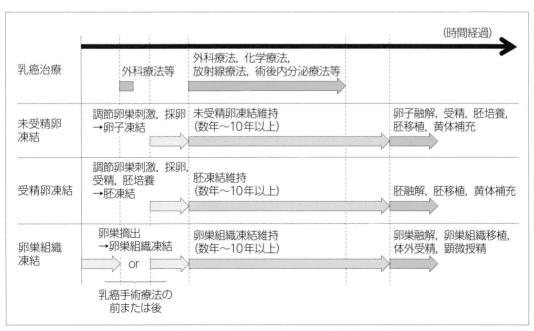

図1　乳癌治療と妊孕性温存の時間的経過の対比

ととなる。また，現段階では，卵巣組織凍結は，融解後の自家移植を前提としており，この施行にも同様に入院し手術を受ける必要がある。さらに卵巣自家移植後，自然妊娠を期待し待機することもあるが，体外受精を施行されることも少なくない。

　以上のように，いずれの治療も妊孕性温存である生殖細胞の凍結は，化学療法によるがん治療が本格化する前にいったん完了するが，これはあくまでも生殖細胞の保存が完了した状態であり，がん治療終了後にようやく保存しておいた生殖細胞を移植できることとなるが，そのための生殖医療を受療する必要がある。

　経済的な負担に目を向けると，これらの処置に対する費用が発生するのみではなく，乳癌治療中，治療終了後も，毎年，凍結保存した卵子や卵巣組織を使用するまで保管のための費用を拠出する必要がある。これらの診療は自費診療であり，患者にとって大きな経済的な負担となっていると考えられる。

2）治療あたりの挙児獲得率

　未受精卵凍結，胚（受精卵）凍結，卵巣組織凍結のそれぞれにおける児獲得が期待できる効果を考える必要がある。母数は少ないものの最近になり治療別の治療成績が散見されるようになってきた。この具体的な内容は，本ガイドラインの「1章．挙児希望を有する乳癌患者に対する生殖医療について」の項で述べられているので詳細は割愛するが，総じて未受精卵凍結や胚（受精卵）凍結は，同年齢の不妊症に対する体外受精と同等の妊娠率が期待でき，卵巣組織凍結もそれには劣るが児獲得率は23〜36％で期待できると考えられる[1]〜[6]。

3）治療あたりの経済的負担

　がん患者が，これらの妊孕性温存を行い，1人の子どもを得るためにどれだけの経済的負担がかかるかを試算する場合，それぞれの処置にかかる費用を考えていく必要がある。治療法別のおおよその経済的負担について表1に示した。どの治療を選択しても，化学療法前あるいは途中に凍結保存が行われ，その段階で費用を負担することとなる。がん治療に伴い就労との両立が困難になる場合もあり，就労とがん治療費だけを考えても経済的に不安定な状況になることもある。また，がん治療中・がん治療終了後も凍結した生殖細胞を使用するまで凍結の保管費を負担する必要があり，さらにこれらの凍結しておいた生殖細胞を移植する費用も必要であることから，長期にわたり経済的負担を強いられることになると考えられる。

　未受精卵凍結を例にとって挙児に至るまでの患者負担を検討すると，がん患者の凍結卵子を用

表1　がん患者の生殖細胞凍結とそのための費用

手　技	凍結時	凍結保存維持	移植時
未受精卵凍結	30〜70万円	2〜20万円/年 （個数により費用が異なる場合がある）	35〜45万円
胚（受精卵）凍結	40〜80万円	2〜10万円/年 （個数により費用が異なる場合がある）	25〜35万円
卵巣組織凍結	55〜100万円	2〜10万円/年	55〜100万円 （体外受精を行う費用は含まない）

いた治療成績は，不妊症患者の体外受精と同等であること，また，がん患者が胚移植に至るまでの一連の費用は，凍結費用および凍結保管費用を除くと不妊症患者の体外受精と同等であることを考え合わせると，がん患者が1人の児を得るための費用は，不妊症患者が1人の児を得るための費用と同等の負担と考えられる。

　これらをもとに費用負担を試算することもできる。本邦国内において2010年時で不妊症患者が1人の児を得るために平均197万円かかるとの試算がなされている[7]。がん患者の場合は，凍結保存期間が長く，その費用負担も加わるためより高額であると考えられる。不妊症患者の場合は，個人が複数回体外受精を試みると累積妊娠率が8割以上に達するため，個人がその額を負担すると多くの患者が児を得ることになると考えられる。がん患者の場合は，採卵が1人の患者に1〜2回程度しか施行できないことと，現在までの報告を総合し採卵あたり40％程度で児を得られることを考え合わせると，がん患者の未受精卵凍結はおよそ2.5人のがん患者が197万円と凍結維持費を分け合って負担することにより，そのうち1人のがん患者が児を得る治療であるといえる。卵巣組織凍結保存に関しては，児を得るための費用について参考となる資料は現在認められないが，**表1**に示した各段階の負担は未受精卵凍結・胚（受精卵）凍結よりも大きく，報告されつつある移植を受けた患者あたりの妊娠率を考え合わせると，現段階ではより高額な治療と考えられる。

　卵巣組織凍結に関しては，今後もその成績を注視していく必要があるが，がん患者が未受精卵凍結や胚（受精卵）凍結を行った場合，不妊症患者の体外受精と同等の児獲得率を期待できることが明らかになりつつあり，また，本治療を施行した場合，がん患者は，凍結期間が長いことから不妊症患者が胚移植までの一通りの治療を行うよりも多くの費用を負担すると考えられる。卵巣組織凍結保存を実施した場合にも，**表1**に示した費用を合計すると相当な高額の費用を負担することとなる。

4）妊孕性温存に対する助成の期待できる効果とその問題点

　これらを踏まえ不妊症患者が体外受精を受療する場合，本邦をはじめ多くの国でもすでに公的な助成がなされていることを考えると，がん患者の妊孕性温存に対して公的助成を行うことも肯定的に捉えることができる。

　不妊治療において，公的な助成が体外受精の施行件数に大きな影響を与えることが分かっている。ドイツでは，2003年まで1人の不妊症患者に対し体外受精の総費用の100％を4回まで公的に助成していたが，2004年以降は50％の助成に減額され，助成回数も3回までとなった。その結果，2003年と2004年を比較するとドイツ国内の総体外受精施行件数は半減している[8]。このように公的助成の意義は大きく，その内容を充実させるとがん患者の妊孕性温存もその施行が促進されると考えられる。このようなことから一部の地方自治体では，2016年度以降，がん患者が生殖細胞を保存した場合に助成が開始され，2021年度より全国で助成が開始されるようになった。

　しかし，この公的助成実施に際しては，その内容を十分に吟味する必要がある。年齢，がん治療による妊孕性低下の予測，がんの予後，妊孕性温存療法のがん治療や患者の状態への影響等のがん患者であるがゆえの不確定要素が多いため，補助内容やその要件についても十分に検討する必要があると考えられる。公的助成により経済的に自己負担が軽減されると，患者の状態から妊孕性温存を施行せず早期のがん治療が勧められる場合でも，自己負担の軽減は患者の妊孕性温存

受療に対する意思決定に影響する可能性は否定できない。さらに長期予後を期待できない乳癌患者に助成された場合，社会的資本である公的助成金が，最初から生産性の期待できない状況でも使用されると考えることもできる。このような点から，公的助成システムを構築する際には，個人の医療に関わる状況（医学的適応，患者の意向，患者のQOL）と，社会医学的な立場からの両面を判断し，システム構築を行う必要があると考えられる。

5）公的助成について

　2016年以降，多くの地方自治体が，がん・生殖医療実施に際して助成を行うようになってきたが，2021年度より小児・AYA世代のがん患者等の妊孕性温存療法研究促進事業として，国による患者への助成が開始されることとなり，2021年3月24日付けで各都道府県に通達された。
　国は，若年者へのがん治療によって妊孕性が低下することは大きな課題であり，妊孕性温存療法が高額な自費診療となるため患者の経済的負担となっているとしている。一方で，妊孕性温存療法のうち，未受精卵凍結や卵巣組織凍結については，有効性等のエビデンス集積がさらに求められているとし，また，経済的支援に関しては全国共通の課題であるとのことから，研究としての立て付けで助成は行われることとなった。
　対象者の要件として，年齢は，男女ともに下限はなく，43歳未満（凍結保存時）となり，適応疾患として『小児，思春期・若年がん患者の妊孕性温存に関する診療ガイドライン』（日本癌治療学会）の妊孕性低下リスク分類に示された治療のうち高・中間・低リスクの治療を受けるものが対象となっているが，乳癌に関しては，術後内分泌療法等により長期間の治療によって卵巣予備能の低下が想定される状態も含められている。
　対象者の選定の際には，妊孕性温存療法を行うことによる原疾患の治療の遅れが，生命予後に与える影響を評価するため，原疾患担当医師と妊孕性温存療法を担当する医師の両者により検討が行われることが要件となり，本人による書面同意，または未成年患者の場合は代諾者（保護者）による書面同意が必要で，未成年患者についても十分な説明が求められている（インフォームドアセントを含む）。
　助成の1回あたりの上限額と助成回数を**表2**に示した。胚凍結や卵巣組織凍結は，不妊治療の上限額より多くなり，2回まで助成されることとなった。なお，1回の手技で妊孕性温存に至らなかった場合〔例：過排卵刺激を行い採卵できたが，凍結できる胚（受精卵）がなかった〕でも1回カウントされるが，助成されることになっている。
　妊孕性温存療法実施医療機関は，日本産科婦人科学会または日本泌尿器科学会が認定し，それを受け都道府県知事が指定する。そして，妊孕性温存療法実施医療機関は地域のがん・生殖医療

表2　国の助成における対象治療，1回あたり助成上限額，助成回数

対象治療	助成上限額/1回	助成回数
胚（受精卵）凍結	35万円	2回まで
未受精卵凍結	20万円	2回まで
卵巣組織凍結	40万円	2回まで（組織採取時に1回，再移植時に1回）
精子凍結	2.5万円	2回まで
精子凍結（精巣内精子採取術）	35万円	2回まで

ネットワークへの参加ならびに厚生労働行政推進調査事業費補助金がん対策推進総合研究事業の研究班〔「小児・AYA世代がん患者等に対する妊孕性温存療法のエビデンス確立を志向した研究―安全性（がん側のアウトカム）と有効性（生殖側のアウトカム）の確立を目指して」〕への参加が義務づけられている。

なお，指定機関の責務として，定期的（年1回以上）に患者をフォローアップして，自然妊娠を含む妊娠・出産・検体保管状況等の情報を収集することと，日本がん・生殖医療学会が管理する日本がん・生殖医療登録システム（Japan Oncofertility Registry；JOFR）に妊孕性温存療法実施機関が臨床情報等を入力することも含められた。

要点をまとめたが，厚生労働省のホームページで詳細の確認に務めていただきたい（https://www.mhlw.go.jp/stf/shingi/other-kenkou_514424_00005.html）。

おわりに

乳癌患者が，妊孕性温存を希望した場合に大変な労力と経済的負担を要することを理解すべきである。妊孕性温存という選択を患者が享受できるよう社会的な助成制度の構築をしていく必要があるが，本邦でもいよいよ2021年度より国による助成が開始される。その内容を理解するとともに同時に実施される登録制度によりエビデンスを確立し，それに基づき助成制度を整備していく必要があると考えられる。また，生殖医学の発展により妊孕性温存は，一定の成果を認めるようになってきたが，遺伝的につながりのある子をもつことを断念せざるを得ない状況が生じることもある。このような場合，本項では詳しく述べなかったが，里親・養子縁組制度等を用いた社会的に母親になる選択肢もある。これらを推進するため社会に対する啓発と里親・養子縁組を支持するための制度の充実化が，妊孕性温存を支える社会的助成制度の整備とともに必要であると考えられる。

参考文献

1) Druckenmiller S, Goldman KN, Labella PA, et al. Successful oocyte cryopreservation in reproductive-aged cancer survivors. Obstet Gynecol. 2016; 127(3): 474-80. [PMID: 26855092]

2) Cardozo ER, Thomson AP, Karmon AE, et al. Ovarian stimulation and in-vitro fertilization outcomes of cancer patients undergoing fertility preservation compared to age matched controls: a 17-year experience. J Assist Reprod Genet. 2015; 32(4): 587-96. [PMID: 25595540]

3) Donnez J, Dolmans MM, Pellicer A, et al. Fertility preservation for age-related fertility decline. Lancet. 2015; 385(9967): 506-7. [PMID: 25705839]

4) Van der Ven H, Liebenthron J, Beckmann M, et al; FertiPROTEKT network. Ninety-five orthotopic transplantations in 74 women of ovarian tissue after cytotoxic treatment in a fertility preservation network: tissue activity, pregnancy and delivery rates. Hum Reprod. 2016; 31(9): 2031-41. [PMID: 27378768]

5) Meirow D, Ra'anani H, Shapira M, et al. Transplantations of frozen-thawed ovarian tissue demonstrate high reproductive performance and the need to revise restrictive criteria. Fertil Steril. 2016; 106(2): 467-74. [PMID: 27181924]

6) Donnez J, Dolmans MM. Fertility Preservation in Women. N Engl J Med. 2017; 377(17):

1657-65. [PMID: 29069558]

7) Maeda E, Ishihara O, Saito H, et al. Age-specific cost and public funding of a live birth following assisted reproductive treatment in Japan. J Obstet Gynaecol Res. 2014; 40(5): 1338-44. [PMID: 24689744]

8) Kupka MS, Bühler K, Dahncke W, et al. Summary of the 2008 Annual Report of the German IVF Registry. J Reproduktionsmed Endokrinol. 2010; 7(1): 34-8.

がん・生殖医療における，各々の立場からの関わり

　ここでは，乳癌患者のがん・生殖医療の実践にあたり，関与する医療者等に期待される役割について，患者の接する順に解説する。

1 がん治療医の役割

1）適切な情報提供とshared decision making

　乳癌患者に「がん・生殖医療」を行っていくうえで重要な点は，治療方針が決定される過程において，将来の妊娠・出産に関する考え方を共有することである。患者が将来の妊娠・出産についての希望や興味を示した場合には，それぞれの治療による妊孕性への影響と妊孕性温存に関する情報を提供することが重要になる（具体的な項目は，本ガイドラインp5，「2）がん治療側から患者へ情報提供が望まれる項目」を参照）。また，治療中や治療後に妊娠・出産に関する考え方が変わる場合もあり，いつでも生殖医療についての情報提供を受けることができることを伝えておくことも重要である。

　「がん・生殖医療」は一般の生殖医療と異なり，生殖医療と同じ時期にがん治療も行っていくことから，生殖医療に関する情報提供と意思決定を短期間のうちに行う必要がある。しかし患者は，がんと診断され自身の生命の安全を優先してがん治療を遅延なく行うことと，将来の妊娠・出産の可能性を残すという，相反する課題をもつことになり，その意思決定は容易ではないことが多い。また医師もその職業倫理として，患者の生命を最優先して医療を行うという使命をもつ一方で，患者の人格を尊重し希望を守るという使命も併せもっているため，患者だけではなく医師も大きなジレンマを抱えることになる。がん・生殖医療には多くの不確実性が存在するため，意思決定が困難であることが多いが，短い時間の中でも十分に患者と対話を行い，エビデンスを共有し意思決定するshared decision makingの考え方が重要となる。

2）生殖医療や多職種との連携

　がん治療において多職種との連携は不可欠であるが，がん・生殖医療においては意思決定にかかる時間が限られるため，その重要性はさらに増すことになる。

　がん治療医は必ずしも生殖医療の知識に長じているわけではないため，妊孕性の評価や生殖補助医療についての具体的，専門的判断は生殖医療を担当する医師に委ねることになる。その際に必要な情報としては，標準的ながん治療の内容とその開始時期・期間，乳癌の状況から考えられる妊孕性温存に許容される時間等の情報であり，速やかに情報提供や患者の紹介ができるように，がん医療と生殖医療が速やかに連携できる体制を準備しておく必要がある。

　がん・生殖医療において，患者は様々な悩みの中で決断を迫られることになるため，患者に近い存在である看護師の役割は特に重要である。看護師はがん治療医が気づかない患者の気持ちや社会背景，家族との関係を知ることも多く，意思決定を看護師が支援することで，医師と患者の情報共有をより深めることができ，患者にとっては情報の整理と自らの考えを表出することがで

きるようになる。また治療期間を通して支援を続けることで，患者の心のケアを継続することが可能になる。

　その他，生殖心理カウンセラーによって医療情報の理解を支援することや患者とパートナー・家族間におけるコミュニケーションを促し自己決定できるように支援することが可能であったり，患者会・ピアサポートによって，患者の孤独感や疎外感，不安の緩和につながる可能性がある。また社会福祉士等により，医療費の負担や妊孕性温存についての助成等についても情報提供することができる等，適切な職種の介入を促すことで，患者にとっては様々な情報を受けとることができ，意思決定の助けになると考えられる。

　国内では一般社団法人日本がん・生殖医療学会が，がん・生殖医療専門心理士の育成や日本がん・生殖医療学会認定ナビゲーター制度を設置し，多職種による患者支援を広める活動を行っている（http://www.j-sfp.org/）。

2　看護師・助産師の役割

1）がんの臨床における看護師の役割

　乳癌の臨床において，診断の衝撃から治療方針決定時，治療に伴う有害事象のマネジメントおよび継続的なフォローアップの中で，常に患者の生活を支える役割を担っている。看護師は患者とその家族のニーズ，時にはunmet needsといわれるような潜在化されているニーズを拾い上げ，それらを患者が置かれているヘルスケアシステムの中でいかに調整し解決に導いていくかが求められる。まさに，乳癌患者の妊孕性支援においても同様である。乳癌と診断を受けた女性は，精神的に脆弱な状況で治療方針や術式選択等，短期間で意思決定しなければならないことが多く，治療後の妊娠・出産にまで考えが及ばない状況にある。一方で，妊孕性に執着するあまり，薬物療法に対する意思決定が揺らぐ患者にも出会う。看護師は，適切な時期にニーズを拾い上げ，医療者間で共有し，患者と家族の納得した意思決定のプロセスを支援することと継続的な心理的な支援，そしてがん治療と生殖医療の橋渡しとしての役割があると考える。

　看護師ががん患者と妊孕性に関する話し合いをためらう理由には，知識が不足していることや紹介先のリソースの不足，患者に伝えるタイミングや医師の態度，患者の心理的・経済的負担等が報告されている[1]。筆者らが2016年に行った全国がん診療連携拠点病院の看護師の調査からも同様の要因に加えて倫理面への配慮の難しさが挙げられた[2]。がん看護の立場から，具体的に看護師がいつどのような関わりを行わなければならないのか考えていきたい。

2）看護師による支援の実際

（1）診断時から治療方針決定までの意思決定支援

　乳癌患者の妊孕性を支援するためには，できるだけ早い時期にニーズを拾い上げる必要がある。Shimizuらの報告[3]によると，乳腺外科医の68％が乳癌患者と妊孕性に関して話すことについて肯定的な姿勢であったものの，日常的に生殖医療への紹介を行っている医師は30％程度であった。医師が妊孕性について患者と話し合うことに対して障害と感じている要因は，再発の可能性が高いこと（57％），患者から関心が示されないこと（49％），紹介する生殖医療の専門家がいないこと（38％），が上位に挙げられている。

　がん患者の妊孕性温存療法に関する意思決定のプロセスへの関連因子をレビューした結果から

は，はじめにがんの臨床で生じる外的障壁には，不十分な情報提供，情報提供のタイミング，患者と情報提供者のコミュニケーションや生殖医療へのアクセシビリティの課題が挙げられている[4]。これらの外的障壁をできるだけ軽減するためには，初診時の問診票等に将来の妊娠・出産の希望についての質問を設けることや，妊孕性温存に関する情報パンフレット等を用いて，がんの臨床に携わる看護師が誰でも最低限の情報を速やかに提供できるように整えることが重要である。そのうえで，治療後に生殖機能が回復する可能性，治療の緊急性，予後，パートナーの有無等を考慮して適切にニーズを見極めながら，提供される妊孕性温存療法について患者と話し合う機会をもつことが重要である。

　海外では，診断からサバイバーシップの時期に合わせて患者のニーズを拾い上げ，情報提供を行いながら，適切な医療にトリアージしていくといった看護職によるPatient Navigationプログラムが導入されることで，患者の意思決定のための情報提供や治療開始までの期間が向上したという報告[5][6]や，意思決定支援ツールを用いた支援による意思決定への有効性が指摘[7]されている。

　まず，看護師は乳癌と診断され，薬物療法が予定される可能性がある生殖年齢の患者すべてに対し，現在の妊娠の可能性および治療後の挙児希望について確認を行う必要がある。診断された直後に改めて挙児希望を口頭で確認することが難しければ，初診時の問診票等に将来的な妊娠・出産の希望についての質問を設けることも一案である。

　時には，同席するパートナーや家族と意向が異なり，患者は安心して感情を表出できない場合もある。看護師は患者の精神的苦悩に共感的姿勢を示しながら，医師から受けた説明の理解度を確認するとともに，個々の患者の背景にある問題を整理することで患者の意思決定を支援する。

　さらに，薬物療法によって必ずしもすぐに排卵が止まるわけではないため，薬物治療開始前のオリエンテーションでは，胎児への影響を考えて，治療終了までは避妊することを伝えることが重要である。

（2）がん治療と生殖医療をつなぐ

　薬物療法の前に妊孕性温存療法を行う際には，生殖医療医とがん治療医が密に情報を交換しながら行っていかなければならない。看護師は両者が確実に連携できるように調整をしていく役割が求められる。最終月経，ホルモン感受性の有無を含めた現病歴，パートナーの有無，予定されている治療内容，治療開始時期，既往歴，直近の血液検査の結果から採卵に伴う感染や出血のリスクがないか等の詳細な情報が，がん治療側から生殖医療医に提供されることが望ましい。さらに，がんと診断されたことに対しての受け止め，妊孕性についてどのような希望をもっているか，パートナーの理解は得られているか等，心理・社会面での情報を提供することも，生殖医療のスタッフと患者のコミュニケーションを円滑にさせる。

　看護師はあくまでも乳癌治療が優先されることを患者と確認しながら，妊孕性温存療法を試みる期間を患者とともに設定して，同時に乳癌の治療が遷延しないように確実にマネジメントする。生殖医療に紹介したとしても，採卵が困難なときもあり，がん治療を優先することや経済的理由で温存することを諦める患者も多い。いずれの選択であっても，患者自身が行った意思決定に納得感を得て，がん治療に対して前向きになることができるように支援することが求められる。

（3）継続的な支援

　治療開始時には，一度は妊孕性喪失のリスクを受け入れたつもりであっても，初期治療が終了

して生活の幅が広がっていく中で改めて妊娠・出産について考え始める患者も多く，なかには術後内分泌療法の中断を希望する女性もいる。初期治療後も患者のニーズに合わせて，妊娠・出産について話し合う機会を設けることや婦人科との連携を図っていくことが重要である。このような継続的な関わりを行うことは，妊孕性温存療法の実施の有無だけではなく，治療後の若年女性がん患者のQOLを向上する結果につながったとの報告もされている[8]。

薬物療法後に卵巣機能が回復せず諦めざるを得ない，子どもは欲しいが再発をおそれて妊娠・出産に踏み切れない女性や，がんを患ったことで恋愛や結婚に対して積極的になることができない未婚女性，治療後の家族観に関してカップル間でずれが生じていることに苦悩する女性等，この時期の女性患者の心理は多様である。治療前に妊孕性を温存することや治療後の妊娠・出産だけが最終的なゴールなのではなく，がんサバイバーシップの中で，女性としての生き方についての価値観や家族観の再構築を支援するという立場で看護師としてどのように関わっていけるかが問われているのではないだろうか。

Schoverら[9]は，アフリカ系米国人の乳癌患者に対して性・生殖に関するピアカウンセリングを行い，知識の向上と精神的ストレスの軽減に効果があったことを報告している。本邦においても，若年の乳癌患者を対象とした患者会が複数運営されており，同じ病を経験している女性が自分らしく生きているロールモデルを身近に感じることや，女性性に関する課題に対して自己肯定感を得られるような支援の一助となっている。

3）助産師の役割

妊娠期乳癌患者に対しては，産婦人科，新生児科との連携の中で，助産師の役割も大きい。妊娠中に乳癌治療を受けることは患者にとって自分の身体的影響のみではなく，胎児への影響を含め不安の強い状況にある。心理支援に加えて，胎児のモニタリングも含め，妊娠・分娩経過の管理を担う。さらに，分娩後適切な時期に乳癌治療が開始できるよう，断乳の管理や育児環境の調整等を行う。治療後の妊娠・周産期管理においては，乳癌治療の経過を把握し，妊娠・分娩における身体的合併症のリスクの有無，育児面で不安や母乳や乳房トラブルについて継続的な支援を行うことが求められる。

参考文献

1) King L, Quinn GP, Vadaparampil ST, et al. Oncology nurses' perceptions of barriers to discussion of fertility preservation with patients with cancer. Clin J Oncol Nurs. 2008; 12(3): 467-76. [PMID: 18515245]

2) 渡邊知映．がん患者に対する治療開始前妊孕性対策における看護師によるサポート体制の実態と課題の検討．厚生労働省子ども・子育て支援推進調査研究事業 研究事業 総括報告書「若年がん患者に対するがん・生殖医療（妊孕性温存治療）の有効性に関する調査研究」（研究代表者 鈴木 直），2017, p128-32.
https://www.marianna-u.ac.jp/houjin/disclosure/child-care-support/file/h28kosodatekekka.pdf（2021/1/5アクセス）

3) Shimizu C, Bando H, Kato T, et al. Physicians' knowledge, attitude, and behavior regarding fertility issues for young breast cancer patients: a national survey for breast care specialists. Breast Cancer. 2013; 20(3): 230-40. [PMID: 22271066]

4) Weber JJ, Mascarenhas DC, Bellin LS, et al. Patient navigation and the quality of breast

cancer care: an analysis of the breast cancer care quality indicators. Ann Surg Oncol. 2012; 19(10): 3251-6. [PMID: 22814513]

5) Jones G, Hughes J, Mahmoodi N, et al. What factors hinder the decision-making process for women with cancer and contemplating fertility preservation treatment? Hum Reprod Update. 2017; 23(4), 433-57. [PMID: 28510760]

6) Basu M, Linebarger J, Gabram SGA, et al. The effect of nurse navigation on timeliness of breast cancer care at an academic comprehensive cancer center. Cancer. 2013; 119(14): 2524-31. [PMID: 23585059]

7) Wang Y, Anazodo A, Logan S. Systematic review of fertility preservation patient decision aids for cancer patients. Psychooncology. 2019; 28(3): 459-67. [PMID: 30523651]

8) Letourneau JM, Ebbel EE, Katz PP, et al. Pretreatment fertility counseling and fertility preservation improve quality of life in reproductive age women with cancer. Cancer. 2012; 118(6): 1710-7. [PMID: 21887678]

9) Schover LR, Rhodes MM, Baum G, et al. Sisters Peer Counseling in Reproductive Issues After Treatment(SPIRIT): a peer counseling program to improve reproductive health among African American breast cancer survivors. Cancer. 2011; 117(21): 4983-92. [PMID: 21495025]

3　薬剤師の役割

1） がん薬物療法における薬剤師の役割

　がん治療において，日々増え続け複雑化したがん薬物療法を，より適正に，かつ高い安全性のもとで医療提供を行うことが求められており，その安全性を守る役割の一端を薬剤師は担っていると考えられる。患者の臨床背景から，処方薬だけではなくすべての内服薬をあらかじめ確認し，がん薬物療法の導入準備を行っていくことは，薬剤師の重要な役割の一つである。特に外来で行われるがん薬物療法では，患者の内服薬の自己管理が重要であり，経口抗がん剤では，"確実に服用" することが，支持療法では "適切な予防・対処" について患者が理解し対応していくことが必要となる。がん薬物療法開始時に患者の抱えている疑問や悩みを解決できていない場合，アドヒアランスの低下により期待する治療効果や症状緩和が得られない可能性がある。薬剤師は薬の専門家として，意思決定支援を含めた初回の服薬指導から，継続的な副作用モニタリング等，チーム医療の一員として多岐にわたる患者サポートが期待される。

2） がん治療が生殖に与える影響

　化学療法による卵巣機能不全は無月経として現れ，chemotherapy induced amenorrhea （CIA）と称される。乳癌におけるCIAの発生頻度は，治療背景によって個人差があるもののリスク因子として，年齢・使用した薬剤・累積投与量が挙げられる[1)2)]。がん患者の妊孕性温存は，がん薬物療法や放射線治療を開始する前に実施することが望ましいが，病態によっては抗がん剤治療の早期治療が求められ，実施できていない患者も存在する。特に抗がん剤治療が落ち着いたタイミングで妊孕性温存を実施する場合，抗がん剤治療後の状態を把握する目的で，性腺機能について評価することが望ましい。性腺機能への影響に加え，抗がん剤治療による催奇形性についても十分に考慮する必要がある。胎児や妊娠中の母体への影響が報告されている薬剤として，タモキシフェンやトラスツズマブ等が報告されている。

Buonomoらのシステマティックレビューでは，タモキシフェンを服用していた患者が出産した68人中12人（17.6％）に先天性奇形が認められ，代謝産物が体内から消失する期間を考慮して妊娠する前3カ月間のウォッシュアウト期間を提言している[3]。本邦の添付文書では，具体的な休薬期間の明記はないものの"本剤を投与された患者で自然流産，先天性欠損，胎児死亡が報告されており，妊婦又は妊娠している可能性のある婦人には投与しないこと"と記されている[4]。ただ一方で，米国の添付文書では，タモキシフェン投与中および最終投与後9カ月間は避妊するよう明記されており[5]，避妊期間の設定において統一された見解には至っていない。加えてFDAから報告されているOncology Pharmaceuticals: Reproductive Toxicity Testing and Labeling Recommendations Guidance for Industry[6]では，卵胞形成の期間は原始卵胞が排卵するまでに少なくとも6カ月程度かかることが報告されており[7][8]，遺伝毒性のある薬剤に関して胚・胎児が直接影響を受けるか，もしくは卵母細胞のDNA損傷が考えられると記されている。これらを鑑みて，妊娠可能な女性に対する避妊期間の設定は，遺伝毒性のある薬剤のウォッシュアウト期間（5半減期）に加えて6カ月の休薬期間が推奨されている。EMAから報告されているResponse from SWP to CMDh questions regarding Genotoxicity and Contraception[9]においても同様な見解が示されており，最終投与から5半減期＋6カ月の休薬期間を避妊期間として考慮するよう記載されている。よって，理論的には5半減期＋6カ月の休薬期間が必要とされるが，各国における添付文書や論文によって解釈が異なるため，現時点では患者状況に応じた必要性を考慮し，情報提供をすることが望ましい。またタモキシフェン服用による母体への影響についても注意が必要である。出産後の再開時期を検討する際には，母乳中への移行性について考慮する必要がある。本邦のインタビューフォームには乳汁移行性に関するデータは"該当資料がない"と記載されているが[10]，本邦の添付文書には"授乳中の婦人に投与することを避け，やむを得ず投与する場合には授乳を中止させること"と記されている[4]。ただタモキシフェンとその活性代謝物は母乳中で検出される報告があり[11]，母親がタモキシフェンによる治療を必要とする場合，母乳育児は避ける必要がある。

　トラスツズマブを使用した17報告のシステマティックレビューでは，妊娠中期から妊娠後期にトラスツズマブを投与した症例の73.3％に羊水過少症が報告され，56.2％に出生時異常が確認，25％は出生後死亡したと報告されている[12]。殺細胞性抗がん剤ではないトラスツズマブの添付文書には"妊娠する可能性のある女性には，本剤投与中及び投与終了後最低7カ月間は，適切な避妊法を用いるよう指導すること"と記載されており[13]，確実な遵守と対応が求められる。以上のことから各薬剤の性腺機能への影響だけではなく，催奇形性を含めた安全性について，また生まれてきた子への影響についても把握しておく必要がある。

3）薬剤師によるチーム医療の実践と啓蒙

　AYA世代のがん患者に対する妊孕性温存の指針が提示されている一方で，治療開始前に妊孕性温存に関する情報が伝えられていない患者一部いることが報告されている[14][15]。情報提供ができていない理由として，①妊孕性に関する情報を提供するための時間不足，②妊孕性温存療法に関する知識不足，③がん治療医が若年がん患者に対して妊孕性やセクシュアリティに関する情報提供を好まないこと，④患者の年齢等，患者背景，⑤がん治療医ががん治療の遅延や患者に不安を与える会話を好まないこと，⑥予後不良であったことが挙げられている。

　抗がん剤治療前に妊孕性温存を施行するためは，限られた時間の中で迅速に対応しなければな

らない。 妊孕性温存の必要性について "知らなかった" 患者を 1 人でも減らすためには，がん治療医を含めたヘルスケアプロバイダーが一丸となって対応することが求められる。チームの中で求められる薬剤師の役割は，患者に服薬指導や情報提供を行うことだけではなく，治療によって生じる性腺機能への影響について，事前にチーム内に共有することが求められる。実践するためには，カンファレンスへの参加だけではなく，カンファレンス内での提言が重要である。性腺機能への影響に関する情報の積極的な共有は，早期から妊孕性温存に向けた準備だけではなく，性腺機能への影響について "知らなかった" 医療者への啓蒙にもつながる。1 人でも多くの医療者が，抗がん剤治療による性腺機能への影響を知ることで，限られたわずかな時間の中でもサポートにつながるチャンスが増えていくことが期待される。薬剤師は患者にとって満足度が高いshared decision makingができるようチーム内外への積極的なアプローチの実践が求められる。

参考文献

1) Bines J, Oleske DM, Cobleigh MA. Ovarian function in premenopausal women treated with adjuvant chemotherapy for breast cancer. J Clin Oncol. 1996; 14(5): 1718-29. [PMID: 8622093]

2) Loren AW, Mangu PB, Beck LN, et al; American Society of Clinical Oncology. Fertility preservation for patients with cancer: American Society of Clinical Oncology clinical practice guideline update. J Clin Oncol. 2013; 31(19): 2500-10. [PMID: 23715580]

3) Buonomo B, Brunello A, Noli S, et al. Tamoxifen exposure during pregnancy: a systematic review and three more cases. Breast Care (Basel). 2020; 15(2): 148-156. [PMID: 32398983]

4) ノルバデックス錠10mg /20mg 添付文書（2017年1月改訂，第21版）. 妊婦，産婦，授乳婦等への投与. アストラゼネカ株式会社，2017.

5) SOLTAMOX® Highlights of Prescribing information. Warnings and precautions, Embryo-fetal toxicity (5.3). Fortovia Therapeutics Inc, 2018.

6) Oncology prmaceuticals: reproductive toxicity testing and labeling recommendations guidance for industry. Food and Drug Administration, 2019.

7) Gougeon A. Human ovarian follicular development: from activation of resting follicles to preovulatory maturation. Ann Endocrinol (Paris). 2010; 71(3): 132-43. [PMID: 20362973]

8) Silber SJ, DeRosa M, Goldsmith S, et al. Cryopreservation and transplantation of ovarian tissue: results from one center in the USA. J Assist Reprod Genet. 2018; 35(12): 2205-13. [PMID: 30255455]

9) SWP recommendations on the duration of contraception following the end of treatment with a genotoxic drug. European Medicines Agency, 2021.

10) ノルバデックス錠10mg /20m医薬品インタビューフォーム（2020年7月改定）. 母乳中への移行性（Ⅷ.6.3）. アストラゼネカ株式会社，2020.

11) Peccatori FA, Codacci-Pisanelli G, Mellgren G, et al. First-in-human pharmacokinetics of tamoxifen and its metabolites in the milk of a lactating mother: a case study. ESMO Open. 2020; 5(5): e000859. [PMID: 33115771]

12) Zagouri F, Sergentanis TN, Chrysikos D, et al. Trastuzumab administration during pregnancy: a systematic review and meta-analysis. Breast Cancer Res Treat. 2013; 137(2): 349-57. [PMID: 23242615]

13) ハーセプチン注射用60/ハーセプチン注射用150添付文書. 2020年8月改訂（第2版），9.4 生殖能を有する者. 中外製薬株式会社.

14) Linkeviciute A, Boniolo G, Chiavari L, et al. Fertility preservation in cancer patients: the global framework. Cancer Treat Rev. 2014; 40(8): 1019-27. [PMID: 24953980]

15) Johnson RH, Kroon L. Optimizing fertility preservation practices for adolescent and young adult cancer patients. J Natl Compr Canc Netw. 2013; 11(1): 71-7. [PMID: 23307983]

4 生殖医療医の役割

1）生殖医療医の役割

　生殖医療医が通常の診療で対応している不妊患者とがん・生殖医療の患者との大きな違いは，「時間制限があること」，そして，乳癌患者の特性として，乳癌細胞のエストロゲン受容体の有無により，調節卵巣刺激方法が制限を受けるということである。一般的に多くの不妊患者はインターネット等で不妊治療についてある程度情報を得てから受診している場合がほとんどであり，治療開始後も妊娠に至らない場合は，年単位で診療を続けていくことも珍しくない。つまり，生殖医療医は，ある程度の予備知識をもった相手に対して十分に時間をかけて情報提供を行い，その中で信頼関係を構築できるという環境にある。一方で，乳癌患者をはじめとするがん・生殖医療患者は，必ずしも挙児希望を考える人生の段階でない時期でも，突然，妊孕性の喪失の可能性を生命の危機に直面した状況で伝えられることになる[1]。がん・生殖医療に携わる生殖医療医はかなり混乱している状況の患者に対して根気強く丁寧に説明をする覚悟が必要になる。そこで，ある程度の時間を設けて，患者の病状と予後，今後の治療予定を把握したうえで患者の希望を聞き取る必要がある。そのためにはがん治療医およびそのスタッフとも緊密に連携をとり，認識を共有する必要がある。さらには配偶者やパートナーおよび家族の意向にも十分に耳を傾ける必要がある。通常の診療で行われているように情報提供を行い，患者が納得・同意のうえで治療方針を選択するというインフォームドコンセントよりも，医療者が患者とその関係者の意向を含めた情報を整理・共有しながら意思決定していく過程を経るshared decision making（シェアード・ディシジョン・メーキング）が望ましいと考える[2]。

　生殖可能な年齢の乳癌患者の意思決定において，時宜を得た適切な情報提供は若年乳癌患者の意思決定での葛藤を減少させるとPeateらは報告している[3]。患者が選び得る選択肢を示したdecision aidsでは，各々の妊娠率，原疾患治療を遅延させるか否か，医療の位置づけ（臨床研究であるのか，一般的な医療か），コスト等について整理されている[4]。これらの情報を分かりやすく説明して患者に伝えることが患者の心理支援にも有用であると考える。情報提供を行いながら，治療指針を患者さらにはその家族と検討する中で，彼女たちが抱える葛藤にも耳を傾けて，その苦しみの理解者であるように努める姿勢をもつことが重要である。患者に安心感を与えて，混乱を落ち着かせることが情報提供をよりスムーズに行うことに寄与すると考える。

　また，がん・生殖医療患者の特性として「多様な喪失感を一度に体験する」ことを認識しておく必要がある[1]。がん患者であれば健康な身体，自己コントロール感を喪失するうえに，乳癌患者は女性の象徴ともいうべき乳房を失うことになり，さらには抗がん剤治療の影響で脱毛，無月経を経験し女性性を喪失することになる場合もある。生殖可能な年齢の女性であれば妊孕性を脅かされることにより，子どものいる将来像を喪失することになり，人生設計の変更を迫られるこ

とになる場合もある[1]。このような患者に対応するために，グリーフケア（喪失による悲嘆から立ち直る過程を支えるケア）等の手法を理解しておく必要がある[5]。

2）診療の実際

　最初に患者と家族の苦しみや葛藤を傾聴し，状況に対する知識と理解，意向を把握する。しかる後に「がん・生殖医療」の全体像についてその知識や理解力に応じて説明を行う。卵巣予備能は年齢とともに低下していくこと，術後内分泌療法では数年間妊娠の許可が出なくなる可能性があること，抗がん剤は種類によって程度は違うが卵巣予備能を低下させる作用があること等を説明する。従来は抗がん剤等が卵巣予備能にダメージを与えることはやむを得ないことと捉えられてきたが，がん治療と生殖医療の両者の発展に伴い，がんサバイバーのQOLの向上ために妊孕性温存療法を検討できるようになったことを説明する。一方で，生殖医療に過大な期待を与えてしまった結果として，がん治療が遅延してしまうことは許されない。すなわち，「がん治療を優先する」ことを説明する[6][7]。そのためにも先述の通り，生殖医療医は患者の病状等についての認識をがん治療医と共有していることが重要である。医療者は不安と混乱を抱えている患者とその家族の意識のフォーカスを広げて，先入観なく話ができる状態を作るように心がける。そこから妊孕性温存療法について，各々の治療成績，原疾患治療への影響，医療としての位置づけ，コスト等について説明をする。そして，患者の情報を確認してその中で選ぶことのできる選択肢について検討をする。患者および家族の同意が得られ，コスト等の問題も解決して妊孕性温存療法を行えることになった場合には，具体的な妊孕性温存療法のスケジュールを立てる。胚凍結保存，卵子凍結保存を希望し，調節卵巣刺激方法を検討する場合には，乳癌細胞のエストロゲン受容体の有無によって調節卵巣刺激方法を考慮する必要がある[8]。

　さらにそれ以外の選択肢についても説明を行う必要がある。卵子提供については2020年12月にそれをめぐる法案が示され[9]，がん・生殖医療のみならず生殖医療の選択肢の一つとして整備されていくものと予想される。今後の動向を理解して情報提供することが重要である。里親制度・特別養子縁組制度についても2020年12月に「全世代型社会保障改革の指針」で周知・啓発がすすめられることが示されており[10]，その情報提供はますます重要になっていくと考えられる。埼玉県里親会で行われた調査では，里親家庭の5.9％で夫婦のどちらかが婚姻前にがん治療を経験しており，最も頻度の高い疾患は乳癌であったことが分かっている（12組中3組）（**表1**）[11]。

表1　里親・養親のがんサバイバー[11]

母がん種	人　数	父がん種	人　数
乳　癌	3	横紋筋肉腫	1
卵巣癌	1	ウィルムス腫瘍	1
子宮体癌	1	精巣癌	1
急性リンパ白血病	1		
悪性リンパ腫	1		
腎臓癌	1		
甲状腺乳頭癌	1		
計	9	計	3

以上のように，がん・生殖医療の全体像を示しながら，卵巣予備能，妊孕性温存療法，それ以外の選択肢について説明し，最後に改めて内容の確認を簡単に行う。そのうえで最後に，生殖医療の進歩は早く新しい選択肢が将来出てくる可能性もあることを説明する。一方で，保存した胚等が必ずしも妊娠に結びつくとは限らないことから[12]，生殖医療の限界についても説明すべきである。妊孕性温存療法のためにがん治療を遅らせることなくがん治療を優先させること，妊孕性温存療法ができなかった場合でもすべてを諦めなくてはならないということを意味するものでは決してなく，将来のより進歩した医療を受けるための準備であることを説明する。

　前述したように患者は多様な喪失感を体験していることから，患者がスピリチュアル・ペインも抱えていることを医療者は理解する必要がある。そのような患者に対しては，ただ前述のような情報提供を行うことだけではなく，患者あるいはその家族の話を傾聴し共感を示す必要もある[13]。その時のコミュニケーションスキルとして注意しておくべき点を列挙する。

（1）患者およびその家族が時に理不尽なことを言っても，頭ごなしに否定はしない。「そういうお気持ちになることは理解できます」と共感を示した態度をとる。

（2）強い感情表現をぶつけてくることがあっても「辛い気持ちを理解してほしいのだな」と解釈して懐深く受け止める。

（3）悲しい知らせをした後に簡単に立ち去らない。すなわち，患者が希望したにもかかわらず，妊孕性温存療法ができないという結論に達した場合，情報提供を行ったのでそれで終わりにするという態度をとってはならない。苦しみを傾聴し，スピリチュアル・ケアの手法である「患者の苦しみや支えのキーワードの反復」等を行い，患者の苦しみの理解者にみえるように振る舞うことが，患者の苦しみを減少させ，関係構築に役立つものと考える。

3）他施設との連携

　以上のような話をするには，ある程度の時間が必要になるので，そのような時間をとれる診療体制を整える必要がある。そして，一度の診療ですべてを終わらせるという態度をとるのではなく，その後も何度でも話を聞きにきてよいこと，治療が一段落ついたら改めて卵巣予備能等の評価をすることができること，継続的に診療を行っていく準備があることを伝える。患者との関係を維持し，患者を支え続ける意思があることを伝えることが患者支援として有効であることを理解しておくべきである。しかしながら，施設によってはそのような診療体制を整えることが困難であったり，医療者のコミュニケーションスキルが不十分である場合もあるものと考えられる。このような環境の施設に求められる対応としては，患者が時間的制限を受けている状況であることを理解して，より早くがん・生殖医療に精通している施設や医療者に相談・紹介できる体制を整えておくことである。日本がん・生殖医療学会が整備している「日本がん・生殖医療学会認定ナビゲーター制度」を活用することが，今後その体制づくりに有用なものになると期待される[14]。日本がん・生殖医療学会のホームページ上で認定者が所属施設とともに記されており，がん・生殖医療に関する相談・紹介先が分かりやすく示されている。施設によって対応できるがん種や様々な妊孕性温存療法があり，そのことががん・生殖医療を複雑にし，普及の妨げになる可能性が考えられるが，認定ナビゲーターどうしが連携し情報交換することによってその複雑さを解消することも期待される。

　生殖医療医は前述のような情報をもとに自施設と周囲のがん・生殖医療環境を把握し[15]，速や

かな情報提供やカウンセリング等の支援ができる体制を整えておくべきである。

参考文献

1) 奈良和子，他．精神的アプローチ3 ―臨床心理士の立場から．日本がん・生殖医療学会監，鈴木 直，他編，がん・生殖医療，妊孕性温存の診療．医歯薬出版，2013，pp230-8.

2) 杉森裕樹．がん・生殖医療におけるシェアード・ディシジョン・メイキング．産婦人科の実際．2015; 64(8): 1039-46.

3) Peate M, Meiser B, Friedlander M, et al. It's now or never: fertility-related knowledge, decision-making preferences, and treatment intentions in young women with breast cancer--an Australian fertility decision aid collaborative group study. J Clin Oncol. 2011; 29(13): 1670-7. [PMID: 21444865]

4) Peate M, Meiser B, Friedlander M, et al. Development and pilot testing of a fertility decision aid for young women diagnosed with early breast cancer. Breast J. 2011; 17(1): 112-4. [PMID: 21129095]

5) 杉本公平．不妊患者とのコミュニケーションスキル．柴原浩章編，不妊症・不育症診療　その伝承とエビデンス．中外医学社，2019，pp2-7.

6) 鈴木 直．がん治療における妊孕性温存の最前線．医学のあゆみ．2014; 253: 273, 2015.

7) 日本癌治療学会編．CQ1 挙児希望を有するがん患者に対して，どのような妊孕性に関連する情報を提供すべきか？ 小児，思春期・若年がん患者の妊孕性温存に関する診療ガイドライン2017年版．金原出版，2017，p22.

8) von Wolff M, Montag M, Dittrich R, et al. Fertility preservation in women--a practical guide to preservation techniques and therapeutic strategies in breast cancer, Hodgkin's lymphoma and borderline ovarian tumours by the fertility preservation network FertiPROTEKT. Arch Gynecol Obstet. 2011; 284(2): 427-35. [PMID: 21431846]

9) 生殖補助医療の提供等及びこれにより出生した子の親子関係に関する民法の特例に関する法律案 http://www.shugiin.go.jp/internet/itdb_gian.nsf/html/gian/honbun/houan/g20306013.htm（2021/2/7アクセス）

10) 全世代型社会保障改革の方針　令和2年12月15日 https://www.kantei.go.jp/jp/singi/zensedaigata_shakaihoshou/pdf/kaikakuhosin_r021215.pdf（2021/2/7アクセス）

11) 杉本公平，正木希世，阿部友嘉，他．里親制度・特別養子縁組制度に関する情報提供の現状　埼玉県里親会でのアンケート調査．日本生殖心理学会誌．2020; 6(1): 38-43.

12) Ito Y, Shiraishi E, Kato A, et al. The utility of decision trees in oncofertility care in Japan. J Adolesc Young Adult Oncol. 2017; 6(1): 186-9. [PMID: 27763800]

13) 杉本公平，岡本愛光．【シリーズで学ぶ最新知識 産婦人科における心理的ケア】生殖医療での精神的サポート．産婦の実際．2015; 64(8): 1063-8.

14) 日本がん・生殖医療学会認定ナビゲーター制度 http://www.j-sfp.org/about/guidance.html#title5（2021/2/7アクセス）

15)「認定がん・生殖医療施設」認定施設一覧．2020/12/10更新 http://www.j-sfp.org/about/dl/facility_list_2020.pdf（2021/2/7アクセス）

1）生殖心理カウンセラーの役割

　生殖心理カウンセラーは，生殖医療において様々な心理的困難を抱える方を支援する生殖心理の専門家である。この資格は日本生殖心理学会が養成・認定しているもので，2021年2月9日現在78人が認定されており，生殖医療施設や不妊専門相談センターに勤務している。生殖医療は身体的，精神的，経済的にも負担がかかり，様々な辛さや悩みが生じやすく，苦悩により夫婦関係に問題が生じることもあり，精神的不調を招くおそれもある。生殖心理カウンセラーは，ストレスマネジメントや予防的アプローチとしての心理教育等，個人だけではなくカップルに対してもカウンセリングを行っている。

　2013年のASCO改訂ガイドラインでは，がん患者が妊孕性消失の可能性について苦悩を感じたら心理専門職に紹介することが推奨されており，がん患者への心理援助のニーズが高まっている。これを受けて2016年から，日本がん・生殖医療学会は日本生殖心理学会と共同で「がん・生殖医療専門心理士」の養成を始めた。生殖医学，生殖心理学，体外受精等の生殖補助医療に加え，各がん種の治療やがん・生殖医療についての講義，がん患者の心理アセスメントと心理援助技術の演習を受講し，養成講座終了後に筆記・面接試験にて判定を行い認定する。2021年2月9日現在43人が，がん・生殖医療専門心理士に認定されている。なお，生殖心理カウンセラー，がん・生殖医療専門心理士の認定者は日本生殖心理学会のホームページ（http://www.jsrp.org/course/cancer_repro_list.html）で公開しており，カウンセリングをご希望の際は各施設に問い合わせていただきたい。

　また，がん診療連携拠点病院には，緩和ケアチームの設置が必須となっており，2015年の調査によると，がん診療連携拠点病院401病院中393施設，98％には心理士が在職していた。緩和ケアチーム，リエゾンチーム等に所属するがん医療に関わる心理士は，主に医療者に対してのコンサルテーション等，間接的心理支援を行うことが多く，患者の状態やニーズに応じて直接的心理支援も行っている。しかし，生殖医療に関する知識が十分ではないことから，妊孕性についての相談は受けていないことが多いが，医療者からの依頼や患者の求めに応じて心理支援を行うことは可能である。

　2018年のがん診療連携拠点病院等の整備に関する指針により，がん相談支援センターでも妊孕性温存に関する相談対応を行うことになり，がん相談員への妊孕性に関する啓発や研修が進んでいる。今後，がん医療に関わる心理士にも，がん・生殖医療の心理支援について啓発を行っていく必要がある。

2）がん・生殖医療のカウンセリングとは

　がん・生殖医療のカウンセリングでは，がん告知という大きなストレスと妊孕性の消失という二重の危機を抱えたがん患者の心理的アセスメントを行い，必要なサポートを行いながら正しい医療情報の提供や理解を促し，患者の希望や問題点を明らかにしていく。妊孕性温存について話し合うため，患者とパートナー，家族間におけるコミュニケーションを促し，最善の選択を自己決定できるように支援していく。また，がん治療を優先するため妊孕性温存ができない患者に対しては，妊孕性温存を諦めることによる妊孕性喪失の心理的ケアを行う。

　妊孕性温存療法中や，がん治療中には，不安や抑うつ等の心理的ケアやストレスマネジメント

を行い，安心して治療が行えるように心理的サポートを行う。

　がん治療終了後には，生殖医療の再開についてパートナーとの意向の調整や，がん治療によって生じる様々な喪失に対するグリーフケアを行う。挙児希望が困難な場合には人生の再構築を援助していく。幅広い選択肢を知ることで心理的葛藤を軽減できる場合があるため，ライフコースの多様性や里親・養子縁組制度等の情報提供等も行う。

　このように，がん・生殖医療のカウンセリングでは，がん患者の治療段階やライフステージに応じた支援を長期的に行っていく必要がある。

3）カウンセリングの実際
（1）妊孕性温存の自己決定時の精神的スクリーニングについて
　患者が妊孕性温存について最初に情報提供を受けるのは，がん告知を受けて間もない頃であり，がんの受容もままならない状態で妊孕性温存についても考えなくてはならないため，患者の心理的負担が非常に重くなる。乳癌患者のがん診断後から数カ月間の大うつ病発症率は30.1％[1]，心的外傷後ストレス障害（PTSD）発症率は23％[2]である。乳癌患者で抑うつがない群では92％が化学療法を受けるのに対して，抑うつがある群では50％しか受けていないこと[3]から，抑うつ状態はがん治療の意思決定に影響を与えることが分かっている。

　妊孕性温存はがん治療開始前の限られた時間内に行わなくてはならず，生殖医療の受診時には，患者の心理状態，症状をアセスメントし，適宜必要な心理カウンセリング・危機介入を行いながら妊孕性温存の自己決定を支援していく必要がある。

　日本がん・生殖医療学会サイコソーシャルケア委員会では，妊孕性温存の相談時に患者の精神状態を評価するための「見守りチェックリスト」を作成している。これはPTSD症状をスクリーニングするIES-Rと抑うつ状態をスクリーニングするK6を組み合わせたものであり，IES-Rは25点以上でPTSDを疑い，K6は5点以上が軽度うつ状態，13点以上が重度うつ状態の疑いがあるとされる。

　がんの告知後のストレス反応は，誰にでも起こる「異常な状態における正常な反応」と捉えることもでき，病的な反応でないとする見方もある[4]が，見守りチェックリストでカットオフ値以上の点数となった場合や，精神疾患の既往がある患者は，がんという大きなストレスを契機に精神状態が悪化する場合があるため，臨床心理士，またはサイコオンコロジストへ紹介し精神症状の評価が必要である。

（2）妊孕性温存の意思決定支援
　未婚でパートナーがいない患者は，将来の妊娠について考えていないことも多く，妊孕性温存の希望は漠然としている。自分が将来親になるというイメージ（生殖物語）[5][6]は，幼児期の"お母さんごっこ"等にみられる真似ごとから始まり，心理社会的発達や経験により変化しながら形成されていくものである。パートナーがいない患者には，このような自身の生殖物語の変遷や挙児希望について検討を促すことが必要となる。既婚で挙児希望のある患者は妊孕性温存をすんなりと決めることができるが，婚姻期間は長いが子どもがいない既婚患者では，子どもをもつことについて夫婦での話し合いがなされていないケースが多くみられ，妊孕性温存の情報提供を受けて初めて子どもに対するお互いの想いや価値観の違いが表面化することがある。また，がんになって家族に迷惑をかけて申し訳ないという思いから，妊孕性温存の希望を伝えにくい場合もある。これまでの関係性の問題がありパートナーや家族との話し合いが難しいという患者もいるた

め，カウンセラーが患者とパートナーや家族間のコミュニケーションを促し，患者自身が妊孕性温存について決定することを支援する必要がある。

本邦では，がん生殖のための心理教育とカップル充実セラピー（Oncofertility!Psycho-Education And Couple Enrichment therapy）が開発され，ランダム化試験で効果が確認されている。このO！PEACEセラピーは訓練された心理士が，がん治療開始前の夫婦に対して2回のカウンセリングを実施することにより，乳癌患者である妻のPTSD症状が低下し，妊孕性に対する知識が向上し，配偶者からのサポートが増加した。配偶者は妻の乳癌から回避的なストレス対処やコミュニケーションが減少することが認められた[7]。夫婦間のコミュニケーションを促進し妊孕性について夫婦で考える支援ツールとなっている。

（3）妊孕性温存を諦めることへの支援

がん・生殖医療はあくまでもがん治療が優先であるが，これまでの経緯や信念，家族関係等を理由に妊孕性温存の希望が強く，標準的治療を希望しないという患者もいる。がん・生殖医療カウンセリングでは，その患者にとっての子どもをもつことの意味や，パートナー，家族との関係性の変化について，心理療法的アプローチが必要になることがある。病状，経済面等，様々な理由で妊孕性温存を諦めざるを得ない場合は，患者の心の動きと語りに耳を傾ける必要がある。患者の辛さ，悲しみ，怒り，将来への悲観等を聞くと，励まし，前向きさを強調するような支援を行う医療者がいるが，それは患者の心をかえって傷つけることがあることに留意しなければいけない。

諦めるという体験には，心理学的に達成困難という挫折認知と学びや成長という有意味性の認知の2つの要素が存在する。諦めることはネガティブな印象を伴って語られるが，その後の精神的健康を得るうえで建設的な機能を果たすことが分かっている。女性は諦めることを有意味な体験と認知する傾向があり，それが自己肯定感や人生満足度と関係するといわれる[8]。妊孕性にまつわる意思決定のプロセスを，家族・パートナー，医療者と共有することが，がんサバイバーシップの向上につながると考えられる。

（4）初期乳癌治療終了後の支援

乳癌患者は手術による乳房の変化，術後内分泌療法による更年期症状の影響により，性交渉に不安を感じている者も多い。性欲の低下や腟の乾燥等が現れるため，夫婦関係に影響が及ぶこともある。妊娠の許可が下り生殖医療を再開する際に，セックスレスの悩みを抱える患者も少なくない。未婚患者の場合は，恋愛に積極的になれないことや，結婚を考えるパートナーに妊娠するために生殖医療を必要とする可能性があることを，いつ，どのように伝えるべきか苦悩する。妊孕性を温存した患者は，再発の不安，高齢妊娠のリスク，高齢で子どもを育てることへの心配から，生殖医療の再開に悩むこともある。このようなとき，カウンセラーはカップルに対するカウンセリングや，コミュニケーション等についての心理教育を行うことができる。

また，乳癌治療後に生殖医療を再開し，不妊治療を行っても，凍結融解胚移植の不成功や流産等により挙児獲得に至らないこともある。子どもをもつことを諦めることは，親になる人生の喪失等，様々な喪失感を生じさせる。妊孕性喪失は目には見えないもので，失ったかどうか分かりにくい「あいまいな喪失」[9]である。その悲しみは社会的に公認されにくい「非公認の悲嘆」[10]ともいえる。非公認の悲嘆とは，社会的に認められていない喪失で，周囲の人は喪失に気づかず，喪失と見なされない体験である。そのため，患者は周囲の発言等により二次的に傷つき社会的孤立感を深め，精神的不調に陥ることがある[11]。

若年女性がん患者におけるうつと生殖の悩みとの関連を調べた研究によると，がん患者200人のうち中度から重度のうつ状態が22％にみられ，うつの深刻さは生殖の悩みに起因していた[12]。がん治療後にも生殖に関する悩みは続き，女性として，夫婦としての生き方の再構築を支援していくことも生殖心理カウンセラーの重要な役割である。

　乳癌の治療段階，患者のライフステージに応じて，がん治療施設と生殖医療施設，どちらの施設であっても途切れることのない心理支援が提供できるよう，サポートネットワーク体制を整えていくことが当面の課題である。

参考文献

1) 川瀬和美，田部井功，角 徳文，他. 乳癌患者の心のケア―術前後のアンケート調査：うつ状態は30.8％―. 乳癌の臨床. 2012; 27(1): 110-1.
2) Vin-Raviv N, Hillyer GC, Hershman DL, et al. Racial disparities in posttraumatic stress after diagnosis of localized breast cancer: the BQUAL study. J Natl Cancer Inst. 2013; 105(8): 563-72. [PMID: 23434900]
3) Colleoni M, Mandala M, Peruzzotti G, et al. Depression and degree of acceptance of adjuvant cytotoxic drugs. Lancet. 2000; 356(9238): 1326-7. [PMID: 11073026]
4) 岸本寛史. 緩和のこころ―癌患者への心理的援助のために. 誠信書房，2004.
5) Jaffe J, Diamond MO, Diamond DJ. UNSUNG LULLABIES―Understanding and Coping with Infertility. St. Martin's Griffin, 2005.
6) J・ジャフェ，M・O・ダイアモンド，D・J・ダイアモンド著，小倉智子訳. 子守歌が歌いたくて―不妊を理解して対処するために. バベルプレス，2007.
7) 小泉智恵. がん患者と心理士との関わり. 日本がん・生殖医療学会監修，鈴木 直，他編，新版がん・生殖医療　妊孕性温存の診療. 医歯薬出版，2020, pp330-7.
8) 菅沼慎一郎，浦野由平. 諦めることに対する認知の発達的特徴と自己肯定感および人生満足度との関連. 臨床心理学. 2016; 16(5): 600-5.
9) Boss P. Ambiguous Loss: Learning to live with unsolved grief. Harvard University Press, 1999. (南山浩二訳.「さよなら」のない別れ　別れのない「さよなら」―あいまいな喪失. 学文社，2005)
10) Doka KJ. Disenfranchised grief: Recognizing hidden sorrow. Lexington, 1989.
11) 奈良和子. 妊孕性温存が困難な場合の心理支援～女性～. ヘルスケアプロバイダーのためのがん・生殖医療. メディカ出版，2019, pp156-9.
12) Gorman JR, Su HI, Roberts SC, et al. Experiencing reproductive concerns as a female cancer survivor is associated with depression. Cancer. 2015; 121(6): 935-42. [PMID: 25377593]

6　患者会・ピアサポートの役割

1）ピアサポートとは

　がんにおけるピアサポートとは，「同じ体験をした仲間（ピア）が相互に助け合う（サポート）こと」とされている[1]。ピアサポートは，すでに学校教育，保健・福祉の現場でも実践されており，不妊症のようながん以外の疾患においても導入されている。本邦のがんのピアサポートは，2012年の第2期がん対策推進基本計画において，その必要性が初めて明文化され，2018年の第3期がん対策推進基本計画では，ピアサポートの普及に取り組むと明記された。その後，厚生

労働省委託事業として，日本サイコオンコロジー学会と患者団体が連携し，ピアサポート体制の強化が進められている。乳癌においては，ピアサポートという言葉が一般的に使われるようになった2010年代以前より様々な支援が実施されてきた。活動内容には，個別の相談対応やグループで行う集団支援，セミナーや講演会，交流会等があり，対面の他，電話やホームページ，SNS，オンライン等を用いた種々の形態で運営されている。

2）同じ経験をした仲間として担える役割

　ピアサポートの意義は，同じような経験をした当事者ならではのサポートが受けられることにある。例えば，当事者の視点で気持ちに寄り添うサポートや実体験に基づく生活上の工夫や知恵といったアドバイスが得られる，サポーターとともに考えを整理することができる，孤独感や不安の緩和につながる，社会とつながるきっかけになる等のメリットがある。また患者会に参加することで，ロールモデルに出会えたり，自分以外の多様な経験や価値観を知ることで，自己を客観視できたり，自己肯定感の回復につながることもある。さらに，支援する側においても，自分の経験が誰かの役に立つという実感から自己の成長につながることがあるとされている。

　AYA世代（15〜39歳）の乳癌患者は，進路決定や就職，恋愛，結婚，妊娠，出産，育児等，大きな生活環境の変化を経験する時期にあり，様々な悩みや関心をもっている。そのような年代に乳癌に罹患し，同じような状況の人がどのように自身の課題と向き合っているか知りたい，同じような経験をした人と交流したいとの思いから，ピアサポートを求めることは自然なことであるといえる。2013年に実施された「がんの社会学」に関する研究グループの調査では，がん経験者が求める情報や支援の第1位が「体験談，同病者との交流」であり，40歳以上の年代よりも40歳未満の若い世代ほどそのニーズが高い傾向にあった[2]。AYA世代の乳癌患者は乳癌患者全体の約5％程度[3]と少なく，同年代の患者と出会う機会は限られるが，若年者による若年者向けの患者会やピアサポートの場は，年々増えてきている。そのような場では，妊孕性の話題に加え，若年者特有のセクシュアリティや恋愛に関する相談がしやすいような環境を整えているところもあり，医療現場では相談し難い話を聴いてもらうことや経験を聴かせてもらうことも可能である。

　近年，乳癌患者の治療開始前には，妊孕性に関する情報提供や意思決定支援が普及してきた。患者にとって，この意思決定時は，がん・生殖医療に関するピアサポートを求める最初のタイミングである。若年性乳癌患者支援団体の調査では，妊孕性温存の意思決定時のサポートとして，同じ経験をしたがん経験者からのサポートを望む声が挙がっていた[4]。しかしながら，このような診断早期の時期は，ピアサポートの情報自体が得られず，サポートを受けづらい時期でもある。さらに，妊孕性の選択決定後も，がん・生殖医療に関する不安や悩みが全くなくなるわけではない。がん治療後も続く変化に富んだ人生の中で，受診間隔が空き，医療者とのつながりが減る時期に，がん・生殖医療に関する情報や支援が必要となり，ピアサポートが役立つこともある。個人によりピアサポートが必要となるタイミングには違いがあり，その必要度も異なるが，がん・生殖医療のピアサポートを必要とする患者は一定数存在する。このような背景から若年乳癌患者の患者会やピアサポートでは，妊娠や出産，生殖医療に関するテーマを取り上げる機会が増えているが，それぞれの適切なタイミングでのピアサポートの情報や支援が十分行き渡っているとは言い難い。

　がん・生殖医療に関するピアサポートの効果として，Schoverらは，乳癌患者を対象としたリ

プロダクティブ・ヘルスのピアサポートにより知識が向上し，精神的苦痛が改善されたと報告している[5]。

3）患者会・ピアサポートの今後の課題

　がんのピアサポートの必要性は，医療者にも認識されてきているが，その普及には未だ課題がある。平成30年度の患者体験調査結果では，ピアサポートの認知度は対象全体の27.3％と低く，若年患者の認知度はさらに低い19.2％であった[6]。ピアサポートには，その他にも継続した活動を支える運営上の経済的・人材的な基盤の脆弱性や安全性と質の確保，効果の評価といった課題もある。このような課題は，患者支援団体組織の規模や行政，医療機関等の連携先の有無による違いはあるものの，若年患者のピアサポートにも共通の課題である。多くの課題の解決のためには，行政や医療者との連携はもちろん，患者支援団体どうしの横のつながりも重要となる。

　ピアサポートの質を担保する方策としてピアサポートの研修があるが，国内ではAYA世代に特化した研修は2021年にようやく始まったところである。がん・生殖医療のピアサポートは，がんのピアサポートに求められる要素の一部にすぎないが，今後，若年乳癌患者のピアサポーターを目指す人にとって，このような研修の受講は，適切なピアサポートのための一つの選択肢であると考える。

　若年乳癌患者のがん・生殖医療におけるピアサポートについて述べた。平成30年度のがん体験者調査に基づく提言書の中においても「妊孕性温存に対する対応の強化」の具体的な方策の一つとして，関係学会や妊孕性温存経験のあるがん患者が協力して情報提供を実施できる機会を設けることが提案されている[7]。実際には，適切なタイミングでピアサポートを受けることができても，悩みの違いや個別性の高さからマッチングが難しいことがある。またサポート側には，何をどこまで配慮するのがよいか等，難しさを感じるとの声もある。特にがん・生殖医療においては，センシティブな内容が多く，かつ多様な価値観があるゆえに，ピアサポートの場であっても，疎外感を生むリスクもある。がん・生殖医療において，ピアサポートを利用する人も支援する人も，互いに安全で安心できる環境や体制の整備等，今後，どのようなピアサポートの在り方が適切であるのかを研究し，確立されることが期待されている。

　未来の若年乳癌患者・経験者がどのような選択をしようとも，その人らしい豊かな人生を実現できることは，ピアサポーターの共通の思いであり，ピアサポートのさらなる充実を心から願う。

参考文献

1) ピアサポートとは．令和元年度　厚生労働省委託事業　がん総合相談に携わる者に対する研修事業「ピアサポーター養成テキスト2019年度版」．p10.
2) 「がんの社会学」に関する研究グループ．がん体験者の悩みや負担等に関する実態調査報告書「2013 がんと向き合った4,054人の声」．静岡県立静岡がんセンター，pp55-67.
https://www.scchr.jp/book/houkokusho/2013taikenkoe.html（2021/3/20アクセス）
3) 日本乳癌学会．患者さんのための乳がんガイドライン2019年版．金原出版，2019，p213.
4) 鈴木 直，髙井 泰，野澤美江子，他編．ヘルスケアプロバイダーのためのがん・生殖医療．ディカ出版，2019，pp232-3.

5) Schover LR, Rhodes MM, Baum G, et al. Sisters Peer Counseling in Reproductive Issues After Treatment(SPIRIT): a peer counseling program to improve reproductive health among African American breast cancer survivors. Cancer. 2011; 117(21): 4983-92. [PMID: 21495025]

6) 国立がん研究センターがん対策情報センター. 患者体験調査報告書　平成30年度調査. https://www.ncc.go.jp/jp/cis/divisions/health_s/project/survey/index.html（2021/3/20アクセス）

7) 平成30年度患者体験者調査に基づく提言書. https://www.ncc.go.jp/jp/cis/divisions/health_s/project/survey/index.html（2021/3/20アクセス）

用 語 集

和文用語（五十音順）	
ガラス化凍結法	胚（受精卵）・未受精卵子を凍結する方法の一つで，10,000℃/分以上で急速に凍結する方法。近年，卵巣組織凍結にも応用されている。
挙児	妊娠・出産により生児を得ること。挙児希望とは妊娠・出産を希望すること。
月経回復率	治療等で一時期月経が止まった場合，周期的に月経が再開する割合。
顕微授精	intracytoplasmic sperm injection；ICSI。卵細胞質内精子注入法。
原始卵胞	primordial follicle。生まれつき卵巣に存在する卵胞であり，胎内で500万〜700万存在し，出生時約100万〜200万になる。通常休眠状態にあり，月経周期毎に一部が選択され活性化して発育を開始し，一次卵胞・二次卵胞等の未成熟卵胞を経て成熟卵胞に発達し排卵される。
抗ミューラー管ホルモン	anti *Mullerian* hormone；AMH。卵巣で前胞状卵胞と小胞状卵胞から分泌され，原始卵胞からの一次卵胞への発育を調整している。原始卵胞から発育する卵胞の数を反映し，卵巣予備能の指標の一つと考えられている。
ゴナドトロピン療法	controlled ovarian stimulation with letrozole supplementation；COSTLES。卵巣刺激方法の一つで，レトロゾールやタモキシフェンを併用して卵巣刺激を行う方法。
催奇形性	ある物質が生物の発生段階において奇形を生じさせる性質や作用のこと。
産褥期	出産後のカラダが元の状態に戻るまでのおよそ6〜8週間の期間。
死後生殖	凍結保存された配偶子・胚を死後に生殖補助医療技術により利用すること。
ショート法	アゴニスト法の一つ。採卵周期の短期間GnRHアゴニストを使用する採卵方法。
生児獲得率	妊娠成立だけでなく，分娩にまで至る割合。
成熟卵胞	mature (*Graafian*) follicle。原始卵胞から約6カ月をかけて発育し，排卵に至るまでの卵胞のこと。グラーフ卵胞と呼ばれている。
生殖心理カウンセラー	生殖医療において様々な心理的困難を抱える方を支援する生殖心理の専門家，心理士。
生殖補助医療	assisted reproductive technology；ART。自然妊娠が困難な場合に，卵巣刺激や体外受精・顕微授精・胚移植等の医療技術を用いて妊娠・出産を支援する医療。
早発卵巣不全	premature ovarian insufficiency；POI。日本女性の平均閉経年齢は約50歳であるが，40歳未満で卵巣機能が低下し無月経になった状態をさす。染色体異常，自己免疫異常，医原性，環境因子等の影響が考えられる。40歳未満で卵胞が枯渇し自然閉経を迎えた状態を早発閉経と，卵胞がまだ存在するにもかかわらず下垂体のゴナドトロピンへの反応性が低下し無排卵・無月経を呈するゴナドトロピン抵抗性卵巣症候群の両者を含む。一般に高ゴナドトロピン血症，40歳未満の続発性無月経をいう。
体外受精・胚移植	*in vitro* fertilization (IVF) -embryo transfer (ET)。卵子と精子を体外に取り出して受精させ，胚（受精卵）を子宮腔に移植すること。

代理懐胎	代理母 (traditional surrogacy) と借り腹 (gestational surrogacy) に分けられる。夫婦の胚 (受精卵) を母体の子宮に戻すのではなく，他人の子宮に戻し代理出産することを借り腹，夫の精子と代理母の卵子の人工授精ののちに代理出産することを代理母という。
着床前診断	移植前に受精卵 (胚盤胞) の遺伝子・染色体を検査し，移植する胚をあらかじめ選別すること。流産・死産の可能性や染色体異常を有する児の出生率を低下させるための技術。
調節卵巣刺激	controlled ovarian stimulation；COS。体外受精を行う目的で，薬物で卵巣刺激を行い採卵する方法。アゴニスト法 (ロング法，ショート法)，アンタゴニスト法等がある。
低刺激採卵	卵巣刺激を少なくして採卵する方法。卵巣刺激は少ないが採卵できる数が限られている。調節卵巣刺激による採卵の対語。
低出生体重児	出生時の体重が 2,500 g 未満の新生児。
ドナー精子	男性から不妊治療クリニックや精子バンクに対して提供された精子で，主に無精子症による不妊や，妊娠を希望する独身女性が不妊治療を受ける際に人工授精で使用される第三者の精子のこと。
妊娠率	通常，一度の胚移植により妊娠成立する割合。
妊孕性	子孫を残す能力。
胚	受精卵。精子と卵子が受精したもの。
配偶子	gamete。精子・卵子。
胚凍結保存 (受精卵凍結保存)	胚 (受精卵) を凍結し保存すること。
排卵誘発	注射や内服薬を用いて排卵を促すこと。注射剤には FSH 製剤，hMG 製剤，hCG 製剤，内服薬にはクロミフェン，シクロフェニル等がある。
プレコンセプション	幼少期から性や生殖について正しい情報を知り，将来の妊娠・出産・子育てを含めた生活や健康を妊娠前から考えたり，健康的な生活習慣を知ること。
胞状卵胞数計測	antral follicle count；AFC。卵巣の最大断面にある 2〜10 mm の胞状卵胞の数であり経腟超音波断層法を用いて計測する。
ホルモン補充療法	hormone replacement therapy；HRT。閉経期の女性にエストロゲン・プロゲスチンを補充して更年期障害の緩和や骨粗鬆症を治療する目的で行われる。
融解胚移植	凍結してある胚 (受精卵) を融解して子宮に移植する方法。
卵子凍結保存	採卵した卵子を受精させないで凍結保存すること。
卵巣過剰刺激症候群	ovarian hyperstimulation syndrome；OHSS。排卵誘発剤の使用により起こる副作用であり，多数の卵胞が成熟することにより卵巣腫大や腹水貯留，乏尿，胸水，稀に血栓症等が起こる。
卵巣機能障害	化学療法や骨盤への放射線照射等により卵巣機能が低下すること。女性ホルモンの低下による更年期症状や早期閉経，不妊の原因になる。
卵巣組織凍結保存	卵巣組織を一部切除し凍結保存しておくこと。
卵巣予備能	原始卵胞 (primordial follicle) を成熟させ，排卵する卵巣の機能を表す。原始卵胞の数と質を反映する。原始卵胞数は発育卵胞数に反映されるので，発育卵胞 (growing follicle) 数を示す指標である AMH，Inhibin B，FSH，LH，E_2，AFC (antral follicle count) 等が卵巣予備能の指標として一般的に用いられる。
ランダムスタート法	採卵は通常月経周期に合わせて行われるが，月経周期にかかわらず卵巣刺激を行い採卵する方法。
リプロダクティブ・ライツ	すべてのカップルと個人が子どもの数，その間隔，タイミングを自由にかつ自己の責任で決定し，そのための情報と手段をもち，生殖に関し最高水準の健康を達成する権利 (世界保健機関，World Health Organization；WHO より)。

ロング法	アゴニスト法の一つ。採卵を行う周期の前の周期から採卵まで GnRH アゴニストを使用する採卵方法。
欧文用語 (アルファベット順)	
CIA	chemotherapy induced amenorrhea の略。化学療法随伴性無月経。閉経前女性が、化学療法後に無月経になること。閉経期間については報告により定義が異なるため留意する必要がある。一時的無月経と恒久的無月経がある。
decision aid	患者の納得のいく意思決定を行うための、意思決定ガイド、プロセスツール。
FertiPROTEKT	ドイツ語を母国語とするドイツ、スイス、オーストリアにある 70 以上の病院によって組織されたがん・生殖医療ネットワーク。がん治療による卵巣機能低下の可能性、妊孕性温存の具体的な方法等に関する情報を提供している (http://www.fertiprotekt.de/)。
FSH	卵胞刺激ホルモン。脳下垂体から分泌され卵胞の成長を促す。女性では排卵障害や卵巣の反応性の検査、男性では精巣機能障害のホルモン検査として活用されている。
GnRH	ゴナドトロピン放出ホルモン。LH と FSH を分泌させるために脳の視床下部から出るホルモン。
GnRH アゴニスト・GnRH アンタゴニスト	脳下垂体に働いて卵巣を刺激するホルモンの分泌を抑制、もしくは増強し卵巣の働きに影響を与える薬剤。
LH	黄体化 (黄体形成) ホルモン。排卵を促し、卵胞を黄体へ変化させる。
LH サージ	月経から卵胞期前半は、FSH が上昇し、卵胞発育が促進し、E_2 が上昇する。卵胞期後半に卵巣から分泌された E_2 がピークに達すると、中枢へのポジティブ・フィードバックにより LH、FSH が一過性に大量放出される。これを LH サージという。LH サージにより卵胞が急速に増大し、卵胞壁が破裂し、排卵に至る。
regret score	誤った選択をしたことの自覚、または想像したときの感情的嫌悪を数値化したもの。
shared decision making	医療においてか患者と医者両者が医学的な意思決定プロセスを共同で行うこと。協働意思決定。
trigger	ここでは排卵のきっかけ (引き金) となる薬物投与。

和文用語（五十音順）	
アドヒアランス	患者が積極的に治療に加わること，または決めた薬の服薬を積極的に行うこと。
ウォッシュアウト期間	治験開始の前に，患者が服用していた薬の投与をやめる期間であり，今まで服用していた薬の影響が無くなるために必要な時間。
化学療法	薬剤の細胞毒性により細胞をアポトーシスに誘導し，抗腫瘍効果を示す。作用機序によりアルキル化剤・白金製剤・代謝拮抗薬・抗癌抗生物質・トポイソメラーゼ阻害薬・微小管作用剤等に分けられる。乳癌術後薬物療法では，多剤併用化学療法が標準的であり，アンスラサイクリン系薬剤，タキサン系薬剤，アルキル化剤（シクロホスファミド），代謝拮抗薬（フルオロウラシル）が中心的に用いられる。
感度・特異度	感度：ある検査を行い陽性と判断されたときに，本当にその疾患に罹患している確率。特異度：ある検査を行い陰性と判断されたときに，本当にその疾患に罹患していない確率。
高濃度乳房	マンモグラフィ所見で用いられる用語。マンモグラフィ読影では乳房内の乳腺実質の量と脂肪の混在する程度に関する評価として，乳房を脂肪性・乳腺散在・不均一高濃度・高濃度に分類する。高濃度乳房の場合は乳腺実質内に脂肪の混在が少なく，乳癌等の病変検出率は低い。
サバイバーシップ	サバイバーとはがん罹患者のことであり，サバイバーシップとはがんの診断や治療中だけではなく，がんを乗り越えたあとの人生すべてにわたり，本人および家族や介護者・友人らが肉体的・精神的・経済的に充実した生活を送ろうとする意思・信念を示す（https://www.cancer.gov/publications/dictionaries/cancer-terms/def/survivorship?redirect=true）。
サブタイプ	近年の網羅的 mRNA 解析による遺伝子発現プロファイルにより，乳癌はいくつかのサブタイプに分類されることが明らかになってきた。遺伝発現によるサブタイプ分類は乳癌の予後，薬物治療に対する治療効果予測に有用であり，またホルモン受容体・HER2 受容体・Ki-67 等の病理学的なバイオマーカーの発現解析とある程度相同性がある。実地臨床では網羅的 mRNA 解析を実施することは容易ではないため，病理学的な評価を用いて，4 つのサブタイプ（luminal A like type・luminal B like type・HER2 enrich type・Triple negative type）に分類し，予後予測や薬物療法選択の根拠としている。
事例研究	1 つもしくは少数の事例に基づいて，実際に起こった現象をもとにデータ収集，統計を行い，詳細に研究すること。
若年性乳癌	若年で発症する乳癌で，はっきりした定義はないが一般的に 35 歳未満または 40 歳未満とされることが多い。
術後内分泌療法	ホルモン受容体陽性乳癌に対し，エストロゲン機能抑制もしくはエストロゲン産生抑制することにより増殖を抑制する治療法。閉経前と閉経後でエストロゲン産生の機序が異なることから標準治療が異なり，閉経前ではタモキシフェン，閉経後ではアロマターゼ阻害薬が第一選択となる。
	アロマターゼ阻害薬	閉経後では副腎や卵巣から産生されるアンドロゲンが脂肪細胞や乳癌組織内でアロマターゼによりエストロゲンに変換され作用する。閉経後乳癌ではこのアロマターゼ阻害もしくは不活化することにより抗腫瘍効果を示す。
	選択的エストロゲン受容体修飾薬	selective estrogen receptor modulators；SERM。タモキシフェン，トレミフェン。乳癌細胞等にあるエストロゲン受容体にエストロゲンと競合的に結合することにより抗腫瘍効果を示す。
術前・術後薬物療法	adjuvant systemic therapy。早期乳癌に対し術前・術後に行われる再発リスク低減目的での薬物治療をさす。転移再発に対して行われる薬物治療と区別するため補助薬物療法と呼ばれることもある。化学療法・内分泌療法・分子標的療法が含まれ，再発リスクや治療感受性の評価に基づいて推奨される。

シリコンインプラント	乳房の膨らみを再建するために用いられる人工物。
シングルアーム	比較対象群のない単一群で実施する試験。
全生存期間	overall survival；OS。病状の良悪にかかわらず生存した期間。
選択バイアス，セレクションバイアス	研究対象となる患者選択の偏り。
多遺伝子アッセイ	病理組織の免疫染色での判断だけでなく，がん自体の遺伝子解析により再発リスクを解析する方法。本邦では保険対象外。
ティッシュエキスパンダー	一次二期再建で用いられる組織拡張器。乳癌切除後に挿入し，皮膚伸展のために術後定期的に拡張していきインプラントを挿入するスペースを確保する。
乳房再建	乳房全切除術後にシリコンインプラントや筋皮弁（自家組織）を用いて乳房の整容性・膨らみを作る術式。
ピアサポート	同じ体験をした仲間（ピア）が相互に助け合う（サポート）こと。
費用対効果	かけた費用に対して得られる望ましい効果。
病的バリアント	原因遺伝子に変異があること。ここでは *BRCA* 遺伝子の特定の部位（乳癌や卵巣癌になるリスクが高くなるということが分かっている部位）に変異があること。
分子標的薬	特定の受容体に作用してがん細胞のみに抗腫瘍効果をもたらす薬剤。通常の化学療法とは異なり，薬剤特有の副作用が起こることが知られている。乳癌では HER2 陽性乳癌に対し抗 HER2 剤が標準治療として用いられるほか，血管内皮増殖因子である VEGF に作用する血管新生阻害薬が用いられることもある。
	トラスツズマブ	抗 HER2 ヒト化モノクローナル抗体。HER2 受容体陽性乳癌の術前・術後薬物療法，転移再発治療に用いられる。
	ペルツズマブ	HER2 のヘテロダイマー形成を阻害する抗体薬。トラスツズマブ，タキサン系薬剤との併用療法が HER2 受容体陽性乳癌の転移再発治療に用いられる。
	ラパチニブ	HER1/2 選択的チロシンキナーゼ阻害薬。HER2 受容体陽性乳癌の転移再発治療に用いられる。
ホルモン受容体	hormone receptor；HR。エストロゲン受容体，プロゲステロン受容体を併せてホルモン受容体と呼ぶ。エストロゲンはエストロゲン受容体に結合し，DNA の転写制御，核外におけるシグナル伝達の活性化に関与する。乳癌細胞の核にエストロゲン受容体もしくはプロゲステロン受容体の発現が免疫染色で認められる場合"ホルモン受容体陽性乳癌"と呼ぶ。
無再発生存期間	relapse-free survival；RFS。がん治療後に再発がない状態で生存している期間。
無増悪生存期間	progression-free survival；PFS。治療中や治療後にがんの進行がない状態で生存している期間。
無病生存期間	disease-free survival；DFS。がん治療後に再発がなく，他の病気もない状態で生存している期間。
リスク低減卵管卵巣摘出術	risk reducing salpingo-oophorectomy；RRSO。遺伝性乳癌卵巣癌症候群の患者に対し卵巣癌になる前に行われる予防切除術。
臨床病期（ステージ）	Stage。身体所見・画像所見等で評価される腫瘍径（tumor；T）・リンパ節転移状況（lymph node；N）・遠隔転移状況（metastasis；M）により 0〜Ⅳ 期までに決定される。臨床病期と後述する病理学的因子により治療方針が決定される。
欧文用語（アルファベット順）	
ASCO	American Society of Clinical Oncology の略。米国臨床腫瘍学会。
BRCA	がん抑制遺伝子の一つで，この変異により乳癌や卵巣癌を引き起こしやすいことが分かっている。

CI	confidence interval の略。信頼区間。統計学的用語で，母数がどの数値の範囲にあるかを確率的に示す方法であり，通常信頼水準と信頼区間で表記される。'95％信頼区間が X-Y' とは，その母数の 95％がある X-Y の間に存在することを示す。
dose-dense 療法	投与間隔を短縮し薬剤の治療強度を強めて行う投与方法。
EBCTCG	Early Breast Cancer Trialists' Collaborative Group の略。手術可能乳癌に関する第Ⅲ相ランダム化比較試験の個別データを収集し，メタアナリシスを行う研究グループ。
ESHRE	European Society of Human Reproduction and Embryology の略。ヨーロッパ生殖医学会。
G-CSF 製剤	顆粒球コロニー刺激因子：granulocyte-colony stimulating factor の略で，化学療法に伴う好中球減少に対して用いられる薬剤。
HER2	human epidermal growth factor receptor 2 の略。細胞表面にある受容体型チロシンキナーゼであり，HER2 蛋白をコードする遺伝子は 17 番染色体に存在する。HER2 遺伝子過剰増幅あるいは HER2 蛋白の過剰発現が認められる乳癌は "HER2 受容体陽性乳癌" と呼ばれ，HER2 蛋白を標的とした分子標的療法（抗 HER2 治療）の治療対象となる。
IBCSG	International Breast Cancer Study Group の略。国際的な臨床試験グループの一つ。
ICRP	International Commission on Radiological Protection の略。国際放射線防護委員会。
NCCN	National Comprehensive Cancer Network の略。米国の主要ながんセンターで構成されるネットワークであり，がん領域における治療や研究・教育や生活の質，治療効果等を発展させることと目的としている。
POSITIVE 試験	2014 年から IBCSG で行われている臨床試験で，妊娠を希望するホルモン感受性乳癌の若年女性における妊娠転帰および内分泌療法中断の安全性を評価する試験。A study evaluating Pregnancy, disease Outcome and Safety of Interrupting endocrine Therapy for premenopausal women with endocrine responsIVE breast cancer who desire pregnancy。
SEER	Surveillance, Epidemiology and End Results Program の略。国立がん研究機関（National Cancer Institute；NCI）による米国の地域がん登録システムで，罹患・死亡・生存率が毎年計測されている。

利益相反（COI）

■開示項目

	申告事項	金額区分	
【1】	企業や営利を目的とした団体の役員、顧問職、寄付講座に所属するものと報酬額 ※ 1 つの企業・団体から年間 100 万円以上のものを記載	① 100 万円以上 300 万円未満 ② 300 万円以上 500 万円未満 ③ 500 万円以上	
【2】	株の保有と、その株式から得られる利益（最近一年間の本株式による利益） ※ 1 つの企業について 1 年間の利益が 100 万円以上のもの，または当該株式の 5%以上保有のものを記載	① 100 万円以上 300 万円未満 ② 300 万円以上 500 万円未満 ③ 500 万円以上	
【3】	企業・団体から特許権使用料として支払われた報酬 ※ 1 つの特許権使用料が年間 100 万円以上のものを記載	① 100 万円以上 300 万円未満 ② 300 万円以上 500 万円未満 ③ 500 万円以上	
【4】	企業・団体から、会議出席（発表）に対し、研究者を拘束した時間・労力に対して支払われた手当（講演料等） ※ 1 つの企業・団体から年間 50 万円以上のものを記載	① 100 万円以上 300 万円未満 ② 300 万円以上 500 万円未満 ③ 500 万円以上	
【5】	企業・団体から資材（パンフレット）等の執筆に対して支払われた原稿料等 ※ 1 つの企業・団体からの原稿料が年間 50 万円以上のものを記載	① 100 万円以上 300 万円未満 ② 300 万円以上 500 万円未満 ③ 500 万円以上	
【6】	企業・団体から提供された研究費 ※ 1 つの臨床研究に対して支払われた総額が年間 200 万円以上のものを記載	研究費区分 ①治験 ②産学共同研究 ③受託研究 ④奨学（奨励）寄付金 I	金額区分 ① 200 万円以上 500 万円未満 ② 500 万円以上 2,000 万円未満 ③ 2,000 万円以上
【7】	その他の報酬（研究とは直接無関係な旅行費、物品提供等） ※ 1 つの企業・団体から受けた報酬が年間 5 万円以上のものを記載	① 100 万円以上 300 万円未満 ② 300 万円以上 500 万円未満 ③ 500 万円以上	

■ COI 開示

※開示すべき COI がない委員の掲載は割愛した
※【2】【3】【5】【6】については該当する委員がいなかったことから割愛した

役割	氏名 所属	【1】			【4】			【7】		
		企業・団体名	役職	金額区分	企業・団体名	内容	金額区分	企業・団体名	内容	金額区分
ガイドライン作成委員	有賀　智之 がん・感染症センター都立駒込病院 外科 (乳腺)				中外製薬㈱ ファイザー㈱ アストラゼネカ㈱ 日本イーライリリー㈱	講演料 講演料 講演料 講演料	① ① ① ①			
ガイドライン作成委員	原　文堅 がん研究会有明病院 乳腺内科				大鵬薬品工業㈱ ファイザー㈱ 中外製薬㈱ 日本イーライリリー㈱	講演料 講演料 講演料 講演料	① ① ① ①			

役割	氏名 所属	【1】			【4】			【7】		
		企業・団体名	役職	金額区分	企業・団体名	内容	金額区分	企業・団体名	内容	金額区分
システマティックレビュー委員	小泉 圭 浜松医科大学医学部附属病院乳腺外科				ファイザー㈱	講演料	①			
システマティックレビュー委員	石川 智則 東京医科歯科大学医学部附属病院 周産・女性診療科	茨城県厚生連	寄附講座准教授	③						
作成協力者	水沼 直樹* 東京神楽坂法律事務所 *いずれも弁護士としての守秘義務があるため企業・団体名は開示不能	A.がん・生殖医療と関係のない介護系株式会社 B.がん・生殖医療と関係のない小児科個人クリニック	A. 顧問弁護士 B. 顧問弁護士	A. ③ B. ①				A.がん・生殖医療と関係のない複数の医療機関（公立,私立） B.がん治療を行っていない不妊治療クリニック C.がん・生殖医療と関係のない医療系学術学会を含む複数の団体	A. 顧問弁護士 B. 顧問弁護士 C. 顧問弁護士	A. ③ B. ③ C. ③

乳癌患者の妊娠・出産と生殖医療に関する
診療ガイドライン　2021年版

2014年9月1日　　第1版（2014年版）発行
2017年7月15日　　第2版（2017年版）発行
2021年10月21日　　第3版（2021年版）第1刷発行

編　者　一般社団法人　日本がん・生殖医療学会

発行者　福村　直樹

発行所　金原出版株式会社
　　　　〒113-0034 東京都文京区湯島 2-31-14
　　　　電話　編集（03）3811-7162
　　　　　　　営業（03）3811-7184
　　　　FAX　　　（03）3813-0288
　　　　振替口座　00120-4-151494
　　　　http://www.kanehara-shuppan.co.jp/

© 日本がん・生殖医療学会,
2014, 2021
検印省略
Printed in Japan

ISBN 978-4-307-20435-4

印刷・製本／永和印刷
表紙デザイン／グラフィックメイト